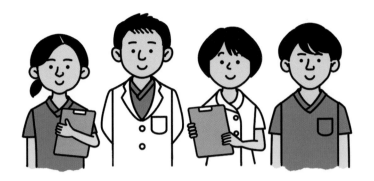

これだけ押さえれば大丈夫！

This is all we need. Respiratory management on the general ward.

1冊でわかる

病棟で行う呼吸管理

Gakken

はじめに

　当院において呼吸サポートチーム（RST）らしきものの活動が開始されたのは，今から15年近く前に遡ります．急性呼吸不全の治療法として高流量，高濃度酸素を提供できるNPPV専用機が当院でもようやく使われ始めた頃のことです．当時，ICU外の一般病棟でこのような呼吸管理をやろうと思うと，主治医が自分で機械をベッドサイドに持ち込み，回路を組み立て，マスクを患者さんにフィットさせ，状態が改善するまでベッドサイドに付きっきりで対応するしかありませんでした．

　このすぐれた治療法を多くの患者さんに安全かつ迅速に，効率的に行うためには，主治医だけに頼るこのやり方に限界があるのは自明の理であり，なんとかメディカルスタッフの方々の力を借りてチームとしてやれないか，と考えたのが始まりです．その活動を模索するなかで，新病院完成に伴う電子カルテの導入，理学療法士や臨床工学技士の増員，RSTの診療報酬算定などの追い風に乗り，現在のチーム活動の流れを作ることができました．

　本書の編者である永田一真先生は後期研修医の頃からこの活動に深くかかわり，現在ではチェアマンとして大いに采配を奮っております．彼が主催する呼吸ケアカンファレンスは，すべての診療科の患者さんと主治医，病棟，メディカルスタッフを巻き込みながら，病院の呼吸管理全般にわたって最適化，標準化を推進する大きな力となっています．この活動で救急や一般病棟からICUへの入室が減り，またICUから一般病棟への退室が円滑になり，病院全体として限られたICUを効率的に運用できるようになっております．

　今回当院の呼吸ケアカンファレンスでこれまで蓄積したノウハウを，実際の場面に沿ったわかりやすい形で（若手）医師やその他のメディカルスタッフになんとか提供できないかという思いで本書が企画されました．制作にあたっては，実際のチームメンバーのメディカルスタッフが改めて深く学習し直しながら自ら筆を執っています．もしも本書を読んでいただくことで，読者の皆様が実際にこのカンファレンスに参加したような気分を味わっていただくことができれば，スタッフ一同これ以上有難いことはありません．

2021年3月

富井 啓介

は じ め に

　呼吸管理というと，ICU で行われる「気管挿管下の」「人工呼吸管理」を思い浮かべる人が多いと思います．実際多くのセミナーが開催されていますし，書店に行くと多くの人工呼吸器関連の書籍が並んでいます．

　しかし呼吸管理というのは，ICU の中だけで行われる特殊なものではありません．病棟で行われる NPPV やハイフローセラピーもそうですし，酸素療法も立派な呼吸管理です．在宅で行われる NPPV や酸素療法も重要な呼吸管理と言えるでしょう．これらの呼吸管理にかかわるスタッフは非常に多く，多職種にわたります．それにもかかわらず，人工呼吸器関連ほどセミナーや書籍がないというのが現状です．

　私は市中急性期病院において 10 年以上呼吸管理にかかわってきました．ICU の外でも安全に適切な呼吸管理を提供できるよう，呼吸サポートチーム（RST）として患者の診療や回診での方針決定，病院での仕組みづくりに取り組んできました．そのなかで重視してきたのは，

　　・多職種で緊密な連携をとりながら診療や回診を行う
　　・エビデンスや呼吸生理に基づいた呼吸管理を行う
　　・教育的な回診を行い，多職種のレベルアップをはかる

ということです．このことを長年継続してきた結果，現在一般病棟においてもとても高いレベルで呼吸管理ができるようになったことを実感しています．

　本書は，これらの長年にわたる経験や知識の結集です．これまで行ってきた実際の回診をもとに，基礎となる知識や経験をちりばめながら，多職種で書き上げました．本書を読んでいただけると，これ「1 冊で」病棟での呼吸管理に自信をもって取り組めると確信しています．

　最後に出版に至るまで尽力いただいた学研メディカル秀潤社の瀬崎志歩子様に心から御礼申し上げます．またこれまで RST にかかわっていただいた数多くの歴代スタッフの皆さんに感謝します．

　2021 年 3 月

　　　　　　　　　　　　　　　　　　　　　　　　　　　　　永田 一真

Contents

第1章 呼吸管理を必要とする患者の理解

1. 正常な呼吸とは　　永田一真 … 2

呼吸は酸素化と換気に分けて考える … 2 ／ 酸素化は肺で行っている … 2 ／換気は肺だけで行っているわけではない … 4 ／ 呼吸筋を動かすのは中枢神経と末梢神経 … 5

2. 呼吸不全とは　　永田一真 … 8

呼吸不全は酸素化と換気に分けて考える … 8 ／ 酸素化が悪い状態 … 8 ／ 換気が悪い状態 … 13 ／ 死腔って？ … 16

第2章 呼吸管理の考え方

1. 呼吸管理とは　　永田一真 … 18

呼吸管理とは … 18 ／ 呼吸管理の役割 … 18

2. 呼吸管理の種類と適応　　永田一真 … 25

酸素療法 … 25 ／ 人工呼吸器（気管挿管，気管切開下）… 29 ／ NPPV … 35 ／ ハイフローセラピー … 38

3. 呼吸管理の機器設定　　永田一真 … 41

酸素療法 … 41 ／ 人工呼吸器（気管挿管，気管切開下）… 42 ／ NPPV … 50 ／ ハイフローセラピー … 53

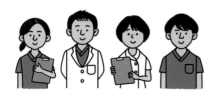

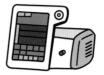

第3章 呼吸管理の実際

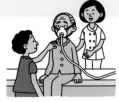

1. 患者の呼吸状態の評価　永田一真 … 56

酸素化の評価 … 56／換気の評価 … 61

2. 合併症とその対策　永田一真 … 65

酸素療法の合併症 … 65／人工呼吸器の合併症 … 66／NPPV の合併症 … 69／ハイフローセラピーの合併症 … 69

3. アラーム対応　永田一真 … 70

人工呼吸器アラームの種類 … 70／人工呼吸器アラームの設定 … 71／人工呼吸器アラームの対応―DOPE― … 72

4. 人工呼吸器離脱　永田一真 … 75

早期の人工呼吸器離脱 … 75

5. リハビリテーション　永田一真 … 81

リハビリテーションとは … 81／リハビリテーションの対象と目的 … 83／呼吸管理とリハビリテーション … 84

第4章 COVID-19に対する呼吸管理の考え方

1. COVID-19とは　永田一真 … 86

COVID-19の現状 … 86／COVID-19による呼吸不全の特徴 … 86

2. COVID-19 に対する呼吸管理　永田一真 … 88

一番重要なことは，スタッフが感染しないこと … 88／COVID-19 に対する呼吸療法 … 88

Contents

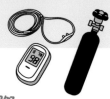

第5章 呼吸ケアカンファレンスの実際

1. 呼吸ケアカンファレンスとは　　永田一真 … 94

呼吸ケアカンファレンスとは … 94 ／ 各職種が呼吸不全の患者さんをみる時に考えること … 94

2. 呼吸ケアカンファレンスの実際

症例① 急性呼吸不全 ～ Ｉ型呼吸不全の考え方 その①
酸素療法とハイフローセラピー
永田一真, 谷山裕美, 畑秀治, 伊藤翼 … 98

症例② 急性呼吸不全 ～ Ｉ型呼吸不全の考え方 その②　NPPV
平林亮介, 飯塚瑞恵, 花岡正志, 原田惇平 … 130

症例③ 急性呼吸不全 ～ Ⅱ型呼吸不全の考え方 その①　酸素療法
伊藤次郎, 池田理沙, 花岡正志, 若田恭介 … 162

症例④ 急性呼吸不全 ～ Ⅱ型呼吸不全の考え方 その②　NPPV
立川良, 池田理沙, 花岡正志, 西原浩真 … 193

症例⑤ 慢性呼吸不全 ～ Ｉ型呼吸不全の考え方　酸素療法
立川良, 丞々弥生, 石橋一馬, 若田恭介, 下出優 … 229

症例⑥ 慢性呼吸不全 ～ Ⅱ型呼吸不全の考え方 その①　NPPV
平林亮介, 堀川万由美, 池田有加, 原田惇平 … 261

症例⑦ 慢性呼吸不全 ～ Ⅱ型呼吸不全の考え方 その②　NPPV
永田一真, 進藤真理那, 山田恭二, 下出優 … 290

症例⑧ 人工呼吸器離脱の考え方 その①　成功例
永田一真, 森田幸子, 石橋一馬, 西原浩真 … 320

症例⑨ 人工呼吸器離脱の考え方 その②　失敗例
伊藤次郎, 森田幸子, 石橋一馬, 伊藤翼 … 358

略語一覧 … 386

Index … 387

執筆者一覧

監修

富井　啓介　神戸市立医療センター中央市民病院副院長・呼吸器内科部長

編集

永田　一真　神戸市立医療センター中央市民病院呼吸器内科

執筆（執筆順）

永田　一真　前掲

谷山　裕美　神戸市立医療センター中央市民病院看護部

畑　　秀治　神戸市立医療センター中央市民病院臨床工学技術部

伊藤　　翼　神戸市立医療センター中央市民病院リハビリテーション技術部

平林　亮介　神戸市立医療センター中央市民病院呼吸器内科

飯塚　瑞恵　神戸市立医療センター中央市民病院看護部

花岡　正志　元・神戸市立医療センター中央市民病院臨床工学技術部

原田　惇平　神戸市立医療センター中央市民病院リハビリテーション技術部

伊藤　次郎　神戸市立医療センター中央市民病院麻酔科

池田　理沙　神戸市立医療センター中央市民病院看護部

若田　恭介　神戸市立医療センター中央市民病院リハビリテーション技術部

立川　　良　神戸市立医療センター中央市民病院呼吸器内科

西原　浩真　神戸市立医療センター中央市民病院リハビリテーション技術部

丞々　弥生　神戸市立医療センター中央市民病院看護部

石橋　一馬　神戸市立医療センター中央市民病院臨床工学技術部

下出　　優　神戸市立医療センター中央市民病院リハビリテーション技術部

堀川万由美　神戸市立医療センター中央市民病院看護部

池田　有加　神戸市立医療センター中央市民病院臨床工学技術部

進藤真理那　元・神戸市立医療センター中央市民病院看護部

山田　恭二　神戸市立医療センター中央市民病院臨床工学技術部

森田　幸子　神戸市立医療センター中央市民病院看護部

編集担当：瀬崎志歩子
編集協力：大内ゆみ
カバー・本文デザイン：星子卓也
DTP：(株) センターメディア
本文イラスト：桑原正俊，(株) 日本グラフィックス，青木隆

第 1 章

呼吸管理を
必要とする
患者の理解

1. 正常な呼吸とは

呼吸は酸素化と換気に分けて考える

　呼吸不全や呼吸管理について考える前に，まずは正常な呼吸について考えてみたいと思います．

　正常な呼吸って何でしょうか．皆さんは普段何気なく呼吸をしていると思いますが，実は呼吸は2つに分けて考えることができます．「酸素を大気中から血液中に取り入れること」と「二酸化炭素を大気中に捨てること」です．前者を酸素化，後者を換気といいます．

　では，それぞれどんな風に行っているのかについて考えていきたいと思います．

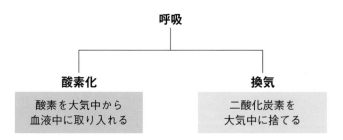

酸素化は肺で行っている

　酸素化（酸素を大気中から血液中に取り入れること）はどこで行っているのかというと，もちろん肺ですね．正確には「肺胞」という肺の一番奥の部分です．そこでは空気と血液がほぼ接しているような状態となっているので，酸素が空気から血液に取り込まれるのですね．

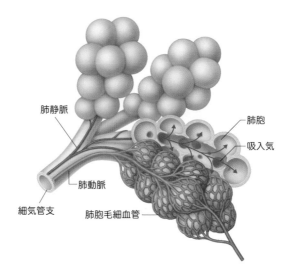

では，酸素はどのようにして空気から血液中に取り込まれるのでしょうか．肺胞の中の空気と血液はほぼ接している，と先ほど述べましたが，実際には 3 つの構造が間にあります．肺胞の壁（肺胞上皮），血管の壁（毛細血管内皮），それと間質です．

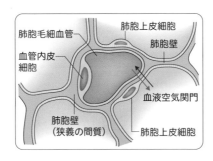

この壁を通って酸素は血液に入るのですが，その方法はすごくシンプルです．空気中の酸素のほうが血液中の酸素よりも濃度が高いため，酸素は自然に血液中に溶け込めるのですね．これを「拡散」といいます．ちょうど，濃い食塩水と薄い食塩水を薄い膜を隔てて一緒にコップに入れると，濃いほうから薄いほうに食塩が移動して均一な濃度になろうとする，というようなイメージですね．

間に 3 つの構造があるというと分厚い壁のように聞こえますが，実際は 1 μm 以

下のとても薄い壁ですし，さらにこの壁の総面積は 50 〜 100m^2 程度（テニスコート半面程度と表現されることがあります）と非常に広いため，拡散は一瞬（0.25 秒程度！）で起こっているのです．

換気は肺だけで行っているわけではない

　では，換気も肺だけで行っているのか，というと，実はそういうわけではないのですね．換気とは，二酸化炭素を血液中から大気中に捨てることでした．二酸化炭素は，酸素とは逆に，血液中から肺胞の空気中に移動します．これも，先ほどと同じ拡散によって移動します．酸素と違うのは，二酸化炭素のほうがはるかに拡散しやすいことです．

　そして，肺胞の中に溜まった二酸化炭素は大気中に捨てられるわけですが，そのためには，肺が膨らんだりへこんだりすることによって，空気が肺の中を出入りする必要があります．では，肺はどうやって膨らんだりへこんだりするのでしょうか．

　まず，肺が膨らむ，つまり「吸気」ですが，それには横隔膜が最も密接にかかわっています．横隔膜が収縮すると胸腔の容量が増えます．すると，胸腔の圧が下がり（陰圧といいます）肺が膨らむので，空気が肺の中に入ってきます．また，外肋間筋や胸鎖乳突筋，斜角筋といった筋肉も胸腔を広げることで吸気にかかわりますが，それらはとくに深吸気時にはたらきます．

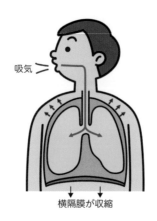

吸気

横隔膜が収縮

　次に，肺がへこむ，つまり「呼気」ですが，安静時であれば実は筋肉はかかわっていません．肺には弾性という自然に縮む力があるため，先ほど述べた吸気筋が収縮

をやめれば自然に肺は縮んで，空気は肺から外に出ていくのです．ただし，運動時など努力呼吸を行う時には，腹壁の筋肉である腹直筋や腹斜筋などがはたらきます．

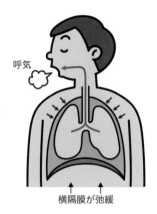

呼気

横隔膜が弛緩

　このように，横隔膜を中心とする吸気筋の収縮により吸気を行い，肺の弾性によって自然に呼気が起こることによって空気は肺から出し入れされて，その結果，二酸化炭素は大気中に捨てられるという仕組みになっています．

呼吸筋を動かすのは中枢神経と末梢神経

　肺を膨らませるのは筋肉（呼吸筋）だという話をしましたが，では，この呼吸筋を動かしているのは何でしょうか．もちろん脳ですよね．正確には脳幹部（橋と延髄）と大脳皮質です．

　脳幹部は，意識しない呼吸にかかわっています．私たちはとくに「呼吸をしよう」と思っていなくても呼吸をしていますよね．これを調節しているのが脳幹部で，呼吸中枢と呼ばれています．

　一方，大脳皮質は，意識して行う呼吸にかかわっています．皆さんも「呼吸をしてください」といわれたら，もちろん呼吸をすることができますよね．これを調節しているのが大脳皮質です．脳からの刺激は脊髄を通って（ここまでが中枢神経です），末梢神経を伝わって呼吸筋にはたらきかけます．

　このようにして，脳は呼吸を速めたり遅くしたり，また，深くしたり浅くしたりすることによって呼吸の調節を行っているのですね．

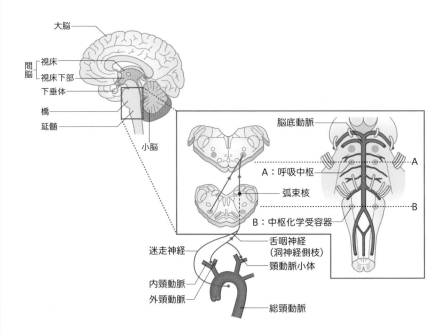

　では，脳は何をもとに呼吸を調節しているのでしょうか．好き勝手に呼吸を速めたり遅くしたりしたら困りますよね．それは，身体にいくつかある受容器というものから情報を得て，呼吸を適切にするにはどうしたらよいかを脳が判断しているのです．

　受容器の代表的なものは，中枢化学受容器と末梢化学受容器です．中枢化学受容器は延髄（呼吸中枢のあるところですね）にあり，血液中の二酸化炭素が増えると刺激されます．呼吸が弱くなって血液中の二酸化炭素が増えると，それが中枢化学受容器を刺激し，呼吸を速くするように脳が呼吸筋にはたらきかけるのですね．

中枢化学受容器

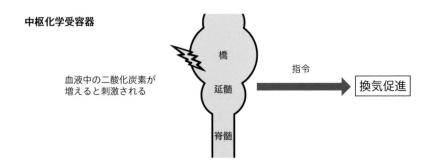

　次に，末梢化学受容器は総頸動脈が分岐する部分と大動脈弓の上と下にあり，血液中の酸素が少なくなったり，血液が酸性に傾いたりすると刺激されます．酸素化が悪くなると呼吸が速くなるのは，末梢化学受容器が刺激されるからなのですね．

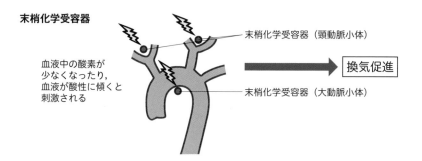

末梢化学受容器

血液中の酸素が
少なくなったり，
血液が酸性に傾くと
刺激される

末梢化学受容器（頸動脈小体）

末梢化学受容器（大動脈小体）

換気促進

　それ以外にも，肺にある肺伸展受容器（肺が膨らむと刺激され，呼吸を抑えるようにはたらく）や肺胞壁にある肺毛細血管近傍受容器（心不全などで毛細血管が拡張すると刺激され，呼吸が速くなる）など，いくつかの受容器があります．脳は色んなところから情報を得ながら，呼吸を調節しているのですね．

2. 呼吸不全とは

呼吸不全は酸素化と換気に分けて考える

ここまで正常な呼吸について述べてきました．この節では呼吸不全，つまり呼吸がうまくできない状態について考えていきたいと思います．

皆さんは「呼吸状態が悪くなっています」という言葉をよく使うと思います．でも，これだけでは肺炎なのか，喘息なのか，痰づまりなのか，この患者さんがどんな状態なのかがわかりませんよね．もっといえば，肺が悪いのか，意識が悪くなって呼吸が悪くなったのか，どこが悪いのかすらわかりません．

「呼吸不全」を教科書などで調べると，「呼吸機能障害のため動脈血液ガスが異常値を示し，そのために正常な機能を営むことができない状態」とか，「動脈血中の酸素分圧（PaO_2）が 60Torr 以下になること」と書いてあります．これだけでは理解するのが少し難しいですよね．

呼吸は「酸素化」と「換気」に分けて考えると述べました．呼吸不全とは，呼吸がうまくいっていない状態ですので，

　①「酸素化」がうまくいっていない状態
　②「換気」がうまくいっていない状態
　③「酸素化も換気も」うまくいっていない状態

に分けられます．

酸素化が悪い状態

まず，酸素化が悪い状態というのはどんな状態でしょうか．酸素化が悪いというと，「サチュレーション（SpO_2）が低い」状態を思い浮かべる人が多いでしょう．サチュレーションというのは，パルスオキシメーターで測定した動脈血酸素飽和度（SpO_2）を意味します．これは，動脈に流れている血液中のヘモグロビンのうち，酸素と結合しているものの割合です．この数値を見ることで，酸素化は簡単にわかるのですね．

動脈血酸素飽和度（SaO_2）というものもありますが，これは動脈血酸素飽和度の

実測値で，動脈血液ガスをとるとわかります．SpO_2 と SaO_2 は近似しているので，普段は SpO_2 を使うことが多いです．動脈血液ガスをとると，それ以外にも動脈血酸素分圧（PaO_2）という動脈に流れている血液に溶けている酸素の量（圧）がわかり，これも酸素化を表します．これらの関係については後述します．

　では，酸素化が悪い原因について考えてみましょう．酸素化が悪くなる原因には，大きく分けて次の 4 つがあります．「換気血流比不均等」「シャント」「拡散障害」「肺胞低換気」です．皆さん，どこかで勉強したことはありますよね．それぞれ簡単に復習してみましょう．

● 1. 換気血流比不均等

　酸素化が悪くなる原因として最も重要なのが，「換気血流比不均等」です．それぞれの肺胞では，空気から血液中に酸素が取り込まれますが，肺胞に流れる血液の量に見合った量の新鮮な空気が肺胞内にあると，酸素は効率的に取り込まれます．この空気と血液の量の比が「換気血流比」です．

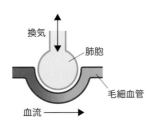

不均等というのは，この比が高かったり低かったりすることを意味しますが，実際に酸素化が悪くなるのは「換気血流比」が低くなる場合が多いです．
　「換気血流比」が低い，つまり肺胞に流れている血液の量にくらべて吸い込まれた新鮮な空気の量が少ないと，血液に取り込まれる酸素は減り，酸素化が悪くなります．後で「肺胞低換気」の話が出てきますが，ここでいう換気というのは肺全体の換気ではなく，個々の肺胞での換気を意味します．肺の疾患があることによって，新鮮な空気が入りにくくなっている肺胞があるということですね．

　実は，皆さんがよく遭遇する低酸素血症をきたす疾患では，ほとんどがこの「換気

血流比不均等」によって酸素化が悪くなっています。肺炎，喘息発作，慢性閉塞性肺疾患（COPD）増悪，急性呼吸窮迫症候群（ARDS），心原性肺水腫など，これらの疾患で酸素化が悪くなっているのは「換気血流比不均等」のせいなのですね．

　また，「換気血流比不均等」は，本書のテーマである呼吸管理によって改善することも重要な点です．これについては後述します．

2. シャント

　肺の中で血液は肺動脈から肺静脈に流れますが，肺動脈と肺静脈の間に毛細血管があり，ここで肺胞から血液中に酸素を取り込みます．この毛細血管で酸素を取り込むという過程がなく，静脈血がそのまま動脈血になってしまう状態が「シャント」です．酸素を取り込む過程がないので，当然酸素化は悪くなります．

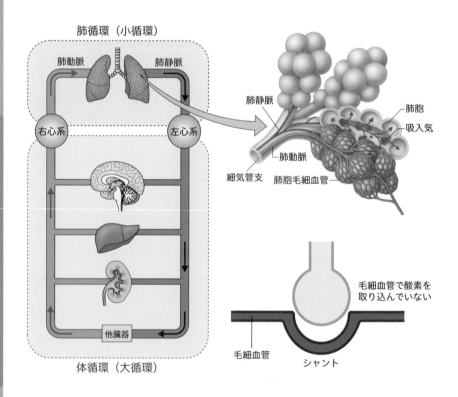

　たとえば肺動静脈瘻では，毛細血管を挟まず肺静脈と肺動脈が直接つながっており，シャントの状態になっています．

　それ以外によく遭遇するのは，ARDS や肺水腫といった状態です．先ほど，これらの疾患は「換気血流比不均等」を起こすという話をしましたよね．「換気血流比」が極端に低くなって，換気がゼロになった場合を想像してください．毛細血管で血液は酸素を受け取れませんので，上述した「シャント」の状態になってしまいます．多くの疾患では，「シャント」は極端な「換気血流比不均等」と考えればよいのですね．

● 3. 拡散障害

　肺胞の中で酸素は拡散によって血液中に取り込まれるのでした．この拡散が何らかの原因によってうまくいかなくなり，酸素の移動に時間がかかってしまうのが「拡散障害」です．

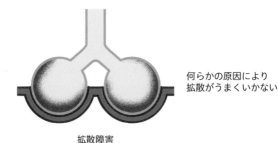

何らかの原因により
拡散がうまくいかない

拡散障害

　空気と血液の間には肺胞上皮，毛細血管内皮，間質があるのでしたね．間質に炎症が起こって「拡散障害」で酸素化が悪くなるのが，間質性肺炎です．間質性肺炎の患者さんは，少し身体を動かしただけで酸素化が悪くなることをよく経験すると思います．身体を動かすと心拍出量が増加して血液が肺胞を速く通ってしまい，酸素が移動する時間が足りなくなって，酸素化が悪くなってしまうのです．

● 4. 肺胞低換気

　最後の原因は「肺胞低換気」です．これまでに出てきた「換気血流比不均等」「シャント」「拡散障害」は，肺胞に問題があって酸素化が悪くなるのでしたが，この「肺胞低換気」というのは肺胞に問題はありません．

先ほどの「換気血流比不均等」では，肺の疾患により換気が低下する肺胞がある
のですが，こちらは肺全体として入ってくる新鮮な空気が減ります．そうすると，肺胞
の中に酸素の低下した空気が溜まってしまい，血液中に取り込まれる酸素が減ってし
まいます．では，肺に入ってくる新鮮な空気が減るというのはどういう時かというと，
換気がうまくいっていない状態ということになります．

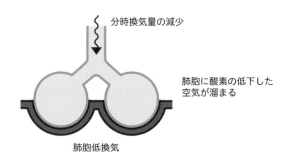

　酸素化がうまくいっていない場合と，換気がうまくいっていない場合は分けて考え
ると述べましたが，実は換気がうまくいっていない状態では酸素化も悪くなるのです
ね．ですから，正確には「酸素化だけがうまくいっていない状態」と「酸素化と換気
が両方うまくいっていない状態」に分けられます．一般的には，前者が「Ⅰ型呼吸不全」，
後者が「Ⅱ型呼吸不全」といわれます．こうやって考えると，呼吸不全を2つに分け
る理由がわかりますよね．

酸素化だけが うまくいっていない状態	酸素化と換気が両方 うまくいっていない状態
$(PaCO_2 < 45Torr)$ ‖ **Ⅰ型呼吸不全**	$(PaCO_2 \geqq 45Torr)$ ‖ **Ⅱ型呼吸不全**

換気が悪い状態

　換気は，脳からの刺激が脊髄から末梢神経を伝わって呼吸筋にはたらきかけることで，肺が膨らんだりへこんだりすることによって二酸化炭素を大気中に捨てるのだと述べました．換気が悪くなると，二酸化炭素が大気中に捨てられないので肺胞内に溜まってしまい，血液中の二酸化炭素が多くなってしまいます．

　換気の指標は，というと，SpO_2 のように簡単に測定することは通常できません．換気が悪いことは，酸素化のように簡単にはわからないのです．換気が悪いことを正確に評価するには，動脈血液ガスをとり，動脈血二酸化炭素分圧（$PaCO_2$）を見る必要があります．動脈血液ガスをとらないとわからないので，換気が悪いことは気づかれにくいのです．動脈血液ガス以外で評価する方法については後述します．

　では，どんな時に換気が悪いのか，というと，脳からの刺激が呼吸筋に伝わり肺を動かす経路のどこかに異常がある場合ということになります．

　脳に異常があって換気が悪くなるのは，たとえば，抗不安薬やモルヒネなど，呼吸中枢を抑制する薬剤を使用した時です．これらを使用すると呼吸中枢からの換気の指令が出にくくなるので，換気が悪くなってしまいます．それ以外にも，呼吸中枢（脳幹部）に影響する脳出血や脳梗塞では換気が悪くなります．

　次に，脊髄から末梢神経にかけての異常ですが，頸髄損傷やギラン・バレー症候群，重症筋無力症などがあります．重症筋無力症は筋自体の異常ではなく，神経と筋の接合部の異常です．これらの疾患では，脳からの換気の刺激が筋肉にうまく伝わらないため，換気が悪くなります．

　そして，呼吸筋の異常です．もちろん筋ジストロフィーなどの筋疾患でも換気が悪くなることがありますが，臨床でよく遭遇するのは呼吸筋疲労による呼吸筋力低下でしょう．COPD を代表とする慢性肺疾患では，長年蓄積した呼吸筋疲労により呼吸筋力が低下し，換気が悪くなることがあります．

換気が悪くなる状態

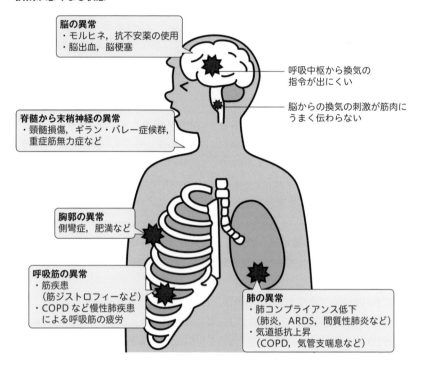

脳の異常
・モルヒネ，抗不安薬の使用
・脳出血，脳梗塞

呼吸中枢から換気の
指令が出にくい

脳からの換気の刺激が筋肉に
うまく伝わらない

脊髄から末梢神経の異常
・頸髄損傷，ギラン・バレー症候群，
　重症筋無力症など

胸郭の異常
側彎症，肥満など

呼吸筋の異常
・筋疾患
　（筋ジストロフィーなど）
・COPD など慢性肺疾患
　による呼吸筋の疲労

肺の異常
・肺コンプライアンス低下
　（肺炎，ARDS，間質性肺炎など）
・気道抵抗上昇
　（COPD，気管支喘息など）

　それから，肺の入れ物である胸郭の異常でも換気は悪くなります．側彎症，肥満が代表的ですね．胸郭自体の異常ではありませんが，似たところでは胸水貯留でも換気は悪くなります．

　最後に肺ですが，換気がしにくくなる肺自体の疾患には 2 つのタイプがあります．1つは肺が膨らみにくくなるタイプで，もう 1 つは気道が細くなり息が吐き出しにくくなるタイプです．前者は「肺コンプライアンスが低下している」ともいいますが，肺炎やARDS，間質性肺炎などが当てはまります．後者は「気道抵抗が上昇している」ともいい，COPD や気管支喘息が当てはまります．

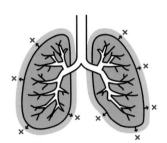

肺コンプライアンス低下

肺胞が固く，膨らみにくい
肺炎，ARDS，間質性肺炎など

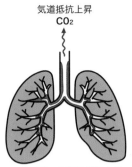

気道抵抗上昇
CO_2

COPD，気管支喘息など

　ただし，実は肺自体の疾患だけでは，換気量が減って二酸化炭素が貯留してくるまでには通常至りません．それは，肺に病気が起こって換気がしにくくなっても，その分呼吸筋が余分にはたらいてくれるためです．皆さんのなかには，「COPD は重症化してくると，換気が悪くなって二酸化炭素が溜まってくるのではないか」と思う人もいるかもしれませんが，これは呼吸筋疲労による呼吸筋力低下によるところが大きいのです．喘息発作や間質性肺炎（とくに終末期）でも二酸化炭素が溜まることがありますが，これも呼吸筋疲労の結果です．

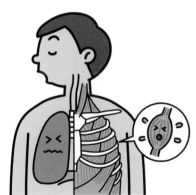

肺の異常により換気が
しにくい状態が続くと，
呼吸筋疲労が蓄積し，
換気が悪くなる

　肺自体の病気によって換気がしにくい状態が続くと，呼吸筋の負担が大きくなって（これを「呼吸仕事量が多い」といいます），最終的に呼吸筋疲労が蓄積して呼吸筋力が低下した結果，換気が悪くなってしまうわけなのですね．

死腔って？

　換気のことを考えるうえでもう 1 つ重要なのが，死腔です．肺胞では酸素が血液中に取り込まれ，二酸化炭素が肺胞中に出ていくと前述しましたが，肺に入ってくる空気がすべて肺胞に到達するわけではありません．気道までしか到達できない空気からは酸素も取り込めず，二酸化炭素を捨てることもできませんので，呼吸にとっては「ムダ」ですよね．この空気の量を「解剖学的死腔」といいます．また，肺胞まで到達した空気の量のことを「肺胞換気量」といいます．

　そうすると，1 回の呼吸で考えてみると，次のような式が成り立ちます．

$$一回換気量＝肺胞換気量＋死腔量$$

　健常な人では死腔量は約 150mL ですので，一回換気量が 500mL だと肺胞換気量は約 350mL ということになります．

　死腔は呼吸管理を考えるうえでとても大切で，後の章でも登場しますので，よく理解しておいてください．

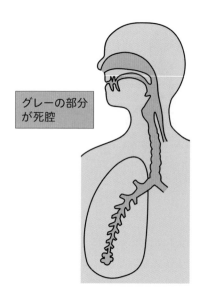

グレーの部分が死腔

第 2 章

呼吸管理の
考え方

1. 呼吸管理とは

呼吸管理とは

　この章では，本書のテーマである「呼吸管理」について考えてみたいと思います．
呼吸管理というと，皆さんは何を思い浮かべるでしょうか．ICU で気管挿管して行う
人工呼吸器管理でしょうか．もちろん，それも代表的な呼吸管理ですが，一般病棟
で用いられる，

　・酸素療法
　・NPPV（非侵襲的陽圧換気療法）
　・ハイフローセラピー

なども立派な呼吸管理です．
　では，これらの役割や実際の使用方法について考えていきましょう．

呼吸管理の役割

　呼吸管理の役割は，もちろん悪くなった呼吸の状態を良くすることですね．呼吸は
酸素化と換気に分けて考えられるので，酸素化と換気を良くすることが呼吸管理の役
割となります．
　では，どのようにして酸素化と換気を良くするのかを考えていきましょう．

● 1. 酸素化を良くするには

a. 吸入酸素濃度（FiO_2）を上げる

　まず，一番手っ取り早い方法は，吸入する空気の中の酸素の量（吸入酸素濃度，
FiO_2）を増やしてあげることです．FiO_2 を上げると，肺胞の中の酸素濃度が高くなり
ます．

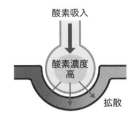

酸素の量を増やすと，肺胞中の
酸素濃度が高くなる

　肺胞の中の酸素は，拡散によって血液中に取り込まれていくのでした．肺胞の中の酸素濃度が高くなると拡散が起こりやすくなるため，血液中に取り込まれる酸素の量も多くなります．第 1 章で挙げた食塩水の例でいうと，濃い食塩水をもっと濃くすると，薄い食塩水もさらに濃くなるのと同じですね．

　ただし，FiO_2 を上げても，酸素化が良くならない状態が 1 つあります．それは「シャント」です．「シャント」とは，毛細血管で酸素を取り込むという過程がなく，静脈血がそのまま動脈血になってしまう状態だと述べました（p.10 参照）．そのため，いくら酸素濃度を上げても酸素が血液中に取り込まれず，酸素化は良くならないのですね．急性呼吸窮迫症候群（ARDS）の患者さんで，いくら酸素投与をしても酸素化が良くならないことがあるのはこのためです．

b．圧をかける

　FiO_2 を上げる以外に酸素化を良くする方法を考えるにあたって大事なのが，第 1 章で述べた "酸素化が悪い原因" です．原因には「換気血流比不均等」「シャント」「拡散障害」「肺胞低換気」の 4 つがあるのでしたね．そのうち，「拡散障害」以外は肺に圧をかけることで改善することができます．

・換気血流比不均等，シャント

　まず，「換気血流比不均等」と「シャント」ですが，こちらは肺の疾患により肺胞の換気が低下し，酸素化が悪くなる状態でした．これらを呼吸管理で良くする方法として，肺に圧をかけることで肺胞に入る空気の量を増やすという方法があります．

　「肺胞に入る空気を増やすために圧をかける」というと，息を吸った時に圧をたくさんかければ良いのではないかと考える人が多いと思います．確かに，それでも酸素化は良くなるのですが，実はそれだけでは不十分です．

　肺胞は息を吸った時に膨らみ，息を吐いた時にへこみますが，通常は息を吐いた時

にも肺胞に空気は残っており，完全には虚脱しません．ところが，肺の疾患で肺胞に入る空気が少なくなった状態では，息を吐くと肺胞が完全に虚脱してしまいます．息を吸った時だけでなく息を吐いた時にも圧をかけることで肺胞が虚脱するのを防ぎ，肺胞を広げた状態に保つことが重要なのですね．呼気にもかけるこの圧のことを「呼気終末陽圧（PEEP）」と呼びます．

正常な肺胞

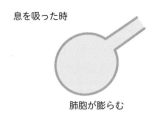

息を吸った時　　　　　　　　　　　　息を吐いた時

肺胞が膨らむ　　　　　　　　　　　　肺胞はへこむが空気は
　　　　　　　　　　　　　　　　　　残っている

肺胞虚脱

息を吸った時　　　　　　　　　　　　息を吐いた時

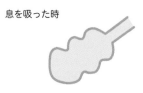 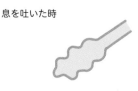

肺胞に十分に空気が入らない　　　　　肺胞が完全に虚脱する＝肺胞虚脱

　PEEP をかけるとなぜ酸素化が良くなるのか，というと，酸素化は息を吸った時だけ行うわけではないからです．先ほど，通常では息を吐いた時にも肺の中に空気は残ると述べましたが，その空気からも血液中に酸素が取り込まれているのですね．そのため，PEEP で虚脱した肺胞を広げると，息を吐いている間に血管に取り込まれる酸素の量が増えるため，酸素化が良くなるというわけです．

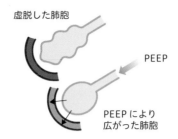

虚脱した肺胞

PEEP

PEEP により
広がった肺胞

息を吐いている間にも血管に酸素が取り込まれる

　また，これは後でも述べますが，PEEP をかけると，肺胞が閉じたり開いたりすることで起こる肺の障害を防ぐことができるというメリットもあります．

　少し話はそれますが，PEEP は呼吸に対しての直接的な効果だけでなく，循環器系への影響もあります．まず，PEEP をかけると胸腔内の圧が高くなるため，身体中から心臓に戻ってくる血液の量（静脈還流量）が減ります．うっ血性心不全など心臓に負担がかかっている状態では，静脈還流量が減るとこの負担が減るわけですから，心機能は良くなります．これを「前負荷の低下」といいます．

　次に，胸腔内の圧が高くなると，心臓に外から圧力がかかるため収縮がしやすくなります．とくにうっ血性心不全などで酸素化が悪く，換気も過剰になっているような状態では，胸腔内の圧が下がり心臓が収縮しにくくなっているので，PEEP の効果が出やすいです．これを「後負荷の低下」といいます．

　このように，PEEP には循環器系への効果によって間接的に酸素化を改善させるという効果もあるのですね．

・拡散障害

　次に「拡散障害」ですが，これは肺に圧をかけても改善せず，FiO_2 を上げることで，血液中に酸素を取り込みやすくするしかありません．

　「拡散障害」があると，身体を動かした時に酸素化が悪くなりやすいと述べましたが，そんな時にあらかじめ FiO_2 を上げておくという対応をとるのは，このような目的があるからなのですね．

● 2. 換気を良くするには

　次に，換気を良くする方法を考えてみましょう．換気が悪い状態とは，「二酸化炭素が大気中に捨てられず，肺胞内や血液中に溜まってしまう状態」でした．また，換

気が悪い，つまり「肺胞低換気」は酸素化が悪くなる原因にもなるのでしたね．ですので，換気を良くすることによって，血液中の二酸化炭素を低下させるだけでなく，酸素化も良くすることができるのです．

換気は，脳からの刺激が脊髄を通って末梢神経を伝わって呼吸筋にはたらきかけることで，肺が膨らんだりへこんだりすることでした．そして，呼吸筋は安静時には吸気にのみかかわり，呼気にかかわらないのでしたね．

換気を良くするには2つの方法があります．

a．呼吸筋の負担を肩代わりする

1つ目は呼吸筋の負担を肩代わりすることです．横隔膜を中心とする呼吸筋が収縮して肺を膨らませることで吸気が始まります．これを助ける方法として，人工呼吸器によって気道から空気を送り込む方法が一般的です．吸気に合わせて圧力をかけて空気を送り込むことで，肺が膨らむのを助けるのですね．

このように，人工呼吸器によって気道から空気を送り込んで呼吸筋の手助けをするという方法以外に，もう1つ換気を良くする方法がありますが，どんな方法かわかりますか．

実は，身体の外から胸郭を引っ張って胸腔内の圧を下げて（陰圧にして）肺を膨らませることで，呼吸筋を手助けするという方法があります．陽・陰圧体外式人工呼吸器といって，胸当てを胸から腹にかけて装着して，その胸当てを通じて圧力で胸郭を引っ張り上げて吸気を手助けします．また，圧力で胸郭を押し下げて呼気を手助けすることもできます．

実は，人工呼吸器の始まりはこういうタイプのもの（「鉄の肺」といわれます）だったのですね．現在も特殊な人工呼吸器（RTX レスピレータ®）を用いて行うことができきますが，使用できる施設は限られています．

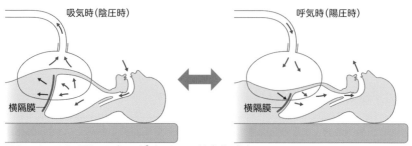

アイ・エム・アイ：RTX レスピレータ® ホームページを参考に作成

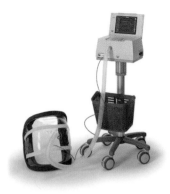

陽・陰圧体外式
人工呼吸器
RTX レスピレータ®
写真提供：アイ・エム・アイ

b. 呼吸仕事量を減らす

　次に，換気を良くするもう1つの方法ですが，換気がしにくくなる肺の病気には2つのタイプがあり，「肺コンプライアンスが低下しているタイプ」と「気道抵抗が上昇しているタイプ」があると述べました．これらによって呼吸仕事量が増加すると，それだけでは二酸化炭素が貯留してくるほど悪くはならないものの，最終的には呼吸筋疲労が蓄積して，二酸化炭素が貯留してしまうのでした．この呼吸仕事量を減らす，というのが換気を良くするもう1つの方法です．

　具体的には，先ほど酸素化を良くする方法で述べた「PEEP」が呼吸仕事量を改善してくれることがあります．たとえば，肺コンプライアンスが低下している疾患としてARDS の肺を考えてみたいと思います．ARDS では，肺が水浸しで，息を吐いた時には肺胞が虚脱した状態になっています．この状態では肺は膨らみにくく，コンプライアンスがとても低い状態になっています．ちょうど，空気が抜けた風船を膨らませようとすると最初にすごく力が要るのと同じですね．この状態で PEEP をかけると，虚脱した肺胞が膨らみ空気が入りやすくなるため，呼吸仕事量が減ります．

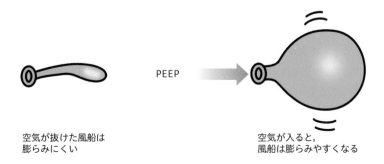

PEEP

空気が抜けた風船は
膨らみにくい

空気が入ると，
風船は膨らみやすくなる

また，PEEPにはほかにも役割があり，それは気道の虚脱を防ぐことです．肺胞の虚脱だけではなく，気道の虚脱も防ぐのですね．気道抵抗が上昇している代表的な疾患として，慢性閉塞性肺疾患（COPD）について考えてみましょう．COPDという病気は，タバコを吸うことによって肺胞壁が壊れてしまう病気です．肺胞壁が壊れると，もちろん酸素が血管に取り込まれにくくなるわけですが，それだけではありません．肺胞壁には細気管支を支える役割もあり，細気管支が息を吐いた時に虚脱しないようにしています．そのため，肺胞壁が壊れると簡単に細気管支が虚脱してしまうのです．

　そうすると，息を吐いたにもかかわらず，細気管支が途中で虚脱してしまって，空気が肺胞内に残った状態になってしまいます．肺に空気が残っていると，それが気道を圧迫して気道の圧力が高くなってしまいます．PEEPをかけていないにもかかわらず気道の圧が高いので，「オート（内因性）PEEP」と呼んだりします．そんな時に，気道に外からPEEPをかけてやると，気道が虚脱しにくくなるので気道抵抗が下がり，呼吸仕事量が低下するのです．

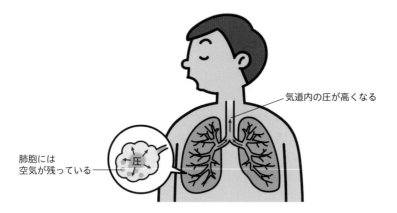

気道内の圧が高くなる

肺胞には
空気が残っている

　また，閉塞性睡眠時無呼吸などによる上気道の閉塞があると，PEEPをかけることによって閉塞がとれるので，これも換気の改善につながります．

　ここまでは，換気が悪くなってしまっているけれども換気自体はある（自発呼吸がある）状態で，換気を良くする方法について述べてきました．ただし，自発呼吸がまったくなくなってしまった場合にも，一定の量や圧力で空気を送り込むことによって換気を起こすことが可能です．これについては，第2章「3. 呼吸管理の機器設定」(p.41)で述べます．

2. 呼吸管理の種類と適応

　ここまで呼吸管理の役割について考えてきましたが，次は，それぞれの呼吸管理が具体的にどのように呼吸の状態を良くしているのかを見ていきたいと思います．

酸素療法

1. 酸素療法の役割

　酸素療法と一言でいっても，たくさんの種類の器具がありますよね．鼻カニュラ，単純酸素マスク，リザーバーマスク，ベンチュリーマスクなどです．種類は多いですが，どれも目的は同じで，吸入酸素濃度（FiO_2）を上げることです．

　酸素化を良くするための一番手っ取り早い方法は，吸入する空気の中の酸素の量，つまり FiO_2 を上げることでしたね．酸素療法は，FiO_2 を上げることによって肺胞の中の酸素濃度を高くして，血液中に溶け込む酸素の量を増やすことができるのです．

鼻カニュラ

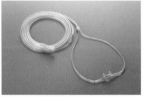

写真提供：アトムメディカル

単純酸素マスク

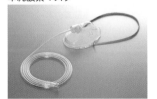

写真提供：アトムメディカル

リザーバーマスク

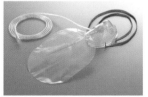

写真提供：アトムメディカル

ベンチュリーマスク

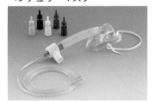

写真提供：日本メディカルネクスト

● 2. 酸素療法の適応

　酸素療法の目的は，FiO_2 を上げて血液中に溶け込む酸素の量を増やすことですので，その適応は，もちろん酸素が血液中で不足している状態ということになります．一般的には，室内気，つまり何も呼吸管理を受けていない状態で，

> 動脈血酸素分圧（PaO_2）が 60Torr 未満あるいは
> 動脈血酸素飽和度（SaO_2）が 90％未満

がその適応です．

　では，なぜ「PaO_2 が 60Torr 未満あるいは SaO_2 が 90％未満」だと酸素療法が必要なのでしょうか．PaO_2 は動脈血酸素分圧，つまり動脈に流れている血液に溶けている酸素の量（圧）のことで，SaO_2 は動脈血酸素飽和度，つまり動脈に流れている血液中のヘモグロビンのうち，酸素と結合している割合のことでしたね．この 2 つの関係は，酸素解離曲線（**図 1**）という有名なグラフで表されます．

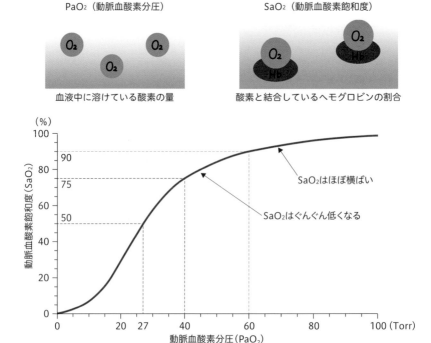

図 1　酸素解離曲線

　このグラフを見ると，PaO_2 が 60Torr を超えると SaO_2 は 90％を超え，それ以上になると SaO_2 はほぼ横ばいになっていることがわかります．つまり，動脈に溶ける酸素の量がある程度を超えると，ヘモグロビンのほとんどが酸素と結合している状態になるのですね．

　逆に，PaO_2 が 60Torr より低くなると SaO_2 はぐんぐん低くなることがわかります．身体の組織はヘモグロビンから酸素を受け取っていますので，SaO_2 が低くなると組織に酸素が行きわたらなくなり，さまざまな症状や障害が起こり，命にかかわる状態となってしまいます（**表1**）．

　そのため，「PaO_2 が 60Torr 未満あるいは SaO_2 が 90％未満」が酸素療法の必要な 1 つの基準になっているのですね．

表 1　PaO_2 の低下によって起こるおもな症状

PaO_2 60Torr（SaO_2 約 90％）以下	頻脈，動悸，高血圧，頻呼吸，失見当識
PaO_2 40Torr（SaO_2 約 75％）以下	チアノーゼ，不整脈，不穏，興奮，低血圧，乏尿
PaO_2 30Torr（SaO_2 約 50％）以下	意識消失
PaO_2 20Torr 以下	昏睡，徐脈，ショック状態，心停止

　また，酸素療法の適応を考える際に重要なのは，「酸素療法は，あくまでも酸素化を改善する方法であり，換気は改善しない」ということです．

　酸素療法は換気を改善しないどころか，換気を悪くしてしまうリスクもあります（これについては第 5 章で説明します）．そのため，酸素療法の適応は，酸素化のみが悪いⅠ型呼吸不全か，換気が少しだけ悪い軽度のⅡ型呼吸不全ということになります．それ以上換気が悪くなると人工呼吸器が適応となりますが，それについては p.30 の「2. 人工呼吸器の適応」で説明します．

● 3.　酸素療法の種類

酸素療法は FiO_2 を上げる方法によって，大きく 2 つの種類に分けることができます．

　わかりやすくするために，蛇口のお湯の温度を調節する時のことを考えてみましょう．水と熱湯を混ぜるタイプの 2 ハンドルの水栓だと，水と熱湯をちょうど良い割合

で混ぜることで適温にします（熱湯を多くしすぎると，すごく熱いお湯が出てびっくりしますよね）．それに対して，自動温度調節機能付きの水栓だと，自動的に適温に調整されたお湯が出ます．

では，酸素療法について考えてみましょう．

a. 低流量システム

1つ目のタイプは，2ハンドルの水栓のように，酸素濃度21%の空気（冷水）と酸素濃度100%の酸素（熱湯）を混ぜて投与する方法です．鼻カニュラや単純酸素マスク，リザーバーマスクなどがこれに当たります．

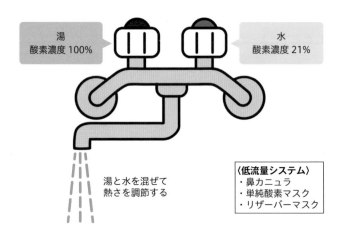

湯
酸素濃度100%

水
酸素濃度21%

湯と水を混ぜて
熱さを調節する

〈低流量システム〉
・鼻カニュラ
・単純酸素マスク
・リザーバーマスク

これらの酸素療法の器具は酸素濃度100%の酸素を送ってくれるのですが，流量が少ないために，これだけでは患者さんが吸う空気の量のすべてをまかなうことができません．100%酸素でまかなえない分は外気（酸素濃度21%）を吸い込むことで補います．

患者さんが吸い込んだ量は，外気と100%酸素を足した量と同じになるということですね．ですから，100%酸素の量を一定にすると，患者さんが大きく吸い込むと外気の量が多くなりますし，小さく吸い込むと外気の量が少なくなります．患者さんの換気量によって酸素の濃度が変わってしまうわけです．

蛇口の例でいうと，水の量が多くなったり少なくなったりするわけですから，温度がそれによって変わってきます（突然, 熱くなったり冷たくなったりするような蛇口では, 安心して手も洗えないですよね）．

　これが「低流量システム」といわれる鼻カニュラ，単純酸素マスク，リザーバーマスクなどの仕組みです．

b. 高流量システム

　もう 1 つの方法は，自動温度調節機能付きの水栓のように，酸素濃度を決まった濃度に調整した酸素ガス（適温のお湯）を大量に送る方法です．" 大量に " と書きましたが，これで患者さんが吸う空気のすべてをまかなえるようにするのです．そうすれば，FiO_2 は送られてくる酸素ガスと同じになります．

　これが「高流量システム」といわれるベンチュリーマスクの仕組みです．

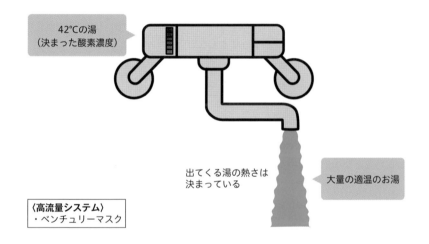

42℃の湯
（決まった酸素濃度）

出てくる湯の熱さは
決まっている

大量の適温のお湯

〈高流量システム〉
・ベンチュリーマスク

　「低流量システム」と「高流量システム」の違いは何となく理解できたでしょうか．それぞれどのようなメリットやデメリットがあり，どのように使い分けるのかについては第 5 章で解説します．

人工呼吸器（気管挿管，気管切開下）

● 1. 人工呼吸器の役割

　呼吸管理の役割で説明したことについては，一通りすべてできるのが人工呼吸器です．もう一度，人工呼吸器の役割について簡単に復習してみましょう．

　まずは，酸素化の改善です．酸素化を良くするには，FiO_2 を上げる方法と呼気終末陽圧（PEEP）をかける方法がありました．人工呼吸器では 21%（外気と同じ）〜

100%までFiO_2を自由に調整することが可能ですし，PEEP もかけることができます．

　次に換気の改善ですが，人工呼吸器は圧力をかけて空気を送り込むことで肺が膨らむのを助けて（換気の補助），呼吸筋の負担を肩代わりできますし，換気量を増やすので動脈血二酸化炭素分圧（$PaCO_2$）を低下させることができます．病態（ARDS や COPD などでしたね）によっては，PEEP をかけることで呼吸仕事量を減らします．

　換気に関しては，呼吸仕事量を減らすことと$PaCO_2$を下げることの 2 つの役割があるというのは重要なポイントです．

● 2. 人工呼吸器の適応

a. 低酸素血症，高二酸化炭素血症が改善しない

　人工呼吸器の役割は，酸素化と換気の改善でした．酸素化の指標はSpO_2(SaO_2)やPaO_2で，換気の指標は$PaCO_2$でしたね．

　酸素療法を行っていても経皮的動脈血酸素飽和度（SpO_2）やPaO_2が低い，つまり低酸素血症が改善しない場合や，$PaCO_2$が高い場合，つまり高二酸化炭素血症がある場合には，人工呼吸器の適応となります．また，後述する気道確保が必要な状況も，人工呼吸器の適応となります．

酸素化の指標	SpO_2（SaO_2），PaO_2
換気の指標	$PaCO_2$

　どの程度の低酸素血症や高二酸化炭素血症があれば人工呼吸器が必要なのか，というのは具体的には決まっていません．目安としては，

低酸素血症	十分な酸素投与（5 〜 10L/ 分）を行っていても，目標のSpO_2が保てない状態（後述する P/F 比が 200 未満程度を目安にすることもある）
高二酸化炭素血症	$PaCO_2>45Torr$，$pH<7.35$

が，人工呼吸器が必要な条件となりますが，後述する呼吸仕事量もあわせて総合的

に判断します.

b. 呼吸筋疲労を起こしている

　では，酸素療法によって SpO_2 や PaO_2 が保たれていて，$PaCO_2$ も高くない場合には，人工呼吸器は必要ないのでしょうか. "脳からの刺激が呼吸筋に伝わって肺が膨らむ"という経路のどこかに異常があると，換気は悪くなるのでした.

　では，この異常があると，すぐに換気量が減って二酸化炭素が貯留してしまうため，$PaCO_2$ が高くなってしまうかというと，そうではありません. その異常を補うように呼吸筋がフル稼働し，換気の状態を保つようにはたらくのです. また，肺自体に疾患があり呼吸仕事量が増えてしまう場合（ARDS や COPD などが代表的でしたね）にも，呼吸筋がフル稼働してくれます.

　この状態が続くと，呼吸筋はだんだん疲れてしまい（呼吸筋疲労），呼吸筋力低下から換気量減少が起こり，$PaCO_2$ が高くなってしまいます. そのため，$PaCO_2$ が高くなる前の，呼吸筋力の低下や呼吸仕事量が増えているという時点で人工呼吸器が必要だといえます.

　$PaCO_2$ の上昇もないのに換気が悪くなっているのを見分けるのは難しいのですが，身体所見や呼吸回数が非常に重要になります. これについては，第 3 章「1. 患者の呼吸状態の評価」（p.56）で述べたいと思います.

c. 気道確保が必要である

　次に気道確保についてですが，たとえば，上気道狭窄などで息ができなくなっているような状態の場合には，呼吸をするためには気道確保が必要です.

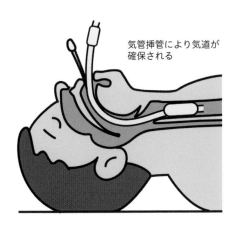

気管挿管により気道が
確保される

それ以外にも，意識障害や呼吸停止，痰が喀出できないような場合にも気道確保が必要となります．このような場合に，気管挿管や気管切開をすることによって気道確保を行うことが必要となります．気道確保（気管挿管，気管切開）が必要な状況として，**表2**のようなものがあります．

表2　気道確保を必要とする状況

意識障害
呼吸停止
痰が喀出できない
気道閉塞
誤嚥の可能性が高い
ショック状態
高い気道内圧が必要

厳密には，"気道確保が必要な状況"と"人工呼吸器が必要な状況"というのは異なります．つまり，気道確保は必要だけれども，人工呼吸器は必要ないという状況はあります．

たとえば，上気道狭窄では気道確保しないと呼吸ができませんが，気道確保さえしてしまえば呼吸に問題はないため，人工呼吸器は必要ないということになります．ただ実際には，気管挿管した際には呼吸のモニタリングや気管挿管チューブの抵抗分の換気補助などの目的で人工呼吸器を使う場合が多いので，まずは気道確保が必要な状況は人工呼吸器の適応と考えて良いでしょう．

● 3. 人工呼吸器の種類

人工呼吸器は大きく分けると2種類あります．といっても，人工呼吸器の機械が異なるのではなく，気道確保の方法が異なります．

つまり，気管挿管を行い，そこに人工呼吸器を接続する「気管挿管下人工呼吸」と，気管切開を行い，そこに人工呼吸器を接続する「気管切開下人工呼吸」の2種類です．

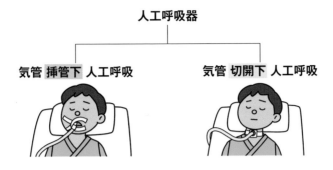

気管挿管も気管切開も，前述したように，"気道確保のため"という目的は同じです．一方，2つの気道確保の方法の違いは，それを行う場面です．たとえば，急に気道が閉塞して呼吸ができなくなった状態で気道確保を行う場合には，どちらを選びますか．通常は，すぐに行うことのできる気管挿管を選びます．緊急性が高い状況では，迅速に行える気管挿管が適応となります．

a. 気管挿管の特徴

気管挿管にはいくつかのデメリットがあります．詳しくは第3章「2．合併症とその対策」（p.65）でも述べますが，肺炎の合併が多いことと，患者さんの苦痛が強いことが大きなデメリットとして挙げられます．

気管挿管を長期間行っていると，肺炎が起こりやすいことがわかっています．気管チューブの内側や外側を伝って細菌が気道に侵入して，肺炎を引き起こすのですね．人工呼吸器関連肺炎（VAP）といいますが，気管挿管はVAPを引き起こす原因としてとても重要です．

また，気管挿管は，患者さんにとってとても負担の大きな処置です．喉は痛く不快なため，鎮静薬や鎮痛薬が必要になることが多いです．

b. 気管切開の特徴

気管切開の場合には，気管挿管にくらべて肺炎のリスクは低くなりますし，患者さんの苦痛も少なくなるため，鎮静薬や鎮痛薬を必要としないことが多いです．事故抜管や拘束の必要性が減ることもありますし，また，長期的には発声ができたり，嚥下訓練ができたりする場合もあります．

このように，気管切開は長期的なメリットが大きいため，緊急時は気管挿管を行っても，気道確保を必要とする期間が長期になりそうな場合には気管切開に切り替えます．

一般的には，気管挿管が 2 週間を超えることが予測される場合には，気管切開を行うことが多いです．「そんなデメリットがあるのなら，もっと早く気管切開を行ったらいいじゃないか」と思うかもしれませんが，もっと早く気管切開を行っても肺炎の合併率や人工呼吸器が必要な期間などにおいてはあまりメリットがないことが示されていますし[1][2]，気管切開にも出血や感染症，皮膚障害などの合併症があります．気道確保が必要となる期間を予測しながら，それぞれのメリットやデメリットから選択することが大事です．

c. 人工呼吸器の機械の種類

　人工呼吸器の機械は非常にたくさんの種類があります（**表 3**）．

- ・ICU で使うような高規格型人工呼吸器
- ・一般病棟でよく使われる汎用型人工呼吸器
- ・搬送に使える搬送用人工呼吸器
- ・在宅で使用できる在宅用人工呼吸器

表 3　人工呼吸器の例

高規格型人工呼吸器	汎用型人工呼吸器
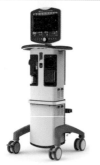 Puritan Bennett™980 写真提供：コヴィディエンジャパン	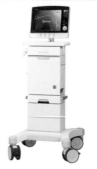 サーボベンチレータ　Servo i 写真提供：フクダ電子
搬送用人工呼吸器	在宅用人工呼吸器
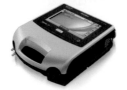 クリーンエア ASTRAL 写真提供：フクダ電子	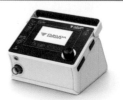 クリーンエア prismaVENT 写真提供：フクダ電子

　しかし，これらはまったく違うことを行っているというわけではなく，先ほど人工呼吸器の役割で述べた機能はすべてに共通しています．

　ただ，高規格型では特殊な応用モードが搭載されていたり，グラフィックモニターがしっかり見られるという特徴があったり，在宅用は軽量で人工呼吸器装着中の患者さんの情報を記録できるという特徴があるなど，それぞれの場面にふさわしい機能が搭載されているという違いがあります．詳しくは第 5 章で述べます．

NPPV

● 1. NPPV の役割

a. 人工呼吸器との違い

　NPPV（noninvasive positive pressure ventilation：非侵襲的陽圧換気）は，気管挿管や気管切開を行わず，マスクを用いて口と鼻を覆い，そこから気道に圧力をかけて空気を送り込むことができる人工呼吸器です．「マスク型の人工呼吸器」といわれることがあることからわかるように，マスクを用いていますが，あくまでも人工呼吸器の一種です．ですから，前述の人工呼吸器と同様，酸素化と換気の改善がその役割となります．

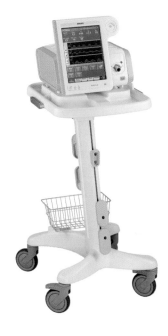

V60 ベンチレータ
写真提供：フィリップス・ジャパン

では，気管挿管や気管切開で人工呼吸管理を行うのと，マスクで人工呼吸管理を行うのには，どのような違いがあるのでしょうか．

気管挿管や気管切開の目的は「気道確保」でしたね．つまり，マスクを用いるだけでは「気道確保」ができない，というのが NPPV の大きな欠点なのです．そのため，NPPV は使うことができない状況（禁忌）がいくつもあります．

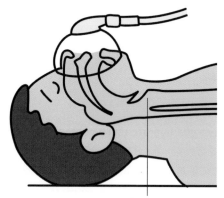

NPPV では気道は確保できない

b. NPPV のデメリット

自発呼吸のない患者さんでは，NPPV は使用できません．NPPV では気道確保ができていないため，マスクから空気を送り込んでも，空気は食道に流れ込んだりマスクの横から漏れたりするだけで，肺には入っていきません．また，上気道の閉塞や嘔吐，喀痰が排出できないなどの状況があれば「気道確保」が必要になるので，NPPV は使うことができません．

NPPV では，マスクを顔にフィットさせる必要がありますから，マスクを顔に付けられないような外傷や熱傷がある場合や，そもそも患者さんが錯乱や興奮状態などでマスクを付けることに協力してくれない場合にも，NPPV は適さないのです．

ある程度高い圧（20cmH$_2$O 以上が目安になります）を用いて空気を送り込む必要がある時にも，気道確保ができていないと肺に空気が入っていかないため，NPPV は適しません．また，NPPV は患者さんの意識がある程度保たれている必要があるので，鎮静薬や鎮痛薬がある程度必要な患者さんでは使えないことがあります．

このように，NPPV が使えない状況がいくつもあることに注意が必要です（**表4**）．

表 4　NPPV が禁忌とされる病態

絶対禁忌

・呼吸停止
・マスクの装着不可（顔面の外傷，鼻咽喉の解剖学的異常など）

相対禁忌

・循環動態不安定（低血圧，不整脈，心筋梗塞，大量の消化管出血など）
・昏睡（意識障害），興奮状態，治療に非協力的
・誤嚥のリスク
・嚥下機能障害
・粘稠または多量の分泌物
・多臓器障害
・最近の上気道（顔面含む）・食道・胃の手術後

文献 3）より改変

c. NPPV のメリット

そんなデメリットがある NPPV にも，もちろんメリットはあります．

まず，気管挿管や気管切開などの処置はリスクも高いですし，患者さんへの負担も大きいのに対して，NPPV はマスクを付けるだけですから，簡単ですみやかに行うことができます．

また，会話や経口摂取も可能な場合が多いですし，気管挿管でリスクが高くなるVAP のリスクも少ないです．

＊

NPPV のメリットとデメリットについて理解できたでしょうか．人工呼吸器が必要な場面で，気管挿管や気管切開を行うのか，NPPV を用いるのか，それらのメリットとデメリットを考えて判断することが大事です．

2. NPPV の適応

人工呼吸器の適応は，低酸素血症，高二酸化炭素血症，呼吸仕事量の増加で総合的に判断すると述べました．NPPV も人工呼吸器ですので，当然そのような状況があれば適応となります．

ただし，人工呼吸器の適応の 1 つである気道確保は，先ほど述べたとおり NPPVの場合は行うことができません．そのため，NPPV は使えない状況，つまり禁忌がたくさんあることに注意しなければいけません．自発呼吸の消失，上気道の閉塞，喀

痰の排出困難などでしたね．つまり，「気道確保」の適応があれば，NPPV は禁忌のため気管挿管を行う必要がありますし，逆に「気道確保」の適応がなければ，NPPV の適応ということになります．

とくに，NPPV は簡単ですみやかにできる治療ですので，そういった状況であれば，まず NPPV を試みるのは良いでしょう．

ただし，ここで注意点があります．NPPV を開始しても呼吸状態に改善がない場合には，早急に気管挿管を行う必要があるということです．先ほど述べたように，NPPV では高い圧を用いることができません．そのため，患者さんが重症の場合，PEEP や換気の補助が不足することがあります．そんな時に NPPV で粘りすぎてしまうと，どんどん呼吸状態が悪くなったり，呼吸筋疲労が進んでしまったりして，予後が悪くなってしまいます．

NPPV を開始しても呼吸状態が良くならない時には，早めに気管挿管を行って人工呼吸器を用いることが大事です．

● 3．NPPV の種類

NPPV にも種類はいくつかありますが，人工呼吸器のところで述べたように，基本的な役割は同じです．それぞれの場面にふさわしい機能を有するために，いくつかの種類があるのです．

おもに，院内用 NPPV 専用機と在宅用 NPPV，それと NPPV 機能のある通常は気管挿管や気管切開で用いる人工呼吸器の 3 種類です．それぞれの特徴については第 5 章で解説します．

ハイフローセラピー

● 1．ハイフローセラピーの役割

ハイフローセラピーをご存知でしょうか．比較的新しいデバイスですので，使ったことがないという人や，あまり詳しく知らないという人も多いと思います．

ハイフローセラピーは，最大 60L/ 分までの加温加湿されたガスを鼻カニュラで直接鼻から投与する酸素療法です．通常の鼻カニュラでは，そんなに多い流量を流すと鼻が痛くて耐えられませんが，しっかりと加温加湿すると高流量でも問題ありません．FiO_2 は 21 ～ 100％まで調整することができますし，高流量で投与することができるので，患者さんが吸う量のすべてをまかなうことが可能です．

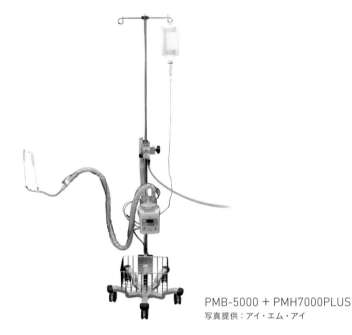

PMB-5000 ＋ PMH7000PLUS
写真提供：アイ・エム・アイ

それだけでも十分便利なのですが，さらに死腔の洗い出し効果や軽度の PEEP 効果があるというオマケ付きです．「死腔の洗い出し効果」というと難しく聞こえますが，鼻や咽頭に溜まった汚い（CO_2 の多い）吐いた息が，ハイフローセラピーで投与したキレイな（CO_2 の少ない）ガスによって吹き飛んでしまうので，その分，換気の効率が良くなり，呼吸仕事量が減るのですね．

ただし，酸素療法の一種ですので，酸素化の改善がおもな役割です．

● 2. ハイフローセラピーの適応

ハイフローセラピーは酸素療法の一種で，酸素化の改善がおもな役割ですので，その適応は低酸素血症ということになります．具体的な基準はありませんが，十分な酸素投与（5 ～ 10L/ 分）を行っていても，目標の SpO_2 が保てない状態がその適応となります．

ただし，その適応は通常の酸素療法や NPPV と重複する部分が多いので，うまく使い分けるのはかなり難しいです．どのように使い分ければ良いのかについては，第5 章で考えたいと思います．

● 3. ハイフローセラピーの種類

　ハイフローセラピーは特殊な機械を用いているわけではありません．加温加湿器や酸素ブレンダー，回路，鼻カニュラから構成される簡単な機器です．機器の種類は，それらの組み合わせや酸素ブレンダーのタイプでいくつかに分けられます．

　具体的には，酸素ブレンダーと流量計で構成される「酸素ブレンダータイプ」，酸素配管を利用して流量計下部からベンチュリー効果によって外気を取り込む「ベンチュリータイプ」，加温加湿器と酸素濃度計を内蔵した「フロージェネレータータイプ」といった機種があります（**表5**）．詳しくは第5章で述べます．

表5　ハイフローセラピーの例

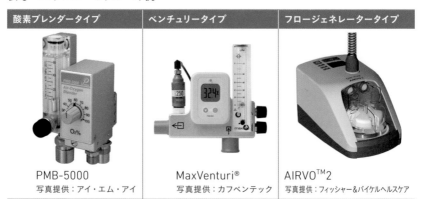

酸素ブレンダータイプ	ベンチュリータイプ	フロージェネレータータイプ
PMB-5000 写真提供：アイ・エム・アイ	MaxVenturi® 写真提供：カフベンテック	AIRVO™2 写真提供：フィッシャー&パイケルヘルスケア

引用文献
1. Terragni PP, Antonelli M, Fumagalli R et al：Early vs late tracheotomy for prevention of pneumonia in mechanically ventilated adult ICU patients: a randomized controlled trial. JAMA 303 (15)：1483-1489, 2010
2. Trouillet JL, Luyt CE, Guiguet M et al：Early percutaneous tracheotomy versus prolonged intubation of mechanically ventilated patients after cardiac surgery: a randomized trial. Ann Intern Med 154 (6)：373-383, 2011
3. Nava S, Hill N：Non-invasive ventilation in acute respiratory failure. Lancet 374 (9685)：250-259, 2009

参考文献
1. 日本呼吸器学会 NPPV ガイドライン作成委員会：NPPV（非侵襲的陽圧換気療法）ガイドライン（改訂第2版）. 南江堂, 2015

3. 呼吸管理の機器設定

　ここまで呼吸管理の役割や適応について述べてきました．この節では，具体的にどのように呼吸管理の機器の設定をすれば良いのかを考えてみたいと思います．

酸素療法

　酸素療法には「低流量システム」と「高流量システム」の 2 種類があると述べました．「低流量システム」は低い流量の酸素濃度 100％の酸素を投与する方法で，「高流量システム」は高い流量の決まった酸素濃度の酸素を投与する方法でした．

● 1.　酸素療法の設定

a.　低流量システム

　低流量システムを使う時は，酸素の濃度は 100％と決まっているので，流量を設定します．「3L/ 分で酸素を開始します！」といった具合で，100％酸素濃度の酸素の流量を決めるのですね．

b.　高流量システム

　一方，高流量システムを使う時は，酸素濃度を設定します．「28％の酸素を開始します！」という具合ですね．

　ただし，「高流量システム」の場合には，酸素流量も設定するものがあります．「高流量システム」は患者さんの吸気をすべてまかなう流量を投与すると述べましたが，具体的には 30L/ 分以上で投与されるようになっています．その流量と設定した酸素濃度を保つためには，ある一定以上の酸素流量が必要になります．それ以下の酸素流量だと酸素濃度が低くなってしまいますし，逆にそれ以上の酸素流量で増やしていっても酸素濃度は変わらないようになっています．

　酸素流量を設定する場合には，それぞれの設定酸素濃度で決まっている酸素流量がありますので，その流量はきちんと流すようにしましょう．

● 2. 酸素流量，酸素濃度の調整の目安

「低流量システム」での酸素流量や，「高流量システム」での酸素濃度はどのように調整するかというと，酸素療法の目的は酸素化の改善なので，当然酸素化を指標にして調整します．酸素化の指標は経皮的動脈血酸素飽和度（SpO_2）や動脈血酸素分圧（PaO_2）でしたね．

ただし，PaO_2 は動脈血液ガスをとる必要がありますので，経時的に見ていくことは難しいです（患者さんは痛いし，医師も大変ですよね）．そのため，SpO_2 を指標に調整します．

SpO_2 の目標値は病態によって異なりますが（第3章で説明します），目標値より低ければ酸素流量もしくは酸素濃度を増やしますし，高ければ減らすというだけです．簡単ですよね．

酸素療法の設定項目

低流量システム：酸素流量
高流量システム：酸素濃度（酸素流量も設定するものもある）
※酸素化（SpO_2）を指標として調整

人工呼吸器（気管挿管，気管切開下）

本書は一般病棟での呼吸管理について学ぶことを目的としていますので，複雑な人工呼吸管理については述べません．一般的な人工呼吸器の設定について説明します．

● 1. 人工呼吸器のモード

人工呼吸器について勉強しようとすると，たくさんのモードがあるので混乱すると思います．また，機種によって同じモードでも表記が異なったりするので，とっつきにくいのも無理はありません．ただ，人工呼吸器のモードは大きく分けるとおもに**表1**の3つしかありません．

表1　人工呼吸器のおもなモード

A/C	すべて強制換気を行うモード
SIMV + PS	強制換気とサポート換気を行うモード
CPAP + PS	サポート換気のみを行うモード

メーカー各社でさまざまな名称が用いられていますが，実際の違いは細かい点でしかありません．

a. 強制換気

強制換気は，自発呼吸の有無によらず，換気を行ってくれる方法です．強制換気の設定は「一回換気量，もしくは吸気圧」と「吸気時間」で行います．

強制換気のうち，患者さんの自発呼吸と同期した場合を「補助換気 (assist ventilation)」，非同期の場合を「調節換気 (control ventilation)」と呼びます．ただし，補助換気の同期というのは，吸気の始まるタイミングを患者さんが吸い始めるタイミングに合わせるという意味で，後述するサポート換気の同期とは違います．

強制換気は，吸気時間が固定されているので換気量が安定しやすいのがメリットですが，患者さんが十分な自発呼吸を行えるようになると，「ファイティング」といって患者さんの自発呼吸と機械からの送気が合わなくなることがあります．

b. サポート換気

サポート換気は，自発呼吸に同期して換気を行ってくれる方法です．この同期とは，補助換気と同じく，吸気の始まるタイミングを患者さんに合わせるだけでなく，吸気の終わるタイミングも患者さんに合わせます．つまり，吸気時間の設定がなく，患者さんの自発呼吸の長さに応じて送気の時間が変化するのですね．

強制換気とくらべてファイティングを起こしにくく同調性が高いのがメリットですが，自発呼吸が安定していないと換気量が不安定になるのがデメリットです．

● 2. モードのしくみ

ここで，先ほどの 3 つのモードの話に戻りますが，これらは上述の「強制換気」と「サポート換気」の組み合わせによって決まるのです．**表 2** はモードと組み合わせをまとめたものです．

表 2　人工呼吸器のモードと組み合わせ

自発呼吸	ない場合	ある場合
A/C	強制換気（調節換気）	強制換気（補助換気）
SIMV + PS	強制換気（調節換気）	強制換気（補助換気）もしくはサポート換気
CPAP + PS	何もしない	サポート換気

こう聞くと,「いやいや,もっとたくさんのモードがあるでしょう」と思うかもしれません.ただ,それらは強制換気の換気様式が異なるだけなのです.

つまり,強制換気を「一回換気量」で設定するのか(量規定換気,従量式:VCV),「吸気圧」で設定するのか(圧規定換気,従圧式:PCV)によって,モードは変わってきます.たとえば,「強制換気を一回換気量で設定した」「A/C」はVCV-A/Cですし,「強制換気を吸気圧で設定した」「SIMV + PS」はPCV-SIMV + PSです.

ちなみに,サポート換気は一般的には「圧による補助=プレッシャーサポート」ですが,「量によるサポート=ボリュームサポート」を行うこともあります.

では,3つのモードについて簡単に見ていきましょう.

A/C

A/C は,Assist(補助換気)/Control(調節換気)の略であることからわかるように,すべての換気を強制換気で行うモードで,サポート換気を行いません.自発呼吸がない場合には設定された回数に応じて強制換気(調節換気)を行い,自発呼吸がある場合には自発呼吸に同期して強制換気(補助換気)を行います.

強制換気を行った後,決まった時間経過しても自発呼吸がなければ,強制換気(調節換気)を行います.「決まった時間」と述べましたが,これは設定した換気回数によって決まり,「60 秒÷換気回数」で求められます.

A/C は,自発呼吸の有無や強弱によらず換気量が安定しやすいという特徴があるので,人工呼吸器の導入初期や,自発呼吸が不安定で換気量が十分に保てない状態が対象となります.

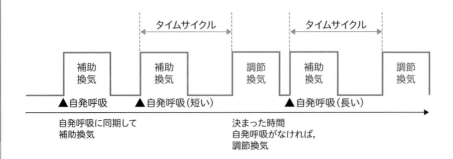

SIMV + PS

　SIMV（同期式間欠的強制換気）＋ PS（プレッシャーサポート）は，強制換気とサポート換気が合わさったモードで，設定した換気回数のみ強制換気を行い，それ以上の自発呼吸に対してはサポート換気を行います．

　自発呼吸がなければ強制換気（調節換気）が行われるのですが，自発呼吸がある場合，強制換気の前にトリガーウィンドウと呼ばれる時間があり，そこで自発呼吸があると同期して強制換気（補助換気）が行われます．トリガーウィンドウ以外の時間に自発呼吸があれば，サポート換気を行います．

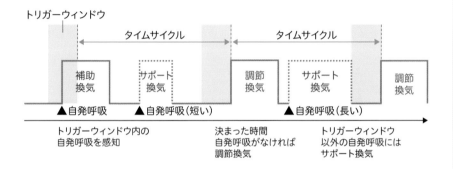

　こう聞くと，SIMV + PS はサポート換気を行うので快適性が高いし，強制換気も行うから安全だと，すごく良さそうなモードと思うかもしれません．

　ただ，実際にはそこまでうまくはいかず，患者さんにとっては次にサポート換気がくるのか強制換気がくるのかがわからず，呼吸仕事量が余計大きくなってしまうことがあります．SIMV + PS を使うと，それ以外のモードにくらべて人工呼吸器離脱までの期間を延長させることが示されており[1]，最近ではあまり用いられません．

CPAP + PS

　CPAP（持続気道陽圧）＋ PS は，サポート換気のみのモードで，自発呼吸があると同期してサポート換気を行いますが，自発呼吸がなければ強制換気は一切行われません．そのため，ある程度の吸気努力と呼吸回数がある患者さんが対象となります．

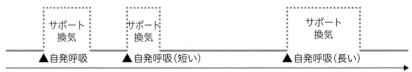

サポート換気　サポート換気　サポート換気

▲自発呼吸　▲自発呼吸（短い）　▲自発呼吸（長い）

自発呼吸に同期して
サポート換気

● 3. 人工呼吸器の設定

　では，次に人工呼吸器の設定方法について考えてみたいと思います．ここでも重要なのは，「酸素化」と「換気」に分けて考えることです．

　酸素化のための設定としては呼気終末陽圧（PEEP）と吸入酸素濃度（FiO₂）があり，換気のための設定としては吸気圧，一回換気量，吸気時間，換気回数があります．

> **人工呼吸器の設定項目**
>
> 酸素化の改善：PEEP，FiO₂
> 換気の改善：吸気圧，一回換気量，吸気時間，換気回数

a. 酸素化の改善
・PEEP，FiO₂

　まず，酸素化のための設定ですが，酸素化を改善するためには FiO₂ を上げ，PEEP をかければ良いのでしたね．人工呼吸器では FiO₂ は 21 〜 100％まで自由に調整できますし，PEEP も調整できます．

　では，酸素化が悪い時にどちらを優先して調整していったら良いのでしょうか．PEEP の設定は変えずに FiO₂ だけを上げても酸素化は良くなりますし，FiO₂ の設定は変えずに PEEP だけを上げても酸素化は良くなりますが，そのどちらでも良いのでしょうか．

　正解は，「バランス良く調整する」のが良いです．何となくすっきりしないでしょうか．PEEP の設定は変えずに FiO₂ だけを上げていくと，高濃度酸素による弊害として無気肺や肺障害の悪化，冠動脈血流の低下などが起こることがあります．また，逆にFiO₂ の設定は変えずに PEEP だけを上げていくと，血圧の低下など循環不全を起こしたり，肺のコンプライアンスが逆に悪くなったりすることがあります．

　そのため，バランス良く調整するのが良いのですね．ARDS ネットワークというアメリカの研究グループによって，**表3**のように FiO₂ と PEEP を調整することが示されています[2]．

表 3　ARDS ネットワークによる FiO₂-PEEP 換算表

FiO$_2$ (%)	30	40	50	60	70	80	90	100
PEEP (cmH$_2$O)	5	5 〜 8	8 〜 10	10	10 〜 14	14	14 〜 18	18 〜 24

文献 2）より改変

　ただし，これはどんな病態でもこのように調整しないといけないということではありません．たとえば，心原性肺水腫などでは PEEP を高めに設定することもありますし，気胸やショックなどで PEEP が上げづらい病態では PEEP を低くして FiO$_2$ を高めに設定することもあります．このように，病態に応じて設定を調整することが大事です．

b. 換気の改善

　次に換気のための設定ですが，一回換気量，吸気圧，吸気時間，換気回数があります．

・一回換気量（量規定換気），吸気圧（圧規定換気）

　換気の指標として動脈血二酸化炭素分圧（PaCO$_2$）がありますが，二酸化炭素は酸素にくらべると血液から肺胞への拡散がしやすく，肺胞の換気量が増えると PaCO$_2$ は低下するのでした．換気量を増やすためには，まずは一回換気量を増やすか，吸気圧を上げるという方法があります．

　換気様式には「量規定換気（VCV）」と「圧規定換気（PCV）」があると述べましたが，量規定換気では一回換気量を，圧規定換気では吸気圧を設定します．

　一回換気量と吸気圧は比例していますので，一回換気量を増やすと吸気圧は上昇しますし，吸気圧を高くすると一回換気量は増加します．いずれも高く設定することにより二酸化炭素の排出量は増え，PaCO$_2$ は低下しますが，後述する肺傷害を引き起こすため注意が必要です．

　肺傷害のリスクを減らすために，

> 一回換気量：理想体重当たり 6 〜 8mL/kg 程度
> 吸気圧：30cmH$_2$O 以内

に設定します．

　なお，理想体重は性別と身長で決まります．

男性：50 + 0.91 ×（身長 [cm] − 152.4）（kg）
女性：45.5 + 0.91 ×（身長 [cm] − 152.4）（kg）

　第3章でも説明しますが，急性呼気窮迫症候群（ARDS）の患者さんにおいては人工呼吸器関連肺傷害を減らすために，一回換気量を低くする方法（低容量換気）をとります．ARDSではない患者さんにおいても低容量換気が有効かどうかははっきりとわかっていませんが，同じ程度で設定するのが良いでしょう．

・**吸気時間**

　吸気時間は，強制換気時の吸気の時間を設定する項目です．サポート換気の場合は，吸気の始まりも終わりも患者さんの呼吸に同期させるため，吸気時間を設定する必要はありません．

　吸気時間は，VCVとPCVのどちらのモードを使っているかで設定の仕方が異なります．

VCV

　量規定換気の場合，吸気時間が短いと短時間に決まった量を送る必要があるため，流量が多くなり，気道内圧が高くなります．

　逆に長すぎると，流量は減り気道内圧は下がりますが，流量不足になって患者さんが「息が吸えない」と感じることがあります．

PCV

　圧規定換気の場合，吸気時間が短いと肺が膨らみきるまでに送気が終わってしまい，一回換気量が減少してしまいます．

　逆に長すぎると，患者さんが「息が吐けない」と感じたり，実際に十分な呼気時間がとれないことがあります．

吸気時間：一般的には 0.5 〜 1.5 秒程度で設定

吸気時間は，短すぎたり長すぎたりしないか，常に注意しておく必要があります．

・**換気回数**

　換気回数は，

$$分時換気量＝一回換気量×換気回数$$

で表されますので，一回換気量が一定であっても換気回数が多くなると，分時換気量は多くなります．$PaCO_2$ は決まった時間当たりの換気量に左右されますので，換気回数を多くすると分時換気量が増えて $PaCO_2$ が低下するのです．

では，たとえば一回換気量が半分に低下した時に，換気回数を 2 倍にすれば分時換気量は保たれるのでしょうか．

それを考える際に大事なのが，第 1 章で登場した死腔です．

$$一回換気量＝肺胞換気量＋死腔量$$

で表されるのでしたね．$PaCO_2$ に直接関係するのは肺胞換気量です．$PaCO_2$ と肺胞換気量は反比例しますので，たとえば肺胞換気量が半分になれば，$PaCO_2$ は 2 倍になります．

では，「一回換気量 500mL，換気回数 20 回」の状態と「一回換気量 250mL，換気回数 40 回」の状態を比較してみましょう．どちらも分時換気量は 10,000mL（10L）ですが，死腔量を 150mL とすると分時肺胞換気量はどうなるでしょうか．

前者は $(500 － 150) × 20 = 7,000mL$, 後者は $(250 － 150) × 40 = 4,000mL$ と，前者のほうがはるかに多いことになります．一回換気量が十分でないと，換気回数をただ多くしても分時肺胞換気量は増えず，$PaCO_2$ は低下しないということなのですね．

また，換気回数を増やす時には，十分な吸気時間と呼気時間を確保することが大事です．とくに慢性閉塞性肺疾患（COPD）や気管支喘息など気道抵抗が高い疾患では，呼気を行うために十分な時間が必要となるため，むやみに換気回数を増やすと，呼気時間が短くなり，一回換気量が減ってしまうことがあるので気をつけなければなりません．

＊

ここまで人工呼吸器の代表的な設定について説明してきました．人工呼吸器には，これら以外にも吸気感度，呼気感度，ライズタイムなど細かい設定がたくさんありま

す. それらについては第5章で詳しく説明します.

NPPV

● 1. NPPV のモード

NPPV で使われる換気モードは，人工呼吸器のモードと名前がかなり異なります. おもなモードとして，「S モード」「T モード」「S/T モード」「CPAP モード」の4種類があります. CPAP 以外はすべて人工呼吸器と違いますよね.

ただ，人工呼吸器で使われるモードが強制換気とサポート換気の組み合わせで決まったのと同じように，これらの NPPV のモードもその組み合わせで決まるので全然難しくありません (**表4**).

表4 NPPV のモードと組み合わせ

自発呼吸	ない場合	ある場合
T モード	強制換気（調節換気）	強制換気（調節換気） 自発呼吸と同期しない
S/T モード	強制換気（調節換気）	サポート換気
S モード	何もしない	サポート換気
CPAP	何もしない	何もしない

Sモード

S モードは，人工呼吸器の CPAP + PS とまったく同じです. サポート換気のみのモードで，自発呼吸が出現すると同期してサポート換気を行いますが，自発呼吸がなければ強制換気は一切行いません.

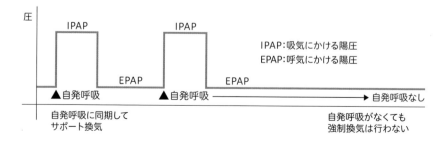

IPAP：吸気にかける陽圧
EPAP：呼気にかける陽圧

Ｔモード

　Ｔモードは，すべての換気を強制換気（調節換気）で行うモードで，サポート換気を行いません．人工呼吸器のA/Cとどこが違うのかというと，A/Cでは，自発呼吸がない場合には設定された回数に応じて強制換気（調節換気）を行い，自発呼吸がある場合には自発呼吸に同期して強制換気（補助換気）を行うのでしたね．

　Ｔモードの場合にはすべて調節換気ですので，自発呼吸があってもまったく同期してくれません．そのため，患者さんがNPPVからの送気に合わせて吸気を行う必要があるのです．患者さんにとっては少し「難しい」モードですので，普通はあまり使われません．

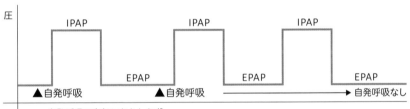

S/Tモード

　S/Tモードは，NPPVでは一番よく使われるモードです．ＳモードとＴモードの「良いとこ取り」のようなモードです．

　基本的にはサポート換気が中心のモードで，自発呼吸があると同期してサポート換気を行いますが，決まった時間経過しても自発呼吸が出現しなければ，強制換気（調節換気）を行います．決まった時間は人工呼吸器のA/Cと同じで，「60秒÷換気回数」で求められます．

　こう聞くと，A/CやSIMV＋PSと何が違うのか，と思われるかもしれませんが，

A/C はすべての換気を強制換気で行うので違いますし，SIMV の場合には決まった回数分だけ強制換気（トリガーウィンドウに自発呼吸があれば補助換気，なければ調節換気）が行われますので，タイムサイクル内に自発呼吸が安定していれば，すべてサポート換気が行われる S/T モードとはまったく異なるのです．

　基本的にはサポート換気を行い，一定時間自発呼吸がなければ安全のため強制換気（調節換気）が行われる S/T モードは，自発呼吸が前提の NPPV では一番理にかなったモードといえます．

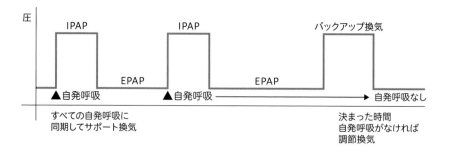

CPAPモード

　CPAP モードは，人工呼吸器の CPAP + PS と同じ名前をもっていますが，前述の通り，人工呼吸器の CPAP + PS と同じような動作をするのは S モード，というように説明しました．

　では，NPPV の CPAP モードはどのような動作をするのかというと，サポート換気も強制換気も一切行いません．このモードは，常に気道内圧を一定の圧に保ち続けるモードで，換気量や換気回数は完全に患者さんの吸気努力や呼吸回数に依存するので，おもに二酸化炭素の蓄積を伴わない低酸素血症やうっ血性心不全などが対象になります．

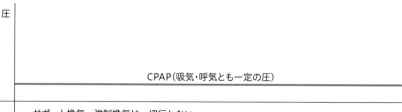

　気管挿管や気管切開で用いる人工呼吸器は，気管チューブ抵抗が患者さんの負担になるため，多くの場合，換気補助を行いますが，マスク換気を行う NPPV では，換気補助が必要とならないケースもあるため，NPPV らしいモードともいえます．

● 2. NPPV の設定

　NPPV の設定も人工呼吸器と同じように行います．つまり，「酸素化」のための設定と「換気」のための設定に分けて考えるのでしたね．

　酸素化のための設定は PEEP と FiO_2，換気のための設定は一回換気量，吸気圧，吸気時間，換気回数があるのでした．ただし，NPPV の場合には，通常一回換気量よりも吸気圧で設定する（圧規定換気）ことが一般的です．

　また，サポート換気が中心ですので，吸気時間設定にあまり意味がなく，また換気回数の設定よりも自発呼吸の回数のほうが重要となります．

・吸気圧, 呼気圧

　NPPV の設定は人工呼吸器と同じように行うのですが，NPPV の場合には，あまり高い圧を用いることが難しいというデメリットがあります．NPPV では気道確保がされていませんので，$20cmH_2O$ を超える高い圧にすると，気道ではなく食道のほうに空気が入ってしまいます．また，NPPV では鎮静薬や鎮痛薬もあまり十分には使えませんので，高い圧だと患者さんの不快感が強くなり，患者さんが NPPV を拒否してしまうこともあります．

　そのため，最初は患者さんの不快感が少ないよう低い圧で開始し，徐々に高い圧にすることが多いです．具体的には，

> EPAP 4 ～ 5cmH_2O，IPAP 8 ～ 15cmH_2O 程度

で始め（IPAP は吸気時の圧，EPAP は呼気時の圧で，PEEP と同じです），患者さんの状態を見ながら調整します．

ハイフローセラピー

● 1. ハイフローセラピーの設定

　ハイフローセラピーは酸素療法の一種で，「高流量システム」の 1 つです．「高流量システム」では，酸素濃度を設定するのでしたね．

・酸素濃度

　ハイフローセラピーでも酸素濃度を設定しますが，21〜100％ととても広い範囲で自由に設定することができます．調整方法もほかの酸素療法と同じで，SpO_2（もしくは PaO_2）を指標に調整すれば良いのでしたね．

> SpO_2（もしくは PaO_2）を指標に，21〜100％で調整

・総流量

　次に，総流量を設定します．これは鼻から流れてくる酸素と空気の混合ガス全部の流量です．低流量システムの流量とは違って，100％酸素の流量ではありませんので，注意が必要です．

　ハイフローセラピーは 60L/ 分まで設定できますが，60L/ 分でいきなり使用すると患者さんの不快感が強いため，通常は 30〜40L/ 分で始めることが多いです．不快感が強い場合にはさらに流量を減らしますが，あまり減らしすぎると FiO_2 は安定しません(高流量システムは患者さんの吸気をすべてまかなうのが大事なのでした)ので，30L/ 分以上程度は使用したほうが良いでしょう．

> 30〜40L/ 分で開始

・温度

　最後に温度ですが，37℃程度（体温と同じくらいですね）に設定すると加湿性能が良くなり，気管支の線毛の機能が良くなることがわかっていますので，37℃程度を目標にします．ただし，患者さんが熱いと感じる場合には，温度を下げることもあります．しかし，あまり下げすぎると加湿性能が悪くなり，乾燥症状が出ることがありますので，34℃程度以上にしておくのが良いでしょう．

> 37℃程度（加湿性能が悪くなるため，34℃程度以上は保つようにする）

引用文献
1. Esteban A, Frutos F, Tobin MJ et al：A comparison of four methods of weaning patients from mechanical ventilation. Spanish Lung Failure Collaborative Group. N Engl J Med 332 (6)：345-350, 1995
2. Acute Respiratory Distress Syndrome Network：Ventilation with lower tidal volumes as compared with traditional tidal volumes for acute lung injury and the acute respiratory distress syndrome. N Engl J Med 342 (18)：1301-1308, 2000

第3章

呼吸管理の実際

1. 患者の呼吸状態の評価

　ここまでの章では，呼吸管理の考え方について述べてきました．呼吸管理の目的や適応，また，その設定などについて，機器の面から理解するのはとても大事です．しかし，その機器を使う相手はもちろん患者さんですから，患者さんの呼吸状態の評価を行うことができないと，機器を使いこなすことはできません．

　ここでは，患者さんの呼吸状態をどのように評価するのかについて考えてみましょう．

　繰り返し説明しているように，患者さんの呼吸状態の評価の際にも「酸素化」と「換気」に分けて考えます．

　しかし，ここで重要なことがあります．患者さんの状態を評価する時に最も重要なことは「緊急性」です．状態がすごく悪く，緊急で対応が必要な時に，ゆっくり考えている余裕はありません．

　「緊急性が高い」，つまりバイタルサインが大きく崩れている時や症状がとても強い時，身体所見上「危ない」と感じる時には，すぐに処置を行いながら，同時に病態を考えていくことが大事になります．

酸素化の評価

　まず，酸素化の評価ですが，動脈血酸素飽和度（SpO_2）や動脈血酸素分圧（PaO_2）で評価するのでした．PaO_2 は動脈血液ガスが必要で経時的に見ていくことは難しいので，SpO_2 を指標として使うことが多いのでしたね．SpO_2 はパルスオキシメーターで簡単に測定できますし，継続して測定できますので，酸素化の初期評価としても目標としても，とても便利です．

　では，SpO_2 はどの程度を目標にしたら良いのでしょうか．実は，病態によってその数値は異なります．呼吸不全は換気の状態によって「Ⅰ型呼吸不全」と「Ⅱ型呼吸不全」に分けられるのでした．

● 1. Ⅰ型呼吸不全

　Ⅰ型呼吸不全の場合には，SpO_2 90 〜 94%程度が目標となります（次ページ

Step Beyond 参照）. その範囲を下回っている場合には酸素療法を開始したほうが良いですし, 酸素療法を開始した後もその範囲を保つように調整します. この目標を見ると, なぜ上限がいるの?　と思う人もいるかもしれません. SpO_2 が低いことがいけないのはわかるとしても, なぜ SpO_2 が高すぎると良くないのでしょうか.

　たとえば,「肺炎で酸素をリザーバーマスクで 10L/ 分使用している患者さんがいて, SpO_2 100% で落ち着いていたが, 突然, 窒息状態になってしまった」という状況を考えてください.

　このような呼吸不全の患者さんでは, SpO_2 モニターが付いていることが多いと思いますので, SpO_2 が低下すれば「何か良くないことが起こった」とすぐに気づくことができます. しかし, SpO_2 が 100% に保たれているとどうでしょうか. 実は, SpO_2 が 100% の時の PaO_2 はいくらかわかりません. PaO_2 が 100Torr でも 500Torr でも, SpO_2 は 100% なのです.

　ですから, もし PaO_2 が 200Torr であったとすると, 窒息によって 100Torr まで低下してきても SpO_2 は 100% のままで, PaO_2 が 60 〜 70Torr まで低下してきて初めて SpO_2 は 90% 未満になって,「これは異常だ」と気づけるわけです. その時には窒息からだいぶ時間が経ってしまっていて, 危険な状態になっているかもしれません.

　もう 1 つ, SpO_2 の上限を設ける理由は, 酸素療法の弊害です. 高濃度酸素による弊害として, 無気肺や肺障害の悪化, 冠動脈血流の低下などがあります（第 3 章「2. 合併症とその対策」, p.65 参照）.

Step Beyond

Ⅰ型呼吸不全における SpO_2 の目標値

　わが国の酸素療法マニュアルや以前の BTS（British Thoracic Society）ガイドラインでは, Ⅰ型呼吸不全において, SpO_2 94 〜 98% が推奨されていますが, BMJ（British Medical Journal）から出された最新のガイドライン* では, SpO_2 90 〜 94% が推奨されており, 本書においてはこの推奨に準拠しました.

* Siemieniuk RAC, Chu DK, Kim LH et al：Oxygen therapy for acutely ill medical patients: a clinical practice guideline. BMJ 363：k4169, 2018

酸素を投与しすぎても良い影響はなく，むしろ酸素の有害性が問題となってきますので，SpO₂ はきちんと上限を設けて，必要がなければ酸素の流量や濃度を減らしていくことが大事なのです．

Ⅰ型呼吸不全：酸素化だけがうまくいっていない状態

> SpO₂ の目標値は 90 ～ 94%

SpO₂ の上限（94%）を設ける理由

・異常を見逃さないため
・高濃度酸素による弊害を防ぐため

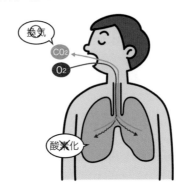

● 2．Ⅱ型呼吸不全

　次に，Ⅱ型呼吸不全の場合ですが，SpO₂ の目標は 88 ～ 92％程度とします．なぜこんなに低くするのかについては，理由があります．

　Ⅱ型呼吸不全は，$PaCO_2$ 45Torr 以上の呼吸不全を意味し，"換気"が悪くなっている状態を意味するのでした．換気が悪く $PaCO_2$ が高くなっているというのは，脳からの刺激が呼吸筋に伝わり肺を動かす経路のどこかに異常がある場合であり，その脳からの刺激は，受容器からの情報によって調節されています．

　受容器には，おもなものとして中枢化学受容器と末梢化学受容器があり，血液中の二酸化炭素濃度が高くなったり，酸素濃度が低くなったり，血液が酸性に傾くと，刺激されるのでした．

　$PaCO_2$ が高くなると，血液が酸性になり，pH が低くなります．しかし，その状態が続くと，腎臓が血液を正常（pH 7.35 ～ 7.45 が正常の範囲内です）に戻すように

はたらきます（これを代償といいます）．そうすると，受容器は血液の pH では刺激されません．

　また，$PaCO_2$ が高い状態が続くと，受容器の二酸化炭素に対する感受性が鈍くなってしまい，高二酸化炭素血症でも刺激されなくなります．そうすると，おもに低酸素血症のみで受容器が刺激されることになります．

　この状態で高流量，あるいは高濃度の酸素を投与し SpO_2 を高くしてしまうと，刺激がなくなってしまい，換気が弱くなります．そうすると，高二酸化炭素血症や低酸素血症をきたし，意識障害や呼吸停止に至ってしまうこともあります．これが「CO_2 ナルコーシス」と呼ばれる現象です．これを避けるためにも，SpO_2 の目標は低くするが良いのです．

　「Ⅱ型呼吸不全」の場合，と書きましたが，たとえば慢性閉塞性肺疾患（COPD）などの疾患がもともとあれば，「Ⅰ型呼吸不全（$PaCO_2 < 45Torr$）」であったとしても，経過中に「Ⅱ型呼吸不全」をきたすことがありますので，SpO_2 の目標は 88 〜 92% 程度にしておくのが無難です．

Ⅱ型呼吸不全：$PaCO_2 > 45Torr$，酸素化と換気が両方ともうまくいっていない状態

> SpO_2 の目標値は 88 〜 92%

SpO_2 の上限（92%）を設ける理由

高二酸化炭素血症が続くと，

・pH は代償により正常化しているので，受容器は刺激されない

・受容器の二酸化炭素への感受性が鈍くなっている

・SpO_2 を高くすると，低酸素血症による刺激がなくなる

➡ 換気が弱くなり，意識障害や呼吸停止に至る（CO_2 ナルコーシス）

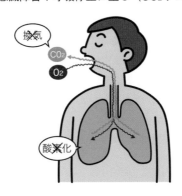

● 3. PaO₂ による評価

ここまで SpO₂ で酸素化を評価することについて述べてきましたが，では，PaO₂ は役に立たないのでしょうか．もちろんそんなことはなく，酸素化が悪く，その正確な評価をしようと思った時，PaO₂ はとても役立ちます．

a. P/F 比

呼吸不全の患者さんがどの程度酸素化が悪いのかを評価してみましょう．たとえば，
・吸入酸素濃度（FiO₂）30％で，PaO₂ 60Torr の患者さん
・吸入酸素濃度（FiO₂）50％で，PaO₂ 80Torr の患者さん
では，どちらの患者さんの酸素化が悪いでしょうか．

PaO₂ だけで考えると前者のほうが悪いようですが，FiO₂ は後者のほうが悪いですね．ここで役に立つのが「P/F 比」です．PaO₂ を FiO₂ で割ったものですが，これが酸素化の重要な指標となります．

先ほどの例でいうと，P/F 比は前者が 200（60 ÷ 0.3）で，後者が 160（80 ÷ 0.5）ですので，後者のほうが酸素化は悪いことがわかります．

b. P/F 比の使い方

P/F 比の使い方の 1 つ目としては，その推移によって病気が良くなっているのか悪くなっているのかがわかります．P/F 比が昨日 200 であったのが，今日は 250 になっていると，疾患が良くなってきていることがわかりますね．

もう 1 つの使い方が，呼吸管理の方法の判断です．一般的には，「Ⅰ型呼吸不全」の場合，P/F 比が 200 未満程度というのが人工呼吸器の適応と考えられていますので，酸素療法を用いるのか，人工呼吸器を用いるのか，の判断にも役立ちます．

しかし，ここで注意しなくてはいけないのが FiO₂ の値です．酸素療法，とくに「低流量システム」の場合には，投与した 100％酸素が外気で薄められていますので，正確な FiO₂ がわかりません．「低流量システム」の酸素療法でも，酸素流量と FiO₂ の換算表（第 5 章で出てきます）はありますが，換気量によって大きく変わってきますので，あまり信頼はできません．

P/F 比を用いることができるのは，人工呼吸器が使用される場面が中心となります．

換気の評価

　では，次に換気の評価について考えてみましょう．換気の指標としては $PaCO_2$ があるのでした．換気が悪くなって換気量が減少すれば，肺胞内に二酸化炭素が貯留し，その結果，$PaCO_2$ が上昇してきます．

　では，$PaCO_2$ が正常範囲（45Torr 未満）であれば，換気は問題ないといえるでしょうか．

● 1. $PaCO_2$ < 45Torr

　通常，換気に問題が起こっても，すぐに換気量が減ることはありません．それは，換気量を維持するために呼吸筋がその分頑張ってはたらいてくれるからです．

　呼吸筋が頑張っていることを示す徴候としては，まず呼吸回数の増加があります．一回換気量が減少しても，その分呼吸回数を増加させることによって換気量を保とうとするのです（死腔を考えると効率は悪いのでしたね）．呼吸回数が 30 回/分以上だと，かなり呼吸筋が頑張っている証拠ですので，要注意です．

　また，安静時には横隔膜が最も密接に吸気にかかわっていて，深吸気時には外肋間筋や胸鎖乳突筋，斜角筋といった筋肉も吸気にかかわるのでした．換気に問題がある時にも，それらの筋肉が吸気にかかわります．ひどい時には頸部の呼吸補助筋を使ったり，肩呼吸になることもあり，これも換気に問題がある証拠です．

　また，安静呼気時には通常，呼吸筋はかかわりませんが，努力呼吸時には腹直筋や腹斜筋などがはたらくのでした．たとえば COPD や喘息など，呼気に問題が起こる疾患では，それらの筋肉がはたらくことがあるので要注意です．

　それ以外にも，Hoover 徴候や奇異呼吸など，換気に問題がある所見はいくつかあります（p.224 参照）．

PaCO₂＜45Torr でも換気が障害されている（換気に問題がある）ことがある

・呼吸回数の増加（≧30 回 / 分）
・深呼吸時：外肋間筋・胸鎖乳突筋・斜角筋の使用，肩呼吸
・努力呼吸時：腹直筋・腹斜筋の使用
・Hoover 徴候
・奇異呼吸
などに注意

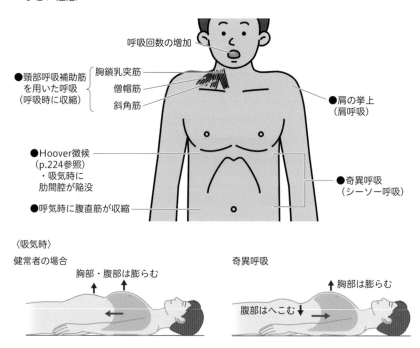

〈吸気時〉

健常者の場合

奇異呼吸

　このように見ていくと，換気に問題があるかどうかは，動脈血液ガスで PaCO₂ を見るのも大事ですが，身体所見をしっかりととることが大事なのがわかってもらえたでしょうか．実際に PaCO₂ が正常範囲でも，これらの身体所見が出ているのを放っておくと，呼吸筋が疲労してしまい，その結果，換気量が減少し PaCO₂ が高くなっていきます．

　これらの所見が見られた時点で，前述のような人工呼吸管理を行って換気をサポートすることを考えましょう．

● 2．$PaCO_2 \geqq 45Torr$

　次に，$PaCO_2$ が高い場合についても考えてみましょう．$PaCO_2$ が 60Torr と聞いて，どんな状況を思い浮かべるでしょうか．緊急事態でしょうか．

　では，3 か月前からその状態だった場合はどうでしょうか．あまり緊急性はなさそうですよね．

　このように，$PaCO_2$ が高い場合には，その経過がとても大事になります．

　一般的に呼吸不全の場合，1 か月以内に発症したものを「急性」，1 か月以上持続しているものを「慢性」といいます．では，急性と慢性をどのように見分けるかというと，もちろん症状や経過も大事ですが，動脈血液ガスがとても役に立ちます．

　前述したように，$PaCO_2$ が高くなると血液が酸性になり，pH が低下します．しかし，その状態で時間が経つと，腎臓が代償といって血液を正常に戻すようにはたらくのでした．そのため，pH が低下していれば急性，pH が正常範囲であれば慢性であることがわかるのです．

> $PaCO_2 \geqq 45Torr$ では呼吸不全が急性のものか慢性のものかに注意
>
> pH 低下➡急性呼吸不全
> pH 正常➡慢性呼吸不全
> （代償により pH は正常範囲に戻る）

　人工呼吸器の適応の項で，「$pH < 7.35$，$PaCO_2 > 45Torr$」が，人工呼吸器が必要となる条件の 1 つだと説明しましたが，これは，急性の経過で $PaCO_2$ が上昇してきているので，緊急性が高く人工呼吸器を使ったほうが良いということなのですね．

　「$pH \geqq 7.35$，$PaCO_2 > 45Torr$」の場合には慢性の経過ですので，緊急性は高くありません．ただし，慢性的に換気が悪いということを表しますので，場合によっては人工呼吸器の適応となることがあります．それについては第 5 章で説明します．

● 3．$PaCO_2$ 以外の換気の指標

　換気の指標として $PaCO_2$ が重要なのはもちろんなのですが，動脈血液ガスをとらなければわからないという大きな欠点があります．動脈の採血は患者さんにとっては痛いですし，動脈血液ガスを頻繁にとるのは負担が大きいです．

PaCO$_2$ に取って代わる指標を 3 つご紹介しましょう.

a. 静脈血二酸化炭素分圧 (PvCO$_2$)

　静脈血二酸化炭素分圧 (PvCO$_2$) は，通常の採血でとった血液で血液ガス分析を行うことでわかります. PvCO$_2$ は PaCO$_2$ と相関する，つまり PaCO$_2$ が高いと PvCO$_2$ が高く，PaCO$_2$ が低いと PvCO$_2$ も低い傾向にあることがわかっています.

　また，静脈血は肺胞で二酸化炭素を大気中に捨てて動脈血になりますので，PvCO$_2$ は通常，PaCO$_2$ より高くなります. そのため，PvCO$_2$ を測定することで PaCO$_2$ のおおよその当たりをつけることは可能です. とくに PvCO$_2$ が上昇していなければ (45Torr 以下であれば), PaCO$_2$ も上昇していないと推測することは可能です.

　ただし，2 つの値は大きく乖離してしまうこともありますので，むやみに信頼することは避けたほうが良いでしょう. なお，前述の pH は，動脈血液ガスと静脈血液ガスでは比較的一致することがわかっています.

b. 呼気終末二酸化炭素分圧 (PetCO$_2$)

　呼気終末二酸化炭素分圧 (PetCO$_2$) の "et" は "end tidal (呼気終末)" の意味です. 二酸化炭素は肺胞壁をとても拡散しやすいので，血液中と肺胞内の二酸化炭素分圧はほぼ同じです. つまり，呼気の二酸化炭素分圧は動脈血中の二酸化炭素分圧と近似します. そのため，気管挿管中や気管切開中の患者さんで継続して PetCO$_2$ を測定することはとても有用です.

　しかし，NPPV やハイフローセラピー，酸素療法など，気道確保されていない状況においては，呼気はすぐに空気で薄まってしまうので，正確に呼気中の二酸化炭素分圧を測定するのは困難です. また，COPD など呼気時にも肺に空気が残ってしまう (残気量が多い) 疾患においては，呼気中の二酸化炭素が薄まってしまい，PetCO$_2$ が PaCO$_2$ よりも低くなってしまうことがありますので，注意が必要です.

c. 経皮的二酸化炭素分圧 (PtcCO$_2$)

　経皮的二酸化炭素分圧 (PtcCO$_2$) の "tc" は "transcutaneous (経皮)" の意味で，皮膚を通して二酸化炭素分圧を測定します. これは最近登場した機器により測定できるようになりましたので，まだ使ったことがない人もいるかもしれません.

　耳たぶにおいても同様に測定できますし，COPD などの肺疾患でも，PtcCO$_2$ はかなり PaCO$_2$ に近似することがわかっています. コストがかかることが欠点ですが，患者さんへの負担も少なく連続的に測定できるので，最近では広く使われるようになってきています.

2. 合併症とその対策

酸素療法の合併症

高濃度酸素による弊害として，無気肺や肺障害の悪化，冠動脈血流の低下，CO_2 ナルコーシスなどがあります．

・無気肺

高濃度酸素によって起こる無気肺を「吸収性無気肺」ともいいます．通常，私たちが吸っている空気は，78％の窒素，21％の酸素，その他 1％のガスによってできています．酸素は肺胞で拡散によって血液中に取り込まれますが，その際，窒素は肺胞内に残るので，肺胞は膨らんだままです．

一方，高濃度酸素を吸い込んだ場合には，酸素が血液中に取り込まれると窒素がほとんどないため，肺胞がしぼんでしまい無気肺になってしまうのです．

・肺障害の悪化，冠動脈血流の低下

高濃度酸素は，長時間吸っていると肺の障害を悪化させてしまう危険があります．吸入酸素濃度（FiO_2）が 50 〜 60％を超える場合には危険性が高いといわれており，注意が必要です．

また，末梢血管を収縮させる作用があるので，冠動脈血流を低下させてしまう危険もあります．

・CO_2 ナルコーシス

CO_2 ナルコーシスについては前述の通りです（p.59 参照）．

対策

このような合併症を防ぐためにはどうしたら良いかというと，経皮的動脈血酸素飽和度（SpO_2）をむやみに高くしないよう，酸素流量を低めに抑えるのでしたね．

Ⅰ型呼吸不全では SpO_2 90 〜 94％程度，Ⅱ型呼吸不全では SpO_2 88 〜 92％程度を目標に，酸素流量を低く設定するのです．これによって，余分な酸素を使用せずに済みます．

また，酸素化を改善させるには，FiO₂を上げる方法のほかに，呼気終末陽圧（PEEP）をかける方法があるのでしたね．FiO₂が高くなってしまう場合には，PEEPをしっかりとかけて，FiO₂が低くなるようにします．

人工呼吸器の設定の項で，「FiO₂とPEEPをバランス良く調整する」のが良いと説明しましたね．酸素濃度が上がりすぎないようにして，酸素療法の弊害を防ぐことが大事です．

人工呼吸器の合併症

人工呼吸器の合併症は「気管挿管や気管切開に伴う合併症」「陽圧換気に伴う合併症」「その他の合併症」に分けることができます．

● 1. 気管挿管や気管切開に伴う合併症

気管挿管も気管切開もその処置自体が患者さんにとっては負担が大きく，リスクが高い（侵襲的）といえます．気管挿管中には，低酸素血症，気管チューブによる外傷，気管支痙攣，喉頭痙攣などの合併症が起こることがあります．また，気管チューブ挿入による負担で血圧の上昇や低下，頻脈・不整脈，心筋虚血なども起こり得ます．気管切開では，さらに出血や創部感染のリスクもあります．

人工呼吸器を始める前の処置の段階で，こういった合併症のリスクがあります．

また，気管挿管を長期間行っていると，前に述べたように，人工呼吸器関連肺炎（VAP）と呼ばれる肺炎が起こりやすいことがわかっています．

対 策

予防としては，手指衛生を行う，過鎮静を避ける，抜管可能か毎日評価する，頭部を30〜45°挙上する，人工鼻を使用する，などがあります．VAPを発症すると死亡率がかなり高くなってしまうので，気を付ける必要があります．

● 2. 陽圧換気に伴う合併症

陽圧換気に伴う合併症として最も有名なものは，人工呼吸器関連肺傷害（VALI）です．急性呼吸窮迫症候群（ARDS）の患者さんでは，人工呼吸器で高い圧力によってガスを肺に送り込むと，もともとの肺をさらに悪くしてしまうことがあります．

機序としては，肺に圧をかけすぎることで起こる圧傷害（barotrauma），肺を広

げすぎることで起こる容量傷害（volutrauma），肺が虚脱した状態から膨らむことで起こる無気肺傷害（atelectrauma）などがあります．

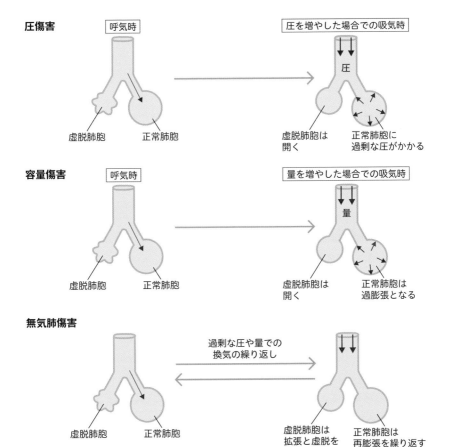

圧傷害

呼気時 　　　　　　　　　圧を増やした場合での吸気時

圧

虚脱肺胞　　正常肺胞　　　　　虚脱肺胞は　　　正常肺胞に
　　　　　　　　　　　　　　　　開く　　　　　　過剰な圧がかかる

容量傷害

呼気時 　　　　　　　　　量を増やした場合での吸気時

量

虚脱肺胞　　正常肺胞　　　　　虚脱肺胞は　　　正常肺胞は
　　　　　　　　　　　　　　　　開く　　　　　　過膨張となる

無気肺傷害

過剰な圧や量での
換気の繰り返し

虚脱肺胞　　正常肺胞　　　　　虚脱肺胞は　　　正常肺胞は
　　　　　　　　　　　　　　　　拡張と虚脱を　　再膨張を繰り返す
　　　　　　　　　　　　　　　　繰り返す

　また，ほかにも気胸や皮下気腫，循環抑制などがあります．いずれも肺に陽圧をかけてガスを送り込むことで起こる合併症ですので，陽圧が過剰にならないよう注意する必要があります．

対策

・肺保護換気戦略
　陽圧換気による肺傷害を防ぐにはどうしたら良いか，ということで考え出されたの

が，「肺保護換気戦略」というものです．この戦略に沿って人工呼吸器を設定することで，圧傷害，容量傷害，無気肺傷害が起こらないようにするのですね．

具体的には，まず，圧傷害が起こらないように肺胞にかかる圧はできるだけ低くします．

目安：プラトー圧 $\leq$ 30cmH$_2$O

次に，容量傷害が起こらないように一回換気量を少なくします．

目安：一回換気量は理想体重あたり 6 ～ 8mL/kg 程度

最後に，無気肺傷害を防ぐために PEEP を適切に設定します．PEEP の設定については，第 2 章で説明した通りです（p.46 参照）．

これらを適切に調整することで，肺を人工呼吸管理によってさらに痛めつけないように注意することが大事です．

• permissive hypercapnia

一回換気量やプラトー圧を少なく保とうとすると，換気のサポートが十分でなく呼吸仕事量が増えたり，動脈血二酸化炭素分圧（PaCO$_2$）が高くなってしまう恐れがあるんじゃないか，と思うかもしれません．実際，肺保護換気戦略を行うと，そうなってしまうことがあるのですが，それを改善しようと換気のサポートを増やしてしまうと，一回換気量が増えてしまったり，プラトー圧が高くなってしまい，肺傷害が進行してしまうという問題が起こってきます．

そこで，ある程度であれば，PaCO$_2$ が高くなっても許容しようというのが "permissive hypercapnia（permissive ＝許容，hypercapnia ＝高二酸化炭素血症）" という考え方です．どこまで許容するかは一定していませんが，

pH ＞ 7.2，PaCO$_2$ ＜ 80Torr 程度

であれば許容されることが一般的です．

● 3. その他の合併症

上記のほかに，消化管出血や精神症状，呼吸筋力低下，人工呼吸器依存，人工

呼吸器との非同調などがあります．多岐にわたるため，本書では詳しくは説明しませんが，人工呼吸器による呼吸管理にはさまざまな合併症をもたらすリスクもあることを理解しておきましょう．

NPPVの合併症

　非侵襲的陽圧換気療法（NPPV）も人工呼吸器の一種ですから，人工呼吸器と同じような合併症が起こり得ます．ただし，気管挿管や気管切開は必要ありませんし，気道に気管チューブが挿入されていないため，VAP の発症も少ないです．

　また，陽圧も人工呼吸器とくらべると高くありません（高くしすぎると，患者さんの不快感が強くなったり，食道へ空気が入ってしまうのでした）ので，VALI が起こることも少ないです．

　ただし，人工呼吸器と違って気道確保ができていませんので，嘔吐や誤嚥性肺炎が起こるリスクは人工呼吸器にくらべると高いです．

　また，NPPV 特有の合併症としては，マスク装着に伴うものがあります．マスク装着による不快感，顔面の皮膚の紅斑や潰瘍，閉所恐怖症の患者さんの場合はマスク装着による閉塞感などが見られます．

対策

　マスク装着による合併症を防ぐためには，マスクの選択や装着方法がとても大事になってきます．詳しくは第 5 章で説明したいと思います．

ハイフローセラピーの合併症

　ハイフローセラピーに関連する合併症は，ほとんど報告されていません．しかし，高流量・高温のガスを鼻から吸入するため，鼻の不快感や鼻カニュラによる皮膚トラブルがしばしば見られます．

　また，軽度ではありますが圧力が肺にかかるため，気胸や縦隔気腫といった合併症が起こることがありますが，頻度はとても低いです．

　合併症が少ないのがハイフローセラピーの大きな長所ということができますが，それでも，皮膚トラブルなどは起こると処置に困ることがありますので，油断をせずケアを行うことが大切です．

3. アラーム対応

　人工呼吸器や非侵襲的陽圧換気療法（NPPV）を使用している患者さんを見ていると，しょっちゅうアラームが鳴りますよね．そもそもアラームの目的とは何でしょうか．また，アラームが鳴った時にはどう対処したら良いのでしょうか．

　本節ではアラームの対応について考えてみたいと思います．

人工呼吸器アラームの種類

　人工呼吸器のアラームは大きく分けると，「命にかかわるアラーム（救命的アラーム）」と，前節でも述べた「合併症を予防するためのアラーム（合併症予防アラーム）」があります．ほかにも人工呼吸器本体の異常や故障，加温加湿器のアラームがありますが，ここでは救命的アラームと合併症予防アラームについて説明します．

● 1. 救命的アラーム

　救命的アラームには，「最低分時換気量」「最低気道内圧」「無呼吸」「低電圧」があります（**表1**）．

　これらは，患者さんの状態，人工呼吸器や回路に何か異変が起こったことを意味します．放置していると命にかかわることがありますので，緊急で対処しましょう．

表1　救命的アラーム

最低分時換気量	・分時換気量が少なすぎる場合に鳴るアラーム ・患者の自発呼吸の低下，呼吸回路のリーク，接続部のガス漏れを知らせる
最低気道内圧	・気道内圧が低すぎる場合に鳴る ・呼吸回路のリーク，接続部のガス漏れなどを知らせる
無呼吸	・患者の自発呼吸が一定時間停止している場合に鳴る
低電圧	・電源プラグがコンセントに接続されていなかったり，電気設備からの電気供給がない場合に鳴る

● 2．合併症予防アラーム

　合併症予防アラームには，「最高気道内圧」「最高分時換気量」「頻呼吸」があります（**表 2**）．

　これらは，「この状態が続くと，合併症が起こるリスクが高い」ことを意味します．救命的アラームにくらべると緊急性は低いですが，原因をしっかり特定して対処するようにしましょう．

表 2　合併症予防アラーム

最高気道内圧	・気道内圧が高すぎる場合に鳴る ・痰が多い，肺のコンプライアンスが悪い，患者の自発呼吸が人工呼吸器の送気と合っていない（ファイティング）ことを知らせる
最高分時換気量	・患者の一回換気量や呼吸回数が増えた場合に鳴る
頻呼吸	・呼吸回数が増えた場合に鳴る

＊

　ほかにも，人工呼吸器本体や加温加湿器の異常を知らせてくれるアラームがありますが，機器の故障や破損がないか確認することが大事です．

人工呼吸器アラームの設定

　多くの人工呼吸器アラームは，その閾値（アラームが鳴る上限や下限）を医療者が設定することができます．実は，この設定がとても難しいのです．

　「ちょっとしたことでアラームが鳴りすぎるので，誰もアラームに気を留めない」なんてことになってはいないでしょうか．これは，アラームの設定が厳しすぎる，つまり，ちょっとしたことでもアラームが鳴るようにしてあるため，その結果，アラームが鳴っても誰も対応しない，という事態が起こるのです．これではアラームの意味がありません．

　逆に，アラームの設定が甘すぎる，つまり，何か異常が起こってもアラームがなかなか鳴らない，ということも当然好ましくありません．

　「異常がなければアラームが鳴らない，異常が起これば　アラームが教えてくれる」ような設定が最も望ましいのですが，これがなかなか難しいのです．

たとえば，先ほどの「最低分時換気量」「無呼吸」「最高気道内圧」のアラームについて，ガイドラインで推奨されている閾値があります（**表3**）.

表3 各設定の閾値

最低分時換気量	実測値の70〜80%前後
無呼吸	15〜20秒
最高気道内圧	安定した気道内圧＋10cmH₂O前後

ただし，これはあくまでも目安で，そこから患者さんの状態に合わせて調整していく必要があります．鳴りすぎたり鳴らなさすぎたりしないように，きちんと設定するのはとても難しいですが，患者さんの安全のためにはアラーム設定はとても大事です.

人工呼吸器アラームの対応―DOPE―

次に，アラームが鳴った時にどのように対応するのか考えてみましょう.

ここでも最も重要なのが「緊急性」です．呼吸状態の評価の節でも説明しましたが，「緊急性が高い」「危ない」と感じる時には，すぐに処置を行う必要があります.

人工呼吸器に何らかの問題が起こった可能性があれば，人工呼吸器を外して，バッグバルブマスク換気や酸素療法に切り替えましょう．そのうえで，アラームが鳴った原因の評価を行う必要があります.

ここでアラーム対応のキーワードになるのが，「DOPE」です（**表4**）.

表4 DOPE

D	Displacement	チューブの位置異常
O	Obstruction	閉塞
P	Pneumothorax	気胸
E	Equipment failure	機器の不具合

人工呼吸器やNPPV装着中の患者さんに何らかの異常が起こった時，原因はたくさん考えられますが，上の4つのどれかに当てはまることが多く，原因検索の助けに

なります．

● 1．Displacement（チューブの位置異常）

　これは気管挿管中の患者さんの場合に考えます．気管チューブが抜けていたり，片肺挿管になったり，食道へ迷入していたりという状況です．

　気管チューブの固定位置が変わっていたり，胸の上がり方や呼吸音の左右差があったり，カフ漏れが多い時にはその可能性が高いです．すぐに気管チューブの位置を元に戻したり，再挿管する必要があります．

● 2．Obstruction（閉塞）

　痰や血液による気管チューブや人工呼吸器回路の閉塞，回路内結露や回路屈曲による閉塞などがあります．また，回路だけでなく，患者さんの気管や気管支が痰などで閉塞している状況もこれにあたります．

　呼吸音の聴診や気管チューブや人工呼吸器回路のチェックを行い，気管や気管支の閉塞であれば吸引や気管支鏡による吸引，回路の閉塞であれば閉塞を直したり，回路交換を行います．

● 3．Pneumothorax（気胸）

　気胸は，人工呼吸器や NPPV の合併症の 1 つでした．身体所見（胸の上がりや呼吸音の左右差）や画像検査（X 線やエコー，CT）で診断し，気胸が認められた場合はドレーンの挿入により対処します．

　ただ，人工呼吸器や NPPV を使用していると，ただの気胸ではなく「緊張性気胸」という状態になってしまうことがあります．緊張性気胸は，胸腔内に漏れた空気が肺や心血管を圧迫している状態です．

　人工呼吸器や NPPV では気道に圧をかけて空気を送り込んでいるため，気胸が起こるとそこから大量の空気が胸腔内に入ってしまいます．そして，胸腔内の圧が上がりすぎてしまい，その結果，血圧が低下しショックになってしまうのです．

　この場合にはドレーン挿入も重要ですが，ショックに対する処置として輸液や昇圧薬の投与も必要になってきます．

4. Equipment failure（機器の不具合）

　機器の不具合については，これはなかなか疑うのは難しいと思います．アラームが鳴った時には，まずは患者さんの状態が悪くなったことを疑うのは当然ですし，またそうするべきです．

　ただ，機器の不具合という可能性も念頭において，可能性があれば，前述のようにバッグバルブマスク換気や酸素療法に切り替えましょう．また，機器に詳しい臨床工学技士がいれば，その人に見てもらえると安心です．

5. DOPE 以外の可能性

　ここまで「DOPE」に沿って対応を見てきましたが，もう1つアラームの原因として多くあるのが，「非同調」です．患者さんの呼吸と人工呼吸器からの送気が合わないことによって起こります．

　「アラームが頻回に鳴っているけど，患者さんの状態や機器，人工呼吸器回路にもとくに異常がない」という場合には，非同調の可能性が高いです．機器の設定変更などで対応してみましょう．

4. 人工呼吸器離脱

　人工呼吸器が必要になった原因の疾患が良くなってくると，人工呼吸器からの離脱が検討されます．人工呼吸器が必要ないのであれば，合併症や不快感を減らすためにも，できるだけ早く人工呼吸器を離脱したいというのは当然です．

　ただ，人工呼吸器がまだ必要なのに，あまりにも早く離脱させてしまうのも良くありません．ちょうど良い時点で人工呼吸器を離脱させるのが重要ですが，これがなかなか難しいのです．

早期の人工呼吸器離脱

● 1. ABCDE バンドル

　人工呼吸器をできるだけ早期に適切に離脱させるための方法として，ABCDE バンドルというものがあります（**表 1**）．バンドルというのは「束」という意味で，いくつかの方法をセットで実施するのですが，ABCDE バンドルでは，**表 1** に示す A～E を毎日繰り返します．

表 1　ABCDE バンドル

A	**Awaken the patient daily** 1 日 1 回鎮静を中断し，覚醒させる
B	**Breathing：daily interruptions of mechanical ventilation** 1 日 1 回呼吸の評価をする
C	**Coordination and Choice of sedation** A と B の組み合わせと鎮静薬の選択
D	**Delirium monitoring** せん妄のモニタリング
E	**Early mobility and Exercise** 早期離床と運動療法

ここでは，Aの鎮静の中断と，Bの自発呼吸の評価について述べたいと思います．

a. 鎮静の中断

1日1回鎮静薬の投与を中断または減量した状態で，自発的に覚醒が得られるか評価を行いますが，これを「自発覚醒トライアル（SAT）」といいます．

鎮静薬や鎮痛薬を必要以上に使用していると覚醒が得られず，また，呼吸抑制などの合併症により人工呼吸器からの離脱が遅れてしまいます．それを防ぐために，1日1回は鎮静薬を減らしましょうということなのですね．

SATは，まず**表2**に示した安全基準を確認したうえで開始します．

表2　SAT開始安全基準（以下の状態でないことを確認する）

・興奮状態が持続し，鎮静薬の投与量が増加している
・筋弛緩薬を使用している
・24時間以内の新たな不整脈や心筋虚血の徴候
・痙攣，アルコール離脱症状のため鎮静薬を持続投与中
・頭蓋内圧の上昇
・医師の判断

文献1）より引用

評価を行うのは30分間から4時間で，RASSや意識レベル，呼吸状態や循環動態に問題ないかを判断します．

SATの成功基準は**表3**の通りです．SATに成功しなかった場合には，翌日再評価を行います．

表3　SAT成功基準（①②ともにクリアできた場合を「成功」とする）

① RASS：−1〜0

RASS −1：完全に清明ではないが，呼びかけに10秒以上の開眼およびアイコンタクトで応答する
RASS 0 ：意識清明で落ち着いている

②鎮静薬を中止して30分以上過ぎても，以下の状態とならない

・興奮状態
・持続的な不安状態
・鎮痛薬を投与しても痛みをコントロールできない
・頻呼吸
・SpO_2＜90％が持続し対応が必要
・新たな不整脈

文献1）より引用

b. 自発呼吸の評価

　人工呼吸器からのサポートを最低限にする，もしくはサポートのない状態にすることで自発呼吸の評価を行いますが，これを「自発呼吸トライアル（SBT）」といいます．

　SBT にも SAT と同様，それを安全に行える基準があります．SBT を行う場合にはこの基準を満たしているかを確認する必要があり，基準を満たしていない場合には安全に SBT を行うことができません．

　その基準は**表 4** の通りですが，まとめると「酸素化が十分である」「換気が十分である」「全身状態が安定している」の 3 つのポイントが重要です．

・酸素化

　酸素化は，「吸入酸素濃度（FiO_2）≦ 50% かつ呼気終末陽圧（PEEP）≦ 8cmH_2O のもとで経皮的動脈血酸素飽和度（SpO_2）＞ 90%」が目安となります．これ以上酸素化が悪い場合には PEEP は必要と考えられ，人工呼吸器の離脱は行いません．

・換気

　換気では，「十分な吸気努力がある」「異常呼吸パターンを認めない」の 2 つが重要です．

　十分な吸気努力については，人工呼吸器でのサポート下では評価が難しいですが，「浅速呼吸指数（RSBI）」という指標が便利です．"Rapid shallow breathing index"といって，

$$呼吸回数（回/分）÷一回換気量（L）$$

で求めることができ，この値が 105 未満だと換気が十分であると評価できます．

　ただし，換気量は一呼吸ごとに変動しますし，慢性呼吸不全がある患者さんではあまり役に立たないことがあります（普段から RSBI が 105 以上の患者さんだと，まったく役に立たないですよね）ので，ほかのパラメータとあわせて判断するようにしましょう．

・全身状態

　全身状態は，「原疾患のコントロールがついている」「血行動態が安定している」などが重要です．そもそも全身状態が不安定なのに，人工呼吸器の離脱を目指すことができないのは当然ですよね．

表 4　SBT 開始安全基準 (①～⑤をすべて満たしていることを確認する)

①酸素化が十分である (酸素化)

・$FiO_2 \leqq 50\%$ かつ $PEEP \leqq 8cmH_2O$ のもとで $SpO_2 > 90\%$

②血行動態が安定している (全身状態)

・急性の心筋虚血，重篤な不整脈がない
・心拍数 $\leqq 140$ 回/分
・昇圧薬の使用について少量は容認する

③十分な吸気努力がある (換気)

・一回換気量 $> 5mL/kg$
・分時換気量 $< 15L/$分
・$RSBI < 105$ 回/分/L
・呼吸性アシドーシスがない ($pH > 7.25$)

④異常呼吸パターンを認めない (換気)

・呼吸補助筋の過剰な使用がない
・シーソー呼吸 (奇異呼吸) がない

⑤全身状態が安定している (全身状態)

・発熱がない
・重篤な電解質異常を認めない
・重篤な貧血を認めない
・重篤な体液過剰を認めない

文献 1) より改変

・SBT の実施

　では，安全基準を満たしていることを確認したうえで，SBT を行っていきましょう.
　SBT は人工呼吸器を装着したまま行う方法と，T ピースを用いる方法があります.
人工呼吸器を装着したまま行う場合には，設定は CPAP ($\leqq 5cmH_2O$) もしくは
PSV (PS $\leqq 5cmH_2O$) で行います. T ピースを用いる場合には，患者さんの吸気流
量以上のガスを送気します.
　この設定で 1 日 1 回 30 ～ 120 分の SBT を毎日行い，**表 5** の基準を満たせば
SBT 成功となります. SBT の成功基準についても開始安全基準と同様，「酸素化が
十分である」「換気が十分である」「全身状態が安定している」の 3 つのポイントに沿っ
て考えることができます.

表5　SBT の成功基準 (①～⑤をすべてクリアできた場合を「成功」とする)

①呼吸回数＜ 30 回/分（換気）
②開始前とくらべて明らかな低下がない（たとえば $SpO_2 ≧ 94\%$, $PaO_2 ≧ 70Torr$）（酸素化）
③心拍数＜ 140 回/分，新たな不整脈や心筋虚血の徴候を認めない（全身状態）
④過度の血圧上昇を認めない（全身状態）
⑤以下の呼吸促迫の徴候を認めない（SBT 前の状態と比較する）（換気）

・呼吸補助筋の過剰な使用がない
・シーソー呼吸（奇異呼吸）
・冷汗
・重度の呼吸困難感，不安感，不穏状態

文献 1) より改変

　これらの成功基準を満たさない場合には，元の設定に戻します．SBT は 1 日複数回行っても効果がないことが示されていますので，1 日のうちに繰り返すことは通常ありません．成功しなかった場合には，元の設定でしっかりと呼吸筋疲労をとり，その原因について対処を行っていくことが大事です．

　SAT と SBT に加えて，鎮静薬の選択やせん妄のモニタリングを行い，早期離床と運動療法を日々行うことが人工呼吸器からの早期離脱のためには有効です．

● 2. 気道確保

　では，SAT，SBT に成功すれば，人工呼吸器からの離脱が可能といえるでしょうか．人工呼吸器の適応の 1 つに「気道確保」がありましたね．SAT，SBT に成功しても，「気道確保」が必要な状態が続いている場合（p.31 参照）には，人工呼吸器からの離脱は難しいです．

　具体的には，喀痰の量や吸引頻度が多くないかを確認します．咳嗽力の評価も重要です．人工呼吸器を装着した状態で患者さんに咳をしてもらった時の「最大呼気流量（CPF）」を見る（60L/分以上が目安です）ことで評価します．

　気管挿管中の患者さんの場合は，上気道の浮腫や狭窄によって抜管後の気道狭窄を起こすこともあるので，その評価も重要です．「カフリークテスト」といって，気管チューブのカフのエアを抜いた時にどの程度リークが発生するかを見ます．A/C の量規定換気（VCV）で，カフのエアを抜く前後での一回換気量が 110mL 以下もしくは変化率が 10% 以下だと上気道の浮腫が疑われるため，ステロイド投与を検討します．

これらの評価を行い「気道確保」の必要性がないと判断できたら，いよいよ人工呼吸器からの離脱を行います.

＊

これらの人工呼吸器からの離脱の流れは，ICU 内での気管挿管下の人工呼吸管理を受けている患者さんで行うことが中心ですが，一般病棟で気管切開下人工呼吸管理を受けている患者さんでも，人工呼吸器離脱を目指す場合には同様に考えられます.

また，非侵襲的陽圧換気療法（NPPV）でも少し方法は異なりますが，考え方は同じです. 実際の離脱に関しては，第 5 章で詳しく述べたいと思います.

引用文献
1. 3 学会（日本集中治療医学会、日本呼吸療法医学会、日本クリティカルケア看護学会）合同人工呼吸器離脱ワーキング：人工呼吸器離脱に関する 3 学会合同プロトコル, 2015
   https://www.jsicm.org/pdf/kokyuki_ridatsu1503b.pdf より 2020 年 11 月 2 日検索

参考文献
1. 日本集中治療医学会 ICU 機能評価委員会：人工呼吸関連肺炎予防バンドル 2010 改訂版, 2010
   http://www.jsicm.org/pdf/2010VAP.pdf より 2020 年 11 月 2 日検索

5. リハビリテーション

リハビリテーションとは

「呼吸不全の患者さんにリハビリを行う」というと，皆さんはどんなイメージをもつでしょうか.「息がしんどい患者さんに，リハビリするのは難しいんじゃないか……」と思う人もいるかもしれませんが，呼吸不全の患者さんでリハビリを行うことは，すごく重要なことなのです. また，呼吸管理とも密接に関係しているので，本書でもリハビリについてたくさん出てきます.

では，まず呼吸不全の患者さんに対するリハビリとは，どんなことをするのでしょうか. どうしても「リハビリ＝運動」というイメージが強くなりますが，それだけでは難しいのです.

呼吸不全の患者さんはどんな場面でも，「息がしんどい」「息がしんどいから動きたくない」という状態に陥りやすいものです. その結果，食欲も減り，生活の範囲がどんどん狭くなって，精神的なストレスを抱えていきます.

そこで，急性期〜維持期に至るまで幅広く，この負のスパイラルを回避する 1 つの手段がリハビリなのです. 呼吸不全の患者さんにとってリハビリは，自立した生活を目指し，行動変容につなげるための大事なプロセスといえます.

具体的には，「コンディショニング」「運動療法」「ADL トレーニング」が中心となります.

● 1. コンディショニング

コンディショニングは，文字通り患者さんのコンディション（状態）を整える治療です. 呼吸不全の患者さんは，胸郭を含む全身の筋肉や関節が固くなったり筋力が低下したりすることによって，呼吸パターンや換気効率が悪くなり，動けなくなる状態（ディコンディショニング）に陥っていきます. この状態を整えるのが，呼吸練習，リラクセーション，胸郭可動域練習，ストレッチング，排痰法などのコンディショニングです.

たとえば，口すぼめ呼吸や腹式呼吸の練習をすれば，呼吸パターンが良くなります. リラクセーションで呼吸補助筋や胸郭のストレッチ，呼吸介助手技を行えば，呼吸仕

事量を減らしたり，呼吸筋疲労が軽くなります．排痰法で自己喀痰を促したり，痰量を減らせば，気道のクリアランスが維持できます．

加えて，身体的な介入だけでなく，運動に対する不安を和らげることや，モチベーションや治療のアドヒアランス向上を目指した精神的なサポートもコンディショニングに含まれることも重要です．

つまり，コンディショニングは，後述する運動療法を効率的に行うための引き立て役というわけです．

● 2．運動療法

運動療法とは，具体的には全身持久力トレーニングや筋力トレーニングを指します．全身持久力トレーニングは平地歩行や階段昇降，自転車エルゴメータ，トレッドミル，ゴムバンドを用いたトレーニングなどです．

「リハビリ」と聞くと，多くの人がこれらを思い浮かべるのではないでしょうか．これらは非常に効果的な運動療法ですが，やみくもに行ってはいけません．内容を決める時に大事になるのが「FITT」です（**表1**）．

表1　FITT

F	Frequency	頻度
I	Intensity	強度
T	Time	持続時間
T	Type	種類

上記の4つの頭文字をとったもので，「どのくらいの頻度で」「どのくらいの強度で」「どのくらいの時間で」「どんな種類のトレーニングを」行うのかをはっきりさせることが大事なのです．本書でも，第5章の呼吸ケアカンファレンスではこのことについては何度も出てきます．

● 3．ADLトレーニング

ADLトレーニングは，日常生活のさまざまな動作（ADL）と絡めてトレーニングを行う方法です．ADLとは，たとえば更衣，入浴，トイレ，掃除，食事など，普段私

たちが生活するのに欠かせない動作のことです．つまり，患者さん個々の向上させたい具体的な ADL に対して，実際の場面で直接介入するのが，ADL トレーニングなのです．

　リハビリの対象となる ADL がスムーズに個々の生活環境のなかで行えるように，おもに 2 つのアプローチ法を用います．1 つは筋力トレーニングやストレッチなどの「運動機能」に対するアプローチで，もう 1 つは呼吸困難を軽減する動作パターンと呼吸法や，使う道具の工夫を含む環境整備など，「生活機能」に即したアプローチです．

　前に述べた運動療法は理学療法士がかかわることが多いですが，この ADL トレーニングには作業療法士もかかわることが多いです．

リハビリテーションの対象と目的

　では，リハビリはどんな患者さんが対象になるのでしょうか．

● 1. 急性呼吸不全

　まず，急性呼吸不全の患者さんについて考えてみましょう．

　たとえば，肺炎の患者さんで酸素療法を受けている場合はどうでしょうか．「呼吸状態が悪いのにリハビリなんて」と思うかもしれませんが，もちろんこの患者さんもリハビリの対象です．急性期の時点からリハビリを始めることで，ICU や病院にいる期間が短くなったり，退院時の ADL や QOL（生活の質）が良くなることが示されています．

　では，人工呼吸器装着中の患者さんはどうでしょう．もちろん，リハビリの対象です．人工呼吸器を装着してのリハビリは，確かに人手は必要ですし，安全に行うには工夫が必要ですが，リハビリを行うことで ICU 退室時の四肢の筋力や呼吸筋力が強くなったり，人工呼吸器からの離脱が早くなったり，ADL が改善することが期待できます．

　急性呼吸不全の患者さんでも，早期にリハビリを開始することはすごく重要なのです．

● 2. 慢性呼吸不全

　次に慢性呼吸不全の患者さんですが，もちろんリハビリの対象です．慢性呼吸不全の患者さんは呼吸困難によって身体活動が低下し，廃用性，つまり動かないことによって筋力低下が進んでいきます．それだけでなく，食欲も低下し，栄養状態も悪くなり，体重減少を引き起こします．

その結果，さらに筋肉量の減少や萎縮が進み，運動能力が徐々に低下してしまいます．そして，日常生活でもほとんど動かなくなり，さらに運動能力が低下するという悪循環が生まれます．

　リハビリを行うことで，身体活動性を維持・向上し，重症化を予防していきます．また，個々の患者さんの生活環境や地域で，リハビリを通して日常生活や QOL を維持し，疾患の自己管理を行い，行動変容させていくのです．

＊

　具体的にどんな患者さんが対象になるのか，どんな効果があるのかについて，もっと詳しく第 5 章で考えたいと思います．

呼吸管理とリハビリテーション

　本書のテーマである「呼吸管理」とリハビリテーションには，どんな関係があるでしょうか．

　まず，呼吸管理を受けている患者さんは重症の呼吸不全をもっています．そんな患者さんにリハビリを行ってもらうということは，患者さんのなかには身体的な負担が増えるケースもありますし，また，合併症などのリスクが高くなる患者さんもいるでしょう．

　運動すると，身体の酸素の必要量（酸素需要）は高まりますし，より多くの二酸化炭素が産生されます．必要なことだからとはいえ，低酸素血症や高二酸化炭素血症の危険が高まるわけです．

　呼吸管理を行っている患者さんでは，リハビリはかなり気を付けて行わないといけません．

　もう 1 つは，呼吸管理はリハビリを助けるという面があります．先ほど述べたように，呼吸不全の患者さんが運動すると，低酸素血症や高二酸化炭素血症を起こすリスクが高まります．加えて，姿勢変換を伴う離床や ADL トレーニングでは，患者の呼吸パターン，呼吸流速，機能的残気量などが大きく変化します．そのため，運動中には安静時よりもよりしっかりと呼吸管理を行わないといけません．

　たとえば，酸素流量を多くするとか，人工呼吸器の設定をより強くする，リハビリ中の患者の呼吸と同調性が良い設定にする，などですね．これらの方法についても，第 5 章で詳しく述べたいと思います．

第 4 章

COVID-19に対する呼吸管理の考え方

1. COVID-19とは

COVID-19の現状

　2019 年 12 月，中国湖北省武漢市において原因不明の肺炎の発生が確認され，その後急激な勢いで世界各地に広がりました．Coronavirus disease（COVID-19，新型コロナウイルス感染症）と命名されたこの感染症は，新型コロナウイルス（SARS-CoV-2）により引き起こされますが，飛沫感染や接触感染によりヒト-ヒト感染を通じて広がります．COVID-19 を発症し重症化すると，重篤な呼吸不全に至ることがあります．

　COVID-19 に対しては，2020 年 11 月時点でレムデシビルおよびデキサメタゾンの有効性が示されており，実際多くの症例で使用されています．しかし，それらには使用すれば必ず改善する「特効薬」のような効果は期待できず，多くの症例では対症療法と全身管理を行いながら，改善を待つしかありません．
　呼吸不全を引き起こした場合には，適切に呼吸管理を行う必要があり，その基本は本書で述べている通りです．ただし，COVID-19 ならではの注意点がありますので，ここではその点について説明したいと思います．

COVID-19による呼吸不全の特徴

　COVID-19 では，おもに肺の間質に強い炎症が引き起こされます．また，血管透過性の亢進により肺水腫（肺が水浸しになったような状態です）をきたすため，換気血流比不均等と拡散障害により低酸素血症を引き起こすのです．また死腔の増加や気道内分泌物の増加により呼吸仕事量が増加し，ICU-acquired weakness（ICU-AW）による筋力低下も相まって高二酸化炭素血症をきたすこともあります．
　さらに最近では，血栓の形成が低酸素血症を悪化させている可能性も指摘されています．

肺間質における強い炎症
血管透過性の亢進→肺水腫→換気血流比不均等と拡散障害　　　➡　低酸素血症
血栓形成

死腔の増加・気道内分泌物の増加→呼吸仕事量の増加　　　➡　高二酸化炭素血症
ICU-AW による筋力低下

　COVID-19 に伴う呼吸不全の特徴を**表 1** に示します[1]．とくに急速に重症化する場合があるという点には注意が必要です．これらの特徴を参考に呼吸管理を行うことが重要です．

表 1　COVID-19 重症患者の特徴

a	呼吸困難感出現から数時間で重症化する場合がある
b	放射線画像と肺酸素化能はしばしば乖離する
c	病態として中等度から重度の急性呼吸窮迫症候群（ARDS）を呈する
d	死腔換気の増加により分時換気量が大きい（10 ～ 14L/ 分）
e	呼気が延長し CO_2 排出に難渋する症例がある
f	吸気努力が亢進している（とくに人工呼吸管理開始早期）
g	鎮静薬に対し抵抗性を示す症例がある
h	経過中喀痰分泌物が増加し気道閉塞をきたす症例がある

文献 1）より引用

引用文献
1. 日本 Covid-19 対策 ECMOnet：COVID-19 重症患者に対する人工呼吸管理に関する注意点（2020/04/05）
https://www.jsicm.org/news/upload/COVID&MVstrategy_ECMOnet.pdf より 2021 年 3 月 9 日
検索

2. COVID-19に対する呼吸管理

一番重要なことは，スタッフが感染しないこと

　新型コロナウイルス感染症（COVID-19）に対する呼吸管理を考えるうえで一番大事なことは，医療スタッフが感染しないことです．そのため，他の疾患による呼吸不全とは異なった方法をとる必要があります．

　また，経過や画像所見からCOVID-19が疑われるものの診断が確定していないケース，つまり疑い症例に対しても，COVID-19確定例と同様の対応をするべきでしょう．

COVID-19に対する呼吸療法

● 1.　酸素療法

　COVID-19による呼吸不全は通常はI型呼吸不全であることが多いので，経皮的動脈血酸素飽和度（SpO_2）90～94%程度（緊急性があれば$SpO_2 \geqq 94\%$，妊婦ではSpO_2 92～95%）を目標に酸素投与を行います[1]．

　前述の通り，COVID-19による呼吸不全では急速に悪化することがあるのが特徴です．酸素療法を開始した後は，すぐに気管挿管できる体制のもとで呼吸状態と酸素化をしっかりとモニタリングすることが重要です．日本COVID-19対策ECMOnetでは，酸素療法は鼻カニュラや単純酸素マスクで5L/分を上限とすることが推奨されており[2]，5L/分以上要する場合には気管挿管を考慮しましょう．

> 目標：SpO_2 90～94%程度
>
> 緊急性がある場合：$SpO_2 \geqq 94\%$
> 妊婦の場合：SpO_2 92～95%
> ※酸素投与は鼻カニュラもしくは単純酸素マスクで5L/分を上限とする

● 2．NPPV・ハイフローセラピー

　2020 年 11 月時点で，COVID-19 に対して非侵襲的陽圧換気療法（NPPV）やハイフローセラピーを使用するかについては議論が分かれています．日本 COVID-19 対策 ECMOnet[2] や日本集中治療医学会および日本臨床工学技士会[3] は，飛沫がエアロゾル化するリスクがあるため原則的には使用しないようにし，やむを得ず使用する場合は最大限の感染防御策（例：患者の個室への収容，医療従事者の飛沫感染予防策＋ N95 マスクの使用など）を講じることを推奨しています．

　一方，サージカルマスク着用によってシミュレーション上は飛沫飛散が減るという報告[4] もあり，日本呼吸器学会は施設の状況や考え方によって，ハイフローセラピーや NPPV（リーク孔のないマスクを使用して呼気ポート前にウイルスフィルターを取り付けたタイプ）の使用は許容されるとの提言を出しています[5]（**図 1**）．

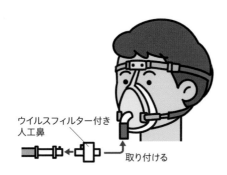

ウイルスフィルター付き
人工鼻

取り付ける

図 1　COVID-19 患者への NPPV の使用

　最近では，いくつかの後ろ向き研究で，ハイフローセラピーの使用により挿管を回避できる可能性があることが報告されており[6]〜[8]，筆者の施設でも**図 2** のプロトコールでハイフローセラピーを使用しています．

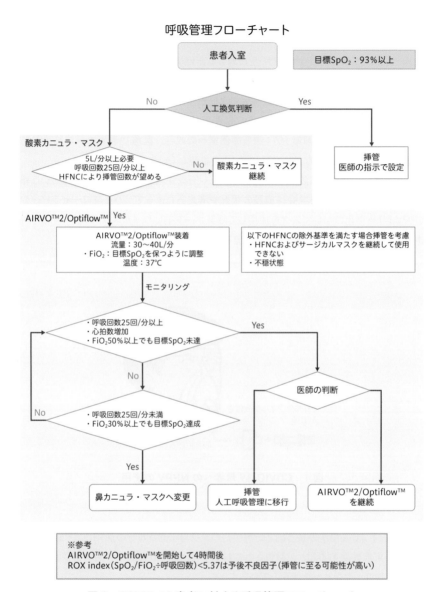

図2 COVID-19 患者に対する呼吸管理フローチャート

ハイフローセラピーを使用する場合の設定は、ウイルスの飛散を最小限に抑えるために 30 〜 40L/ 分にすることが推奨されています。また医療者が在室時にはサージカルマスクを患者さんに装着してもらうことも推奨されています[5]（**図3**）。また酸素療

法と同様に，ハイフローセラピーを開始してからも悪化する場合には，気管挿管を早めに考慮しましょう．

　COVID-19 では，ハイフローセラピーを開始して 4 時間後の ROX index（SpO$_2$/FiO$_2$÷呼吸回数）（第 5 章症例①で解説します）が 5.37 未満は，予後不良因子（挿管に至る可能性が高い）であることが示されています[9]ので，予後不良と考えられる場合には要注意です．

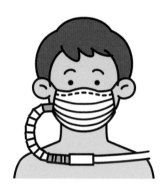

図 3　ハイフローセラピー中のサージカルマスク装着

● 3. 人工呼吸器

　COVID-19 に対して人工呼吸器を使用する場合，ほとんどは ICU となりますので本書では詳細は述べませんが，こちらも基本的には COVID-19 以外の疾患と同じで，人工呼吸器関連肺障害（VALI）を防ぐために低容量換気を行います．医療者への曝露を防ぐため，人工鼻を装着し気管チューブから外さないようにします．

　また，COVID-19 では一度人工呼吸器が開始されると，改善するまでに非常に時間がかかり，2 〜 3 週間以上人工呼吸器での管理が必要になることが多くあります．気管切開もエアロゾルを発生させる処置であり，その適応については慎重に検討します．

＊

　COVID-19 の診療や呼吸管理については，日本 COVID-19 対策 ECMOnet[2,10]や厚生労働省による「新型コロナウイルス感染症（COVID-19）診療の手引き」[11]に詳し

く述べられているので，参考にしましょう．

引用文献

1. 日本呼吸療法医学会・日本臨床工学技士会：新型コロナウイルス肺炎患者に使用する人工呼吸器等の取り扱いについて－医療機器を介した感染を防止する観点から－ Ver.2.2（2020/04/19）
   https://www.ja-ces.or.jp/wordpress/wp-content/uploads/2020/04/32dcbf4c67b2bd5d0c6f01483f024078.pdf より 2021 年 3 月 9 日検索

2. 日本 Covid-19 対策 ECMOnet：COVID-19 関連重症者の人工呼吸管理 v1.4（2020/03/10）
   https://www.jsicm.org/news/upload/COVID-19-ECMOnet-report_20200310.pdf より 2021 年 3 月 9 日検索

3. WHO：Coronavirus disease (COVID-19) technical guidance: Patient management.
   https://www.who.int/emergencies/diseases/novel-coronavirus-2019/technical-guidance/patient-management より 2021 年 3 月 9 日検索

4. Leonard S, Atwood CW Jr, Walsh BK et al：Preliminary Findings on Control of Dispersion of Aerosols and Droplets During High-Velocity Nasal Insufflation Therapy Using a Simple Surgical Mask: Implications for the High-Flow Nasal Cannula. Chest 158 (3)：1046-1049, 2020

5. 日本呼吸器学会：COVID-19 肺炎に対する HFNC の使用について（2020/04/24）
   https://www.jrs.or.jp/uploads/uploads/files/information/20200424_COVID_HFNC.pdf より 2021 年 3 月 9 日検索

6. Demoule A, Vieillard Baron A, Darmon M et al：High-Flow Nasal Cannula in Critically Ill Patients with Severe COVID-19. Am J Respir Crit Care Med 202 (7)：1039-1042, 2020

7. Guy T, Créac'hcadec A, Ricordel C et al：High-flow nasal oxygen: a safe, efficient treatment for COVID-19 patients not in an ICU. Eur Respir J 56 (5)：2001154, 2020

8. Wang K, Zhao W, Li J et al：The experience of high-flow nasal cannula in hospitalized patients with 2019 novel coronavirus-infected pneumonia in two hospitals of Chongqing, China. Ann Intensive Care 10 (1)：37, 2020

9. Zucman N, Mullaert J, Roux D et al：Prediction of outcome of nasal high flow use during COVID-19-related acute hypoxemic respiratory failure. Intensive Care Med 46 (10)：1924-1926, 2020

10. 日本 Covid-19 対策 ECMOnet：COVID-19 重症患者に対する人工呼吸管理に関する注意点（2020/04/05）
    https://www.jsicm.org/news/upload/COVID&MVstrategy_ECMOnet.pdf より 2021 年 3 月 9 日検索

11. 厚生労働省：新型コロナウイルス感染症（COVID-19）診療の手引き. 第 4.2 版（2021/2/19）
    https://www.mhlw.go.jp/content/000742297.pdf より 2021 年 3 月 25 日検索

第 5 章

呼吸ケア
カンファレンス
の実際

1. 呼吸ケアカンファレンスとは

呼吸ケアカンファレンスとは

　これまでの章では，呼吸管理の基本的なことを勉強してきました．一般病棟で行うことの多い呼吸療法として，酸素療法，ハイフローセラピー，非侵襲的陽圧換気療法（NPPV），それから気管切開下人工呼吸器について，適応やその目的は理解しましたね？　この章では実際の症例について，私たちの病院で行っている呼吸ケアカンファレンスの形式で考えていきたいと思います．

　皆さんの病院では「呼吸ケアカンファレンス」のような，呼吸管理を多職種で考えるカンファレンスを開いていますか？　私たちの病院では ICU 外（一般病棟や HCU）で NPPV やハイフローセラピーを含む人工呼吸器を使用している患者さんについて，医師，看護師，臨床工学技士，理学療法士，作業療法士などの多職種でカンファレンスを開き，どのように呼吸管理を進めていくのかをディスカッションしています．「どの呼吸管理を選ぶのか」「どの機械を使うのか」「設定をどうするのか」「リハビリをどう進めるのか」など，色々なことをカンファレンスで相談するのです．

　人工呼吸器を使用している患者さん（もちろん，そうでない患者さんもそうなのですが）では，医師だけで診療していくことはもはや不可能です．さまざまな職種で相談することで，診療やケアの質が上がります（決して医師がサボるためにやっているわけではありませんよ！）．

各職種が呼吸不全の患者さんをみる時に考えること

　呼吸不全の患者さんには多くの職種がかかわります．医師，看護師，臨床工学技士，理学療法士，作業療法士……．さらに多くの職種がかかわっていることもありますよね．

　呼吸不全の患者さんをみる時，当然職種によって見方は異なります．では具体的に，それぞれの職種はどんなことを考えていけばいいのでしょうか．ざっくりと各職種の役割を考えてみたいと思います．

● 1. 医師

　医師はまず, 病気の診断や病態生理の把握を行うことがその役割です. そのうえで, 呼吸管理の目的やその方法, 設定などを考えていくことが大事です.

　また, それを他職種に上手に伝えて, みんなで共有する必要があります. 呼吸サポートチームなどチーム運営をするうえで, リーダー的な役割を担うことも多いと思いますので, 他職種からの情報や方針をまとめていくことも大事な役割です.

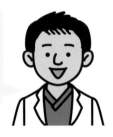

　多職種でカンファレンスを行う際には, どの職種にもわかりやすく治療方針を決めることが大事です. エビデンス, 呼吸生理, 臨床的なメリットやデメリットなどを丁寧に説明することを心がけています.

● 2. 看護師

　呼吸不全の患者さんに一番長い時間付き添っている医療者は誰かというと, やっぱり看護師でしょう. 呼吸管理を行ううえで, 看護師のアセスメントや対処は欠かせません.

　患者さんのケアを行うなかで, しっかりと呼吸管理が行えているかのチェックをする必要があります. 具体的には, 患者さんの病状の理解や呼吸療法に対する受け入れ, 呼吸療法への忍容性 (快適に治療を受けられているか, ということですね), 人工呼吸器との同調性, インターフェースなどを評価し, うまくいっていない時には対処したり, 他職種に相談したりすることが大事です.

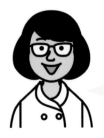

　患者さんが受けている呼吸ケアが, 患者さんの意思や治療の目標に沿って提供できているか, 常に患者さんの側にいる看護師ならではのリアルタイムな情報の提供や懸念事項の相談をするよう努めています.

3. 臨床工学技士

臨床工学技士は，人工呼吸器や酸素療法のデバイスのエキスパートです．呼吸管理を行ううえで，患者さんごとの目標に合った呼吸管理法やデバイスの選択を行うことが大事な役割です．また，グラフィックモニターやデバイス内データから情報を集めたり，設定の調整をサポートしたりすることもあります．

呼吸管理を安全に行うために，機械の点検やその整備は欠かせません．安全に適切に呼吸管理を行ううえで欠かせない職種といえるでしょう．

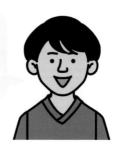

人工呼吸器やその他の解析装置から得られた情報をもとに，患者さんの呼吸状態だけでなく，生活スタイルにも合わせた機器や設定を提案します．

4. 理学療法士，作業療法士

呼吸管理は前の章でも述べたように，あくまでも対症療法です．呼吸管理を行っていれば勝手に患者さんは回復していく……，なんていうことはないわけですよね．肺炎であれば抗生剤の治療をしたり，間質性肺炎ならステロイドを投与したりするわけですが，そんな治療の一環としてリハビリテーションはものすごく重要です．

とくに最近では，急性期でも早期にリハビリテーションを開始することが大事だといわれています．「しんどい時にリハビリなんて……」と思われる人もいるかもしれませんが，病気は治ったけど身体が弱ってしまって動けない，なんてことがないように，早期からリハビリテーションを頑張るわけですね．それをサポートするのが理学療法士の役割です．

また，呼吸療法中の患者さんは日常生活を送ろうとしてもさまざまな制限があります．色々な制限があるなかで，最大限動きやすくなるようにサポートしたり指導したりするのが作業療法士の役割です．

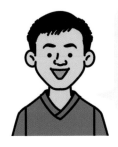

患者さんの日常生活をイメージしながら，安静時で
はなく"動く"時の呼吸状態の変化を捉え，呼吸管
理と合わせた ADL・QOL の向上が実現できるように，
リハビリテーションを考えます．

*

　では，それぞれの職種の考え方の基本がわかったところで，実際の症例をみていき
ましょう．もちろん，自身の職種の部分を読むのもいいですが，ほかの職種のスタッ
フがどんな風に考えているのかも読んでみてくださいね．
　今までの知識をフル活用して，皆さんならどんな風に呼吸管理を進めていくか，一
緒に考えてみましょう．

2. 呼吸ケアカンファレンスの実際

症例 1　**急性呼吸不全〜Ｉ型呼吸不全の考え方**
その①　酸素療法とハイフローセラピー

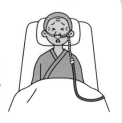

　78 歳男性．呼吸器疾患の既往はなし．3 日前からの発熱，呼吸困難で受診し，細菌性肺炎の診断で入院．受診時 SpO_2 82%（室内気）と低酸素血症を認めたため，鼻カニュラ（2L/分）での酸素療法を開始した．

　抗菌薬治療を開始した後も酸素化は悪化し，リザーバーマスク（10L/分）に変更．それでも SpO_2 が 90% 以上を保てないため，ハイフローセラピーを開始した．

受診時の動脈血液ガス（室内気）
・pH 7.42
・PaO_2　46Torr
・$PaCO_2$　32Torr

ハイフローセラピーの設定
・総流量：40L/分
・FiO_2：50%
・温度：37℃

使用機器概略：AIRVO™2
$AIRVO^{TM}2$ は加温加湿機能とフロージェネレーターが一体化した機器で，本体背部の外部取込み口に酸素流量計から酸素を流して使用する．機器本体がコンパクトであり，圧縮空気配管が不要なため，一般病棟で非常に使用しやすいのが特徴である．

写真提供：フィッシャー & パイケルヘルスケア

呼吸ケアカンファレンスの様子

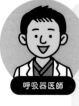

呼吸器医師

では，今日のカンファレンスを始めますね．
今日の症例は肺炎の患者さんです．低酸素血症を認めて酸素療法が開始されています．
・症状は 3 日前からで急性の経過
・動脈血液ガス（室内気）：$PaCO_2$ 32Torr，PaO_2 < 60Torr
これらより，急性Ｉ型呼吸不全だとわかりますね．
ただ酸素療法を開始されてからも酸素化は悪化しており，リザーバーマスクでも酸素化が保てないので，ハイフローセラピーが開始されたという経過です．
では，A 先生，この患者さんの呼吸管理について説明してもらえますか？

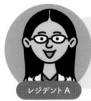

肺炎のため酸素化が悪かったので，まずは酸素の投与を始めました．ただ，リザーバーマスクで 10L/ 分の酸素を投与してもダメだったので，ハイフローセラピーに変えてみました．

そうですね．肺炎では十分な量の酸素投与を行っていくのが大事ですが，A 先生は何を指標に酸素投与をしていますか？

酸素化だから……SpO₂ ですか？

そうですね．呼吸状態は「酸素化」と「換気」に分けて考えるのが大事です．この患者さんは I 型呼吸不全，つまり換気に問題のない呼吸不全ですから，酸素化の指標である SpO₂ を指標に酸素投与します．
　・SpO₂ 90 〜 94% 程度を目標に酸素の投与量を調整
この患者さんはリザーバーマスクまで使っても酸素化が保てずハイフローセラピーを使ったということですが，ハイフローセラピーがどんな方法か説明してもらえますか？

鼻から大量の酸素を投与できる方法ですよね．高濃度の酸素を投与できますし，肺炎に対して良いって聞いたことがあります．

ハイフローセラピーで投与しているのは 100% 酸素ではないんですよ．そこは鼻カニュラやリザーバーマスクでの酸素療法とは違う点ですね．
　・ハイフローセラピーのメリット
　・FiO₂ を自由に調整できる
　・高流量で酸素を投与できる
肺炎に対しては確かに良いデータもあるし，良い適応かもしれません．ただ，この患者さんは NPPV ではダメだったんでしょうか？　NPPV でなくハイフローセラピーを選んだ理由は答えられますか？

肺炎に対して NPPV より良いと聞いたことはあるのですが……．あとは，NPPV だとマスクが耐えられないかなと思ったんです．

ちょっと難しい質問でしたね．確かに，肺炎を中心とする急性Ｉ型呼吸不全にハイフローセラピーが良かったデータはありますが，それだけでNPPVよりすぐれているとは言い切れません．
この患者さんではインターフェースの快適性を重視したということですね．では，ハイフローセラピーをどんな設定で使いましたか？

最初，「総流量を40L/分，FiO₂を50%」に設定したんですが，SpO₂が86%と低かったので，「FiO₂を60%」に変更しました．

良いですね．患者さんの吸入流量をすべてまかなうことを考えると，急性呼吸不全では総流量が40〜60L/分程度必要であることが多いです．FiO₂はほかの酸素療法と同じように，患者さんのSpO₂を見ながら調整していきましょう．
じゃあ，この状態でもっと酸素化が悪くなったら，次はどうしますか？

やっぱり挿管したほうが良いでしょうか．それともNPPVとかも使えますかね？

肺炎に対してNPPVが有効なのかははっきりとしていませんが，挿管をせずにすむ可能性があることを考えると，試してみてもいいですね．ただ，本当に挿管が必要な時にはNPPVで粘らずに挿管に切り替えることが大事です．
また，ハイフローセラピーを使用している時には，それでうまくいきそうかどうか，常に先を予測して準備することも大事ですよ．

解説

● なぜ肺炎になると呼吸が悪くなるの？

　まず，肺炎の患者さんの肺ではどんなことが起こっているのでしょうか．肺炎の原因としては細菌性が最も多いです．細菌が肺に感染すると，そこで炎症を起こします．炎症が起こると，血管から水分が漏れ出してしまいます（これを「血管透過性の亢進」といいます）．

　肺はよくスポンジに例えられますが，肺炎になるとスポンジが水浸しになったような状態になるのですね．水浸しになった肺胞には空気は入りませんので，換気ができない状態になってしまいます．ただ，肺炎を起こした肺胞にも血液は流れていますので，「血流はあるけれども換気がない状態」となります．「第1章」で述べた「換気血流比不均等」の状態になるのですね．それにより，肺炎では重症になると低酸素血症になってしまいます．

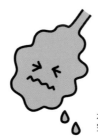

水浸しになった肺胞には
空気が入らない

　では換気のほうはどうかというと，肺炎を起こしていない肺胞では十分に換気ができるはずですので，換気量はそんなに低下はしません．

　また低酸素血症になったことにより，それを代償しようと肺炎の患者さんは過換気の状態になります．もともとCOPDなどの肺の病気をもっていなければ，呼吸筋には異常はないはずですので，換気量はむしろ増えて動脈血二酸化炭素分圧（$PaCO_2$）は正常もしくは低下することが多いです．それにより肺炎では「I型呼吸不全」になるのですね．

ココ重要です！

● 肺炎ではどんな呼吸管理をしたら良いの？

　肺炎の患者さんでは低酸素血症が起こりますが，低酸素血症になると

身体中の臓器に酸素が行き渡らなくなるので，命にかかわります．では，酸素を増やすためにどんな対処ができるでしょうか．

1. 吸入酸素濃度（FiO₂）を上げる

まず，一番手っ取り早いのは，吸入する空気の中の酸素の量（FiO_2）を増やしてあげることでした．FiO_2 を上げると，肺胞の中の酸素濃度が高くなり，そうすると血液に溶けていく酸素の量も増えるので，低酸素血症は改善します．

FiO_2 を増やす方法の代表が，酸素療法ですね．酸素療法には色々な器具がありますので，後で解説します．

2. 呼気終末陽圧（PEEP）をかける

もう1つの方法は，換気を行う肺胞の数を増やすことです．そのための方法として，PEEP があります．呼吸をするともちろん肺胞は膨らんだりしぼんだりするわけですが，息を吐いた時も肺胞は完全にしぼむわけではありません．

しかし，肺炎になると肺胞が水浸しになってしまいますので，肺胞は完全にしぼんだ状態になってしまいます．そこに外から圧力をかけてあげると，しぼんでいた肺胞が膨らんで換気を行うことができるようになります．そうすると「換気血流比不均等」が良くなり，酸素化が良くなるのですね．

ただし PEEP をかけるには非侵襲的陽圧換気療法（NPPV）や人工呼吸器が必要になりますので，FiO_2 を上げることよりは少しハードルが上がります．

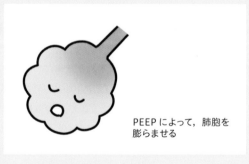

PEEP によって，肺胞を膨らませる

●ハイフローセラピーの適応は？　設定はどうしたら良いの？

1. 適応

> ・鼻カニュラや単純酸素マスクなど，ほかの酸素療法を使っても
> SpO_2 が目標値（肺炎などのⅠ型呼吸不全では 90 ～ 94%）を保て
> ない場合

　同じように，高濃度の酸素ガスを気管挿管せずに投与できるデバイスとして NPPV がありますが，NPPV よりも快適に受けられるのが大きな特徴です．NPPV だとマスクが苦しかったり，圧がかかるのに耐えられなかったりする場合には，ハイフローセラピーを使ってみると良いかもしれません．

　ただし，ハイフローセラピーは NPPV とくらべて PEEP は低く，また圧サポートもかけられないので，高い PEEP が必要なうっ血性心不全の患者さんや，圧サポートが必要な慢性閉塞性肺疾患（COPD）増悪などの患者さんでは，NPPV を優先したほうが良いでしょう．

ココ重要です！

2. 設定

　ハイフローセラピーの設定については第 2 章の「3. 呼吸管理の機器設定」（p.41）で述べましたが，「総流量」「FiO_2」「温度」を設定することができます．

> ・総流量：患者さんが吸う量を全部まかなうためには「30L/分以上
> （通常は 40 ～ 60L/分程度）」で設定することが多い
> ・FiO_2：SpO_2 の目標値を決めて調整する

　ハイフローセラピーの総流量については，流量を増やすほど PEEP 様効果や死腔のウォッシュアウト効果は高くなりますし，FiO_2 も安定します．しかし，あまり流量を増やしすぎると，患者さんの不快感が強くなってしまい，ハイフローセラピーのメリットが減ってしまいます．

　総流量の設定に決まった方法はありませんが，一般的には「40L/分程度」から開始して PEEP 様効果や呼吸仕事量の軽減を期待する場合には「50 ～ 60L/分」に増やしたり，不快感が強い場合には「30 ～ 40L/分」

に減らすというやり方が多いです. 総流量とFiO₂の設定については, **図1**のような方法も提案されています[1]. いずれの方法にしても, 患者さんの状態によって微調整することが大事です.

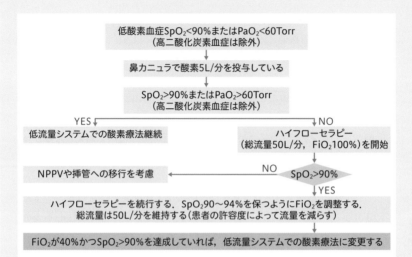

低酸素血症SpO₂<90%またはPaO₂<60Torr
(高二酸化炭素血症は除外)

↓

鼻カニュラで酸素5L/分を投与している

↓

SpO₂>90%またはPaO₂>60Torr
(高二酸化炭素血症は除外)

YES ← → NO

低流量システムでの酸素療法継続　　　　ハイフローセラピー
(総流量50L/分, FiO₂100%)を開始

NPPVや挿管への移行を考慮　← NO ─ SpO₂>90%

↓YES

ハイフローセラピーを続行する. SpO₂90〜94%を保つようにFiO₂を調整する.
総流量は50L/分を維持する(患者の許容度によって流量を減らす)

FiO₂が40%かつSpO₂>90%を達成していれば, 低流量システムでの酸素療法に変更する

図1　ハイフローセラピー実施後のFiO₂設定フローチャート
文献1)より改変

● 酸素療法やハイフローセラピーを行っていても, 呼吸状態が悪化した時の対応って?

　肺炎の患者さんは, ちゃんと治療をしていても呼吸状態が悪くなっていくことがあります. 酸素療法やハイフローセラピーを行っていてもSpO₂が目標値を保てない場合には, どうしたら良いでしょうか.

　酸素化を改善するには, FiO₂を上げるのと, 換気を行う肺胞の数を増やすためにPEEPをかけてあげるのが大事なのでしたね. ハイフローセラピーでもFiO₂を100%まで上げられますが, 悪化する場合にはしっかりPEEPをかけてあげるためにNPPVや人工呼吸器を使うことが必要になります.

1. NPPV, 人工呼吸器の適応

　「どの程度悪化したら, NPPVや人工呼吸器を使うのが良いのか」には, 明確な基準はありません. 第2章で述べたように, 人工呼吸器の適応は,

　　　・低酸素血症

　　　・高二酸化炭素血症

　　　・呼吸仕事量の増加

で総合的に判断するのでしたね.

　低酸素血症については,「十分な酸素投与（5 ～ 10L/ 分）を行っていても, 目標の SpO_2 値が保てない状態（P/F 比が 200 未満程度）というのが目安になるのでした.

　ハイフローセラピーを行っている時の NPPV や人工呼吸器への移行のタイミングも明確な基準はありませんが,

　　　・FiO_2 が 60% 以上になる場合

　　　・48 時間以上ハイフローセラピーを行っていても悪化傾向にある場合

　　　・呼吸回数が 30 回/分を超える場合

には, NPPV や人工呼吸器の使用を考慮するのが良いでしょう.

2.　気管挿管 or NPPV

　気管挿管するか NPPV かということになると,「まずは簡単だし, NPPV を使ってみよう」と考える人もいるでしょう. ただし, 肺炎の患者さんで NPPV が本当に有効なのかは, はっきりとわかっていません.

　「酸素療法やハイフローセラピーでもダメなほど重症になったら, しっかりと気管挿管して人工呼吸管理をするほうが良い」という考え方もあります. ただ, NPPV を使うことで気管挿管せずにすむケースもありますので, 試しに使ってみて, 良くならなければ早めに気管挿管, というのも良いかもしれません.

　しかし, <u>NPPV を使いすぎてしまった結果, 気管挿管するのが遅くなってしまい, 患者さんがより重症になってしまった, ということのないように気を付けましょう.</u>

ココ重要です！

● ハイフローセラピーがうまくいきそうか予測はできるの？

　ハイフローセラピーを開始しても酸素化が悪化していく場合は, NPPV や気管挿管を考慮しなければなりません. NPPV や気管挿管を行うには準備が必要ですし, できれば悪化する前にハイフローセラピーでうまくいくのかどうかを早めに予測できれば便利ですよね.

　そんな指標として注目されているのが「ROX index」です.

$$\text{ROX index} = SpO_2/FiO_2 \div 呼吸回数$$

ココ重要です！

　これがハイフローセラピーを開始してから 4.88 以上（5 程度と覚えておいたら良いでしょう）であれば，気管挿管せずにすむ可能性が高いことが示されているのです[2].

　たとえば，FiO_2 60% で SpO_2 90%，呼吸回数 30 回/分の患者さんであれば ROX index は 5 となり，気管挿管は回避できる可能性が高いです．逆に，FiO_2 50% で SpO_2 95%，呼吸回数 50 回/分であれば ROX index は 3.8 となり，気管挿管になってしまう可能性が高いということになります．

　これを見ると酸素化だけでなく，呼吸回数も注意すべきだというのがよくわかると思います．このスコアの有効性が示されているのは細菌性肺炎が中心ですが，ほかの疾患においても酸素化と呼吸回数が大事なのは同じです．

　ハイフローセラピーを開始した場合，常にそれでうまくいきそうなのかどうかを考え，気管挿管になる可能性が高い場合にはしっかりと準備することが大事です．

● ハイフローセラピーと NPPV はどちらが良いの？

　ハイフローセラピーと NPPV はどちらが良いのか，これはとても難しい問題ですね．先ほど説明したように，PEEP や圧サポートが必要な状態，つまり心不全や COPD 増悪などでは NPPV のほうが良いのでしたね．

　では，今回のような肺炎の患者さんではどちらが良いのでしょうか．

1. 臨床試験の結果

　肺炎を中心とする急性 I 型呼吸不全の患者さんに対して，酸素療法とハイフローセラピー，NPPV のどれが良いのかを比較した有名な試験（FLORALI 試験）があります[3].　この試験ではハイフローセラピーが最も予後が良く，次いで酸素療法，NPPV という順で予後が良好でした．

ハイフローセラピー＞酸素療法＞NPPV

　この試験結果を見ると，「ハイフローセラピーは NPPV より良いんだ！」となるかもしれません．ただこの試験では，NPPV は閉鎖式回路で使用されていたり，1 日 8 時間しか使っていなかったり（なんと後の 16 時間は

ハイフローセラピーを使用しています），圧サポートを高めにかけていたり，
と色々な問題が指摘されています．そのため，現時点ではどちらが良いの
かははっきりわかっていません．

2. 総合的にみて判断を

　では，どうやって使い分けるのが良いのかというと，色々な視点から総
合的に判断するしかありません．病態生理，エビデンス，快適性，医療
者の慣れ，コスト，安全性など，たくさんの軸で評価することが大事です．
　もちろん病態生理やエビデンスから良さそうな治療を選ぶのがまず優
先されますが，それだけでは判断できません．それぞれの良い点，悪い
点を考えながら，医療スタッフや患者さん，家族みんなでどの呼吸管理
法にするのか判断するのが良いと思います（**表 1**）．

表 1　NPPV と比較したハイフローセラピーの長所と短所

長所

・加湿性に優れている
・インターフェース（マスク）の不快感が少ない
・排痰が容易にできる
・食事，会話が容易にできる
・リハビリがしやすい
・気道内圧が低いため気胸のリスクが少ない

短所

・PEEP 様効果はあるが弱い
・超重症例では対応が困難
・口呼吸の場合など外気を吸入することで酸素濃度が低下する
・インターフェースが顔の動きにより適切な位置からずれることがある
・重症化した際にいつ NPPV や挿管管理に切り替えるのか判断が困難である
・換気補助効果が乏しい

引用文献
1. Levy SD, Alladina JW, Hibbert KA et al：High-flow oxygen therapy and other inhaled therapies in intensive care units. Lancet 387 (10030)：1867-1878, 2016
2. Roca O, Caralt B, Messika J et al：An Index Combining Respiratory Rate and Oxygenation to Predict Outcome of Nasal High-Flow Therapy. Am J Respir Crit Care Med 199 (11)：1368-1376, 2019
3. Frat JP, Thille AW, Mercat A et al：High-flow oxygen through nasal cannula in acute hypoxemic respiratory failure. N Engl J Med 372 (23)：2185-2196, 2015

次に，看護師さんお願いします．リザーバーマスクからハイフローセラピーに変更後の経過はどうですか？

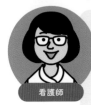
入室時はリザーバーマスク装着下で頻呼吸，努力呼吸やチアノーゼ，冷汗，頻脈が見られていましたが，ハイフローセラピー開始後，これらは消失しています．
FiO_2 は 60％ と酸素需要は多いですが，SpO_2 は 93％，呼吸回数は 25 回/分，ROX index は 6.2 で経過しています．

ありがとうございます．ハイフローセラピーの管理面ではどうですか？

耳と鼻腔内の不快感があるようです．耳の不快感に対しては，一時的に開口してもらったところ消失しました．

鼻腔内には損傷など異常はありましたか？

鼻腔内に明らかな異常はないですが，流量刺激と熱さの訴えが続くので，装着不耐の徴候と皮膚損傷に注意しています．
熱さが原因で装着継続が困難な場合，加湿温度を 34℃ に下げても良いですか？

管理上の注意点
・耳の不快感
・鼻腔内の不快感（流量刺激，熱さ）

そうですね．短期的には 34℃ のほうが楽かもしれませんが，長期になると乾燥が強くなることがあります．

そうなんですか．

この患者さんは細菌性肺炎に罹患していますが，温度を下げて加湿不足になると，痰の硬化や気道クリアランスの低下をまねいて排痰困難になる可能性もあるので，安易な温度変更は避けたいところです．

管理上の注意点
・気道の乾燥

わかりました.

患者さんの喀痰は多いですか?

2〜3時間ごとに粘稠性の黄色痰が喀出されていますが, 少し減ってきているようです.

わかりました. 熱さ不耐でハイフローセラピーを継続できないと, そもそも酸素化を維持できなくなるので, 一度温度を下げて様子を見ましょう.

はい.

ただし, 痰の性状の変化や加湿不足の徴候があれば, すぐに教えて下さい. ほかに, 患者さんのことで気になることはありますか?

ハイフローセラピーなので, 装着したままで会話や飲食が可能なことがとても励みになるそうです.

それは良いですね.

ただ, 面会時にお話に熱中して, SpO_2 が 82％まで低下して肩呼吸をしているわりに自覚症状に乏しく, 酸素化が悪化しがちです.

管理上の注意点
・会話による酸素化の悪化

なるほど. 急性期なのでどうしても治療が優先になりますが, 面会で闘病意欲も湧くし, QOL や ADL の維持も大切.
しかし, 自覚症状に乏しいのは気になりますね…….

そうなんです.

患者さんに目標 SpO_2 値を伝えて, それを目安にした労作工夫を促しても良いかもしれません.

それと，実は，夜間の巡回で，鼻カニュラがずれているのを発見してヒヤリとしました！　寝返りの時にずれたのだと思います．

早めに気づけて良かったです．

考えてみると，ハイフローセラピーには人工呼吸器やNPPVのように，デバイスが外れたことを知らせるアラームがないので，外れてもスタッフは気づきにくいと思うんです．
万一外れてしまっていたら……，と思うととても不安です．

管理上の注意点
・デバイスの外れ

そうですね．ハイフローセラピーの鼻カニュラは，それ自体の重みで脱落しやすいのですね．その予防のためにAIRVO™2にはクリップが2か所あるので活用しましょう（p.113 図1参照）．

2か所のクリップの活用を徹底します．

お願いします．ハイフローセラピー中の患者さんの鼻カニュラが外れてしまうと，著しい低酸素血症になってしまいかねません．ハイフローセラピーでは，デバイスの確実な装着と，異常の早期発見への対策がとくに重要なのです．

わかりました．異常の早期発見のために，生体モニター使用とアラーム設定のうえで，スタッフステーションに近いお部屋にしています．

ありがとうございます．引き続きよろしくお願いします．

解説

● 呼吸状態の観察時は何に注意したら良いの？

呼吸状態の観察においても，「酸素化」と「換気」を分けて考えることが大事です．

> ・酸素化の評価：SpO_2，PaO_2
> ・換気の評価：PaO_2，呼吸回数，呼吸様式
> ・安静時と労作時とでどのように呼吸状態やバイタルサインが変動するかの評価

重症の呼吸不全の患者さんでは経皮的動脈血酸素飽和度（SpO_2）が一旦低下すると吸入酸素濃度（FiO_2）を上げても酸素化の改善に時間がかかり，強い呼吸困難が続きます．この呼吸困難は，生命の危機を想起させ高度の恐怖や不安につながるだけでなく，不穏やせん妄を誘発して治療の妨げになるケースが少なくありません．保清や食事，排泄などの労作時は予防的酸素投与を行うなど対処しましょう．

ココ重要です！

自覚症状に乏しい患者さんには，目標 SpO_2 値を伝え，モニターを見てもらいながら労作を調整してもらうなどの教育的介入が効果的です．労作工夫の教育的介入は理学療法士や作業療法士と協力して行うととても有効です．

予防的酸素投与については後述します（p.126 参照）．

● ハイフローセラピーを行っている時は何を観察したら良いの？

ハイフローセラピーを行っている時は，以下の 5 つの事項に注意して観察しましょう．

1. FiO_2 の調節と合併症の予防

ハイフローセラピーを行っている患者さんは重症の呼吸不全であることが多く，呼吸状態を常に評価することが重要です．

・SpO_2 値の確認

SpO_2 が目標値から逸脱している場合，FiO_2 を調整し SpO_2 が目標の範囲内になるようにします．

必要以上の酸素濃度で投与を続けてしまうと，CO_2 ナルコーシスなどの合併症を起こす危険があるので，目標 SpO_2 値の上限を超える場合はすみやかに FiO_2 を下げる必要があります．

・身体所見

ハイフローセラピーの場合，非侵襲的陽圧換気療法（NPPV）や人工呼吸器のようなグラフィックモニターがないので，身体所見がとても重要です．定期的に呼吸音聴診，呼吸回数や呼吸様式の視診を行いましょう．頻呼吸や肩呼吸，陥没呼吸，鼻翼呼吸などの所見があれば努力呼吸の徴候です．ほかのバイタルサインとあわせたアセスメントを通して，全身状態を把握しましょう．

すぐに計算ができて情報共有しやすい前述の ROX index のような評価ツールも有効です．

2．急変対応

著しい呼吸状態の悪化・急変が予測される状況では，コードステータスや治療計画に沿ったすみやかな急変時対応（NPPV 装着や気管挿管準備）に行動を移せるように準備をしておくことも大切です．

病棟スタッフ間で急変時の対応を情報共有しておくと，有事の際のすみやかな行動につながるでしょう．

3．デバイス管理

酸素療法に使用する各種デバイスは正しく装着することが大前提ですが，ここではハイフローセラピー特有の注意すべき事項について考えてみましょう．

ハイフローセラピーでは高流量・高濃度の酸素ガスを持続投与している場合があり，短時間でも外れていると患者さんは容易に低酸素状態となる恐れがあります．そのため，確実な装着を徹底することが重要です．

・脱落対策

たとえば AIRVO™2 には，鼻カニュラそのものの重みによる脱落対策として，クリップが2つあります．1つは，頬のあたりのベルト部分にフックのような形状のクリップを引っ掛けることで，鼻にかかる鼻カニュラの重みを逃す役割のものです．もう1つは，蛇管にクリップとしてセットされていて，患者さんの服に留めることで蛇管の重みを逃す役割のものです．確実な装着のために，必ずこの2つのクリップを活用しましょう（図1）.

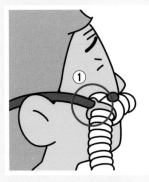
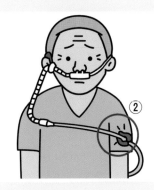

図1　クリップによる固定

・アラーム機能がないことに注意

　ハイフローセラピーには，デバイスが外れたことを知らせるアラーム機能がないことも念頭に置いておかなければなりません．そのため，生体モニターの装着とアラームを設定してのモニタリング，ダブルチェック，定期訪室などを通して装着状態も必ず観察しましょう．

　この時に，蛇管の内側に結露が溜まっていないか，あわせて確認しましょう．とくに夏場の冷房で室内が冷える時期は，加温加湿器と室内との温度差で蛇管内に結露が生じやすいです．排水しないと結露はどんどん溜まり，患者さんの鼻腔に逆流して誤嚥してしまうことさえあります．

　そのため，蛇管も定期的に確認し，結露があれば患者さんから一度鼻カニュラを外して，蛇管を持ち上げて結露の水を加湿水のポットまで逆流させて戻す，戻せないくらいの量の時は蛇管ごと交換する，などの対処が必要です．

・デバイス不具合時への備え

　万が一，ハイフローセラピーに不具合が生じた際に急場を凌ぐためのデバイス（酸素のフローメーターやリザーバーマスク，バッグバルブマスクなど）をベッドサイドに準備しておくと，より安全です．

　本症例のように，急変リスクが高い患者さんは可能な範囲でスタッフの目が届きやすい部屋に入室してもらうことも，異常の早期発見へとつながるでしょう．

4. 装着不耐への予防と対応

　ハイフローセラピーにおいては，患者さんから持続的な装着の協力が

得られるよう環境を整備することも，看護師の大切な役割です．強い勢いで鼻元に 37℃の酸素ガスが常時流れてきますので，その刺激や痛み，熱さ，耳の違和感，熱い蛇管が身体に触れる，などに由来する不快感に耐えきれず，患者さんが鼻カニュラを外してしまうことがあります．このような不耐の状態には必ず前兆がありますので，前兆を見逃さないで対応しましょう．

たとえば，ハイフローセラピーの呼気終末陽圧（PEEP）様効果による耳閉感は，どうしても強い場合には，一時的に開口することにより解消されることがあります．熱さを訴える場合は，蛇管が身体に触れないように工夫したり，冷罨法の提供により和らげることができます．

どうしても鼻の中が熱くて耐えられない場合は，加温加湿器の温度を下げる方法がありますが，この場合は加湿不足になっていないか必ずフォローしましょう．とくに喀痰の多い患者さんの場合，加湿不足により排痰困難を誘発する可能性がありますので，「熱い」という訴えがあるからといって安易に温度を変更することは避けましょう．

ココ重要です！

また，加湿のための蒸留水が無くなることがないよう，こちらも必ず定期的に確認しましょう．

5. 皮膚損傷の予防

長期間ハイフローセラピーを使用していると，鼻カニュラによる鼻腔粘膜への持続的な刺激により潰瘍を生じることがあります．NPPV の症例④で詳しく述べますが，これは医療関連機器圧迫創傷（MDRPU）と呼ばれるものです（p.207 参照）．

ハイフローセラピーでも鼻腔内に発生しうるので，毎日の観察を通した異常の早期発見が大切です．頬のクリップ部分も MDRPU の形成要因になりうるので，定期的にクリップをスライドさせて装着部位をずらすなどの対策が必要です．

AIRVO™2 を装着して一般病棟に移りましたが，その後は順調ですか？

はい．順調です．
今回は機械面で臨床工学技士さんにサポートしてもらいました．

臨床工学技士

AIRVO™2 活躍しているのですね．安心しました．

ありがとうございます．

今回も AIRVO™2 に移行するまで色々ありましたね．

そうなんです．リザーバーマスクも使用したのですが，SpO2 が改善しなくて……．

リザーバーマスクで 10L/ 分で使用していましたね．あまり SpO2 が改善しなかったということですが，マスクはしっかり密着していましたか？

顔の形状から，もしかしたらしっかり密着していなかったかもしれません……．

リザーバーマスクは密着していないと外気が取り込まれて，実際の FiO2 は低くなってしまいますよ．

それはどうしてでしょうか？

リザーバーマスクは，酸素を溜めるリザーバーとマスクの間に一方向弁がついています．

二酸化炭素の再吸入を防ぐ目的ですね.

その通りです.
ただ,肌とマスクに隙間がある場合,肌—マスクの隙間と一方向弁の空気抵抗をくらべた際は,肌—マスクの隙間の空気抵抗が低いので,外気のほうが取り込まれてしまうんですよ.

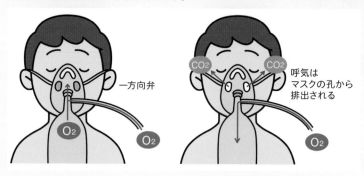

一方向弁

呼気は
マスクの孔から
排出される

O_2

CO_2 CO_2

O_2

O_2

そうなんですね.
ありがとうございます.次の機会ではマスクの密着度も注意して見たいと思います.

そうですね.

今回ハイフローセラピーを行うにあたって,ブレンダータイプではなくAIRVO™2 を選択していますが,どういった理由で AIRVO™2 を選択したのですか?

酸素ブレンダータイプのハイフローセラピーシステムは圧縮空気配管と酸素配管が必要なのに対して,AIRVO™2 は酸素配管のみで使用できますよね.
今回は,呼吸状態が安定すれば一般病棟への転棟を検討しているとのことだったので,AIRVO™2 を薦めさせてもらいました.

なるほど.そうだったのですね! ありがとうございます.

解説

● 低流量システムの酸素療法ってどう使い分けるの?

酸素療法には,「低流量システム」と「高流量システム」の 2 種類があり, 流せる酸素の量によって分類されるのでした.

たとえば, 一回換気量が 500mL かつ吸気時間が 1 秒の場合, 1 秒間に 500mL の吸気流量(500mL/秒)が必要になります. これを分に換算すると 500mL × 60 秒＝ 30L/分の流量となります. この 30L/分が標準となっていて, 30L/分以上流せるものが高流量システム, それ未満が低流量システムです.

本症例で使用していた鼻カニュラやリザーバーマスクは, 低流量システムに分類されます.

1. 低流量システムの特徴

低流量システムの特徴は, 患者さんの吸気流量が酸素流量を上回るため, 不足分は外気を取り込むことです. たとえば, 酸素を 3L/分で投与すると, 患者さんは 30L/分から 3L/分を引いた 27L/分の外気と 3L/分の酸素を吸い込むことになります. そのため, 低流量システムでは外気の吸入が大きく関係していることを念頭に置くことが大変重要です.

・鼻カニュラ

鼻カニュラは装着時の違和感が少なく, 使用中でも食事や会話ができ, 安価で簡便なことから, 酸素療法を開始する時に選択しやすいデバイスといえます.

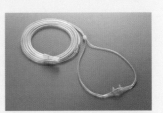

写真提供：アトムメディカル

酸素流量 患者さんの経皮的動脈血酸素飽和度(SpO_2)を観察しながら調節し, 5L/分以下で設定

ここで注意が必要なのが, SpO_2 が上がらないからといって, むやみに酸素流量を上げないことです. 鼻カニュラは 6L/分以上では吸入酸素濃度(FiO_2)の上昇は期待できませんし, 鼻腔へ酸素を投与しているので, 少なからず鼻腔粘膜にも刺激を与えてしまいます.

あと 1 つ注意してほしいこととして, 患者さんが口呼吸を中心に行って

ココ重要です！

いる場合も鼻カニュラの効果が十分に得られないので，ほかのデバイスに切り替える必要があるということです．

・リザーバー付き鼻カニュラ

鼻カニュラの流出口にリザーバー（20mL）が付いているリザーバー付き鼻カニュラ（オキシマイザー）は，呼気時にリザーバー部分に酸素を蓄えることが可能で，鼻カニュラとくらべて最大で75%の酸素使用量の節約が可能です．

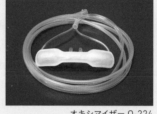

オキシマイザー O-224
写真提供：日本ルフト

酸素流量 リザーバー部分に負荷をかけるおそれがあるため，7L/分以下で設定

使用上の注意点として，内蔵のリザーバー部分は薄い膜でできており，それに水が付着するとリザーバーが機能しなくなってしまいます．そのため，加温加湿システムと併用する場合は，結露が発生していないか確認し，チューブ内に水分が溜まってしまった場合は，リハビリなどでベッドを離れる時などに，リザーバー付き鼻カニュラを吊るして自然落下で水分を落とし，その後乾いた酸素・空気などを流して乾燥させてから使用するようにします．

・簡易酸素マスク

簡易酸素マスクは，一般的に鼻カニュラで低酸素血症が改善されない時に選択されます．

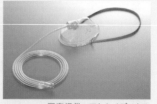

酸素流量 5〜8L/分で設定し，目安のFiO$_2$ 40〜60%で投与可能

写真提供：アトムメディカル

鼻カニュラと異なり口と鼻を覆うため，圧迫感や声がこもるので会話がしにくいなどの特徴があります．

マスク内に呼気が滞留してしまうので，酸素流量は5L/分以上で使用しなくてはなりません．使用中は，マスク内の呼気の滞留に注意し，5L/分未満で使用する場合は，呼気の再呼吸による動脈血二酸化炭素分圧（PaCO$_2$）の上昇に注意が必要です．

・リザーバーマスク

　リザーバーマスクは，FiO_2 60％以上の
酸素投与が可能なデバイスです．リザー
バーマスクを選択する場面としては，ほ
かのデバイス（鼻カニュラや簡易酸素マ
スク）を使用しても低酸素血症が改善さ
れない時が挙げられます．

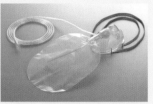

写真提供：アトムメディカル

　リザーバーマスクで一番のポイントは，効率良く酸素投与するために，
リザーバーとマスクの間に一方向弁を設けて，マスク本体に外気の流入を
防ぐ閉鎖系を目指した構造だということです（p.116 参照）．このことを念
頭に置き，閉鎖系ゆえの特徴を理解しておくことが大切です．

酸素流量　6L/分以上で設定

　6L/分未満で使用してしまうとリザーバーに酸素が溜まらず，閉鎖系ゆ
えに呼気を再呼吸してしまい，$PaCO_2$ が上昇してしまう可能性があります．
その反対に，マスクが顔に密着していないとその隙間から外気を取り込ん
でしまい，FiO_2 が下がります．

　また，リザーバーがしっかり膨らんでいることを確認し，リザーバーの
伸縮を観察することが非常に重要です．6L/分以上の酸素流量でもリザー
バーがしぼんだままという場合には，適宜酸素流量を上げていきますが，
リザーバーそのものが破損してリークしている場合もあるので注意が必要
です．

●酸素療法の加湿ってどうしたら良いの？

・酸素デバイスからの吸気流量と外気からの吸気流量

　酸素療法を行う時，鼻腔の乾燥を防ぐために酸素の加湿が絶対に必要
だと思っている人もいるかもしれませんが，本当にそうでしょうか．

　たとえば，一回換気量が 500mL（吸気時間 1 秒）で，鼻カニュラを
用いて 3L/分で酸素投与を行うと，酸素は配管から 50mL（3L ÷ 60 秒）
流れ，残りの 450mL は大気中の空気を吸い込むことになります．一回
換気量の 9 割は大気中の空気ですので，酸素デバイス側の加湿を行って
も微々たるもので，外気の加湿状態のほうが吸気の加湿に大きく影響を
与えることがわかりますよね．

　つまり，酸素デバイスからの吸気流量と外気からの吸気流量をしっかり
イメージすることが大切です．外気の加湿状態が酸素療法の加湿に大きく

ココ重要です！

影響を及ぼすことを考えると，むやみに酸素療法デバイス側の加湿を上げるより，部屋の加湿状態を上げたほうがより効果的な場合もあることを念頭に置いてください．

「酸素療法ガイドライン」[1]では，鼻カニュラでは3L/分，ベンチュリーマスクでは酸素濃度40%まではあえて加湿する必要はないとされており，酸素加湿は患者の状態をみて柔軟に対応することが大切です．

・ヒュミディファイヤー方式

鼻腔や口腔の乾燥を強く訴える患者さんには，ヒュミディファイヤー方式（低流量システム）の導入を検討します．ヒュミディファイヤー方式（低流量システム）は酸素を蒸留水に通して気泡を発生させることにより「加湿」します．イメージ通り，酸素をただ蒸留水に通しているだけなので，必ずしも加湿効果は高くありません．「少し加湿を加える」程度の認識をもっておくと良いでしょう．

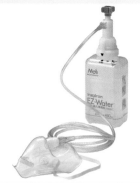

EZウォーター インスピロン®ネブライザー
写真提供：日本メディカルネクスト

● ハイフローセラピーの機器選択ってどうするの？

近年，多くのメーカーからハイフローセラピーの機器が登場しており，選択に苦慮することがあります．ハイフローシステムの基本構造は，「駆動源」「加温加湿器」「鼻カニュラ」「専用回路」で構成され，各機種でそれぞれの構造と特徴があるため，それぞれの特徴を理解して使い分けることは非常に重要です．

今回の症例のように「一般病棟で使用する」となると，機器選択に重きを置く点は「駆動源」です．施設によりますが，一般病棟では酸素配管はあっても，圧縮空気配管まで設置してあることはなかなかありません．そのため，酸素配管だけで使用できるハイフローセラピー機種が第一選択になります．

それぞれの特徴を以下に示します．

ココ重要です！

・酸素ブレンダ

・圧縮空気配管を必要とするものと必要
　としないものがある.

・圧縮空気配管と酸素配管を使用して混
　合ガスを作成する.

・等圧減圧弁があり, 圧縮空気配管と酸
　素配管の出力圧力を常に等圧にするこ
　とができる.

・等圧供給された空気と酸素を必要な酸
　素濃度となるように調整し, 供給する.

・低流量でも安定した酸素濃度の供給が
　可能なため, 小児領域で活躍している
　ハイフローセラピーの機器に搭載されていることが多い.

・圧縮空気配管が必要なため, 使用範囲は狭くなる.

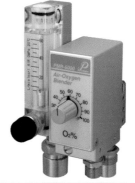

PMB-5000
写真提供：アイ・エム・アイ

・ベンチュリータイプ

・圧縮空気配管を必要とせず, 酸素配管
　からの酸素ガスにベンチュリー効果を
　利用して周囲の外気を引き込み混合さ
　せ, 高流量（20 〜 50L/分）を作り出
　すタイプである.

・酸素配管さえあれば使用できる一方
　で, ベンチュリー特有の騒音や, 酸素
　濃度を 32％以下にすることができない
　など, 使用しにくい場面が多々ある.

・回路抵抗の変化によって, 送気流量と
　酸素濃度が変化する.

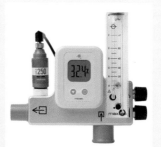

MaxVenturi®
写真提供：カフベンテック

・同一条件でも, 鼻カニュラのサイズや位置の変化によって設定より流
　量が減少し, 予想以上の高濃度酸素を供給してしまうこともあるため,
　注意が必要である.

・新しく登場したフロージェネレーターは, 圧縮空気配管を必要とせず,
　外気の空気を圧縮することで高流量とするベンチュリー効果を利用しな
　い構造のため, ベンチュリー効果の欠点を補うものである.

・高流量酸素療法専用機（加温加湿器・フロージェネレーター）

・近年，加温加湿器と回路が一体であり，かつ高流量酸素療法を行える
システムが各メーカーから登場している．

・基本的な概要は，酸素濃度 21 ～ 100%，最大流量 60L/分，加温加
湿 31 ～ 37℃となっている．

・機器ごとの特徴を理解し，使用する現場に適応した機器を選定するこ
とが重要である．

● AIRVO™2（ここでは AIRVO™2 について解説する）

・AIRVO™2 は，加温加湿器とフ
ロージェネレーターが一体化した
機器であり，酸素流量計から本体
背部の外気取り込み口に酸素を流
して使用する．

・静音性にすぐれており，機器本体
がコンパクトであることと圧縮空
気配管が不要なことから，一般病
棟で非常に使用しやすいのが特徴
である．

・流量：10 ～ 60L/分（成人用モー
ド），2 ～ 25L/分（小児用モード）
酸素濃度：21 ～ 100%
加温加湿：31 ～ 37℃（3 段階）
の範囲で設定でき，1 台で乳児か
ら成人まで幅広く使用できる．

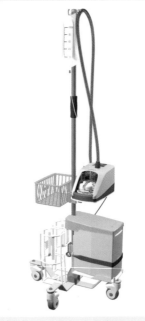

写真提供：フィッシャー＆パイケルヘルスケア

・加温加湿原理は pass-over 式を
採用しており，送気ガスが本体内
部を通過するため，使用ごとに本体内部を熱消毒する必要がある．

・酸素濃度は直接設定できず，酸素濃度の表示を見ながら酸素流量計を
調整する必要があるため注意が必要である．

引用文献
1. 日本呼吸器学会肺生理専門委員会，日本呼吸管理学会酸素療法ガイドライン作成委員会：酸素療
法ガイドライン．メディカルレビュー社，2006

リハビリは今どこまで進んでいますか？

理学療法士

四肢の筋力トレーニング，坐位・立位練習といった離床，日常生活動作練習を行っています．

全身の筋力は問題なさそうですけど，この患者さんは安静時の FiO_2 が昨日より上がってきていますよね？　労作時における呼吸はどうですか？

安静時における酸素需要が増えているなか，リハビリをこのまま積極的に進められるかどうか微妙です……．

昨日の立位練習後の状態
・SpO_2：84% まで低下　　・呼吸回数：35 回/分に増加
・呼吸困難感強く，修正 Borg スケールは 5（強い）

この患者さんは身体を動かすたびに，運動誘発性低酸素血症（EIH）が生じ，吸気努力が強くなり，呼吸仕事量が増えてしまうのが辛いようですね．

こういう状況でのリハビリって，患者さんにとっては大変ですよね．何か気を付けていることはありますか？

運動を効率的に行えるように運動前に呼吸練習，呼吸体操などのコンディショニングを行ってから動くようにしています．

なるほど．それでも実際には EIH が強く，労作時呼吸困難が認められているのですね．
運動によって吸気努力が高まってしまっていることを考えると，リハビリ前に予防的に FiO_2 を上げてみてはどうでしょうか？

そうですね．運動中の酸素需要を考えると，それが良いかもしれません．ただ，どのくらい濃度を上げるべきか悩むところですね……．

FiO₂ をどこまで上げて良いのかは難しいですが，SpO₂ が 90% 以上を目標に調整すると良いかと思います．

わかりました．病棟での清拭や保清における SpO₂ の値の変化をふまえ，予防的に FiO₂ を上げてリハビリを行ってみます．
そして実際に SpO₂ の変化と，患者さんの吸気努力の有無を観察しながら動いて，EIH が軽減するかを評価します．

よろしくお願いします．ちなみに，この患者さんの呼吸筋力は問題ないのでしょうか？

胸郭のコンプライアンスは触診でも問題なかったので，確かに呼吸筋力は気になりますね……．
明日，スパイロメトリーで最大吸気圧を測ってみます．

ありがとうございます．また結果を教えてください！

●呼吸練習

●呼吸体操

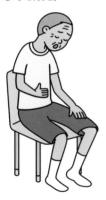

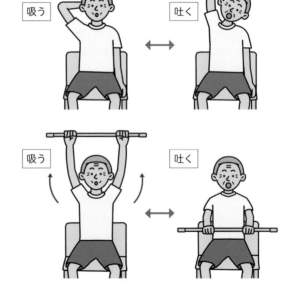

吸う　吐く

吸う　吐く

> 解　説

● 肺炎の患者さんに対するリハビリの効果は？

1．ディコンディショニング（骨格筋の萎縮）の予防

　皆さんは肺炎の患者さんにいつからリハビリを行っていますか？　入院してすぐでしょうか？　それとも肺炎自体の治療が終わってからも ADL が低下している場合でしょうか？

　「肺炎は肺の問題だから，そんなに早くリハビリしなくても良いんじゃないの？」と思う人もいるかもしれませんが，肺炎自体の治療が終わってからリハビリを開始しても，長期の安静臥床によって運動耐容能の低下や骨格筋の萎縮（ディコンディショニングといいます）が起こってしまうことがあります．そうすると ADL が低下して，入院期間が長くなってしまうということになりかねません．

ココ重要です！

　リハビリで肺実質の治療を行うことはできませんが，ディコンディショニングを予防することは可能です．実際に，肺炎で入院した患者さんに対して入院 24 時間以内にベッドからの離床を 20 分以上実施することが，入院期間を短縮する[1][2]との報告があります．これは早期からのリハビリ介入が，骨格筋量低下の予防や入院によって低下した ADL の改善に結びついた結果です．

2．効果的なリハビリ

　側臥位などの体位変換を用いた排痰や，換気の増大を目的とした腹式呼吸あるいは咳嗽練習といった呼吸理学療法よりも，セラバンドを用いた筋力トレーニングや平地歩行など運動ベースのリハビリプログラムを行ったほうが，歩行距離，骨格筋力，息切れの改善が大きかった[3]ことが報告されています．

　骨格筋に問題がない患者さんに対しては，早期から積極的に運動ベースのリハビリプログラムを行い，ディコンディショニングの予防を図ることが重要となります．

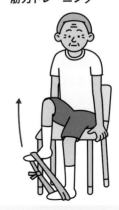

**●セラバンドを用いた
筋力トレーニング**

● ハイフローセラピーを使用している肺炎の患者さんにおいて, リハビリで得られるメリットは?

1. リハビリ開始時の注意点

　I型呼吸不全の患者さんは, リハビリ場面において運動に伴う呼吸回数や換気量の増加, 骨格筋における酸素消費量の増大に伴い, 酸素化が低下し, 浅速呼吸や呼吸数の増大とあいまってさらに酸素化が低下し, 運動誘発性低酸素血症 (EIH) を起こすことが考えられます. 実際のリハビリ介入の際には, 病棟生活における安静時・労作時の酸素投与量を確認し, 運動を行ううえで現状の酸素量で十分か否かを予測することが大切です.

　今回の症例では, 安静時に吸入酸素濃度 (FiO_2) 60% で経過しており, 生活場面において会話や食事などで経皮的動脈血酸素飽和度 (SpO_2) が 80% 前半まで低下している点から, リハビリ時は FiO_2 濃度を上げて実施することが望ましい状況です.

2. 酸素投与の効果

　EIH のある患者さんに対する酸素投与の効果としては, 呼吸回数や動的肺過膨張の減少, 加えて酸素運搬能の改善や, 運動関連の代謝性アシドーシスの減少が得られます. 酸素投与を行うこと自体が, 呼吸困難の軽減につながるということです. リハビリ中の SpO_2 の推移をみて, 90% 以上をキープできるように FiO_2 を規定していきます.

3. ハイフローセラピーを使用するメリット

　ハイフローセラピーを使用するメリットとしては, FiO_2 が 21 〜 100% まで調整可能であり, 高濃度の酸素投与が可能かつ自在に酸素濃度を規定できることで, 患者さん自身の呼吸困難の軽減につながります. また, 高流量の酸素ガス投与によって鼻咽頭腔の解剖学的死腔の洗い出し, 二酸化炭素の再呼吸の抑制, 吸気抵抗の減少などにより, 呼吸努力を改善し, 呼吸仕事量の軽減を図ることができます.

ココ重要です!

　さらに, 加温・加湿効果によって粘膜線毛クリアランスの最適化を図ることができるため, 痰の粘稠度が下がり, 排痰が促進され, 自己喀痰につながります.

　また, インターフェースの不快感が少なく, 会話が容易であるため, リ

ハビリ時のコミュニケーションがとりやすく，患者さん自身の呼吸変化を把握しやすくなります．

そして，呼吸困難の軽減につながることで，患者さん自身の運動に対する恐怖心を軽減する可能性もあります．ハイフローセラピーの使用によって楽に呼吸をできるようになり，運動に対するモチベーションが高まることで，実際の運動強度を高めたり，運動時間を延長したりすることが期待できるのですね．

先行研究でも慢性閉塞性肺疾患（COPD）急性増悪の重症例に対してではありますが，運動中におけるハイフローセラピーの使用は，自覚的呼吸困難や 6 分間歩行試験を改善したという結果が得られています[4]．ハイフローセラピーは患者さんのリハビリをより効果的に行う便利なツールになってきているわけです．

● ハイフローセラピーを使用している肺炎の患者さんに対するリハビリでのリスクは？

1. 換気のモニタリング

ハイフローセラピー使用時のリハビリのリスクとしては，換気がモニタリングできないため，リハビリ介入時には臨床的所見を常に把握していくことが必要となります．

具体的には，呼吸様式の変化がないか，呼吸回数の増加がないか，自覚的呼吸困難の変化，運動負荷後の SpO_2 最低値，リカバリーに要する時間など，運動前後での変化を自身でモニタリングすることが重要です．

2. デバイス，ルート類の管理

急性期でのリハビリ介入は，患者さんのモニタリングに加え，ハイフローセラピーのデバイスやほかのルートの管理など，目を配らなければならないポイントがたくさんあります．

ココ重要です！

体動に伴って鼻カニュラがずれることで，SpO_2 が急激に低下するリスクがあるため，事前準備としてリハビリ前に鼻カニュラのズレがないか，クリップの外れがないか，蛇管は固定されているか，動くうえで十分に長さが確保されているかの確認が必要です．

また，モニターなどのコード類が多い場合は，簡易なパルスオキシメーターを使用して，コード類を減らす，可能であれば事前に点滴ラインを最小限にすることで，安全にリハビリを進めることができます．

いざ，リハビリを行う場面において，自分一人ではリスク管理が不十分になると考えられる際には，ほかのスタッフにハイフローセラピーのデバイスやルート管理などの協力を依頼することで，離床や ADL トレーニングなどをより安全かつ効果的に行うことができます．

3．運動の制限

　リハビリ内容という点においては，ハイフローセラピー装着のために電源コードの届く範囲内でしかリハビリを行えず，また酸素消費量が多く，マンパワーが必要な点から，歩行訓練を行うことは難しいことが多いです．ベッドサイドにおいても蛇管の長さを考慮すると 2，3 歩の歩行が限界です．

　日々時間を計測しながら立位での足踏みを行う，ベッドサイドにて坐位で使用可能なエルゴメーターを用いて運動を行うなどが現実的な運動となるでしょう．

引用文献
1. Larsen T, Lee A, Brooks D et al：Effect of Early Mobility as a Physiotherapy Treatment for Pneumonia: A Systematic Review and Meta-Analysis. Physiother Can 71 (1)：82-89, 2019
2. Melgaard D, Baandrup U, Bøgsted M et al：Early mobilisation of patients with community-acquired pneumonia reduce length of hospitalization-a pilot study. J Phys Ther Sci 30 (7)：926-932, 2018
3. José A, Dal Corso S：Inpatient rehabilitation improves functional capacity, peripheral muscle strength and quality of life in patients with community-acquired pneumonia: a randomised trial. J Physiother 62 (2)：96-102, 2016
4. Tung LF, Shen SY, Shih HH et al：Effect of high-flow nasal therapy during early pulmonary rehabilitation in patients with severe AECOPD: a randomized controlled study. Respir Res 21 (1)：84, 2020

症 例 の 経 過

　ハイフローセラピー開始後，患者の酸素化は安定し，抗菌薬治療によって酸素化は改善傾向となった．4 日目にハイフローセラピーを離脱し，8 日目に退院となった．

ま と め

　急性 I 型呼吸不全に対して，低流量システムの酸素療法を開始するも酸素化が改善せず，ハイフローセラピーを使用した症例

- ハイフローセラピーは高流量で高濃度酸素が投与でき，さらに快適性も高いため，非常に有用なデバイスです．
- ただし，NPPV との使い分けや，気管挿管での人工呼吸器にいつ移行するかなど，難しい面もあります．
- ハイフローセラピーの使用に際して，鼻カニュラがずれやすかったり，モニターやアラームがなかったりと，使用に際しては注意が必要です．
- リハビリを行ううえで酸素化や換気効率の改善などのメリットもありますが，動ける範囲が限られるなどデメリットもあります．

2. 呼吸ケアカンファレンスの実際

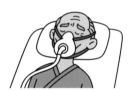

症例 2　急性呼吸不全〜I型呼吸不全の考え方
その②　NPPV

　82 歳男性．心房細動，慢性心不全のためかかりつけ医でフォロー中．5 日前から発熱，下腿浮腫を自覚し，2 日前から呼吸困難が強くなり受診し，細菌性肺炎および心原性肺水腫の診断で入院．

　受診時 SpO$_2$ 80%（室内気）と，低酸素血症を認めたため，単純酸素マスク（5L/分）での酸素療法を開始した．酸素療法を開始し SpO$_2$ は 92% と改善したが，呼吸困難が強く起坐呼吸を伴っていたため，NPPV を開始した．

受診時の動脈血液ガス（室内気）	NPPVの設定
・pH 7.45	モード：CPAP
・PaO$_2$ 50Torr	圧：6cmH$_2$O
・PaCO$_2$ 36Torr	FiO$_2$：40%

使用機器概略：V60 ベンチレータ

　V60 ベンチレータは，急性期で用いられる代表的な NPPV の人工呼吸器である．NPPV 専用機（高圧配管タイプ）で，吸入酸素濃度を 21 〜 100％に設定可能．独自のトリガーシステムの「Auto-Trak」によりリーク量が変化するなかでも適切にトリガーやリーク補正を行う．

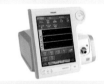

写真提供：フィリップス・ジャパン

呼吸ケアカンファレンスの様子

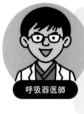

呼吸器医師

　今日の症例は，肺炎と心原性肺水腫を合併した患者さんです．最初は単純酸素マスクで酸素投与が開始されていますが，酸素化が悪く，また呼吸困難も強く，NPPV に変更となっていますね．動脈血液ガスからは I 型呼吸不全のようです．
　さて，B 先生，この患者さんに対して，なぜ NPPV を開始したのでしょう？

心原性肺水腫があったので NPPV が良いかなと思いました．ただ，この患者さんは肺炎も併発しており，肺炎にはあまり NPPV は使わないと聞いたことがあります．
ハイフローセラピーとか，もうすぐに挿管して人工呼吸管理としたほうが良かったでしょうか……．

"肺炎だったら NPPV を使ってはいけない"というわけではないですよ．ただ，確かに，肺炎に対する NPPV の有効性に関しては少しエビデンスが弱く，苦手な面はありますね．
一方，心原性肺水腫は，NPPV のすごく良い適応です．ですので，この患者さんのように，心原性肺水腫が呼吸不全のおもな原因と考えられる場合には，積極的に NPPV を使うのは良いと思いますよ．
もちろん，B 先生のいうように，NPPV を使用しても悪化していくような場合には，早めに挿管を考慮したほうが良いでしょうね．
ハイフローセラピーはどうでしょうか？

治療選択のポイント
・心原性肺水腫は NPPV の良い適応
・NPPV の肺炎に対する有効性はエビデンスが弱い

うーん，ハイフローセラピーは PEEP もかかるし，心原性肺水腫にも良さそうですが，なんとなく力不足な気もします……．

確かに，普通の酸素療法とくらべると PEEP 様効果もあるので，心原性肺水腫に対しても良いかもしれません．ただ，B 先生のいうように，ハイフローセラピーの PEEP 様効果はかなり低いので，心原性肺水腫を合併しているような場合には NPPV のほうが良いでしょうね．
ところで，モードを CPAP にしたのはどうしてですか？　NPPV ではほかにも代表的なモードで BiLevel PAP がありますよね．

治療選択のポイント
・心原性肺水腫に対しては，ハイフローセラピーの PEEP 様効果では弱い

"I 型呼吸不全だから"と，なんとなく CPAP にしたのですが……．
BiLevel PAP もよく使いますし，それでも良いような気がしてきました……．

いやいや，自分の選んだモードにちゃんと自信をもってください（笑）．
心原性肺水腫に対しては CPAP が標準的ですから，それで良いと思いますよ．
BiLevel PAP は換気不全を伴うような疾患，たとえば慢性閉塞性肺疾患（COPD）増悪とか拘束性換気障害の時に使います．心原性肺水腫は通常は換気不全を伴いませんので，CPAP で大抵うまくいきますよ．
では，設定はどうでしょうか？

治療選択のポイント
・心原性肺水腫に対しては，CPAP が標準

最初，マスクを付けるのを嫌がりそうだったので，一番弱い設定だった
・CPAP 4cmH$_2$O
で始めたんですが，あまり呼吸状態が改善せず，もっと圧を強くしたほうが良いかなと思って
・CPAP 6cmH$_2$O
に調整しました．

とても良いですね．CPAP は 5 ～ 10cmH$_2$O 程度で使うことが多いです．
酸素化や呼吸仕事量をみながら，適宜調整すると良いと思いますよ．

わかりました．ところで，この患者さんって酸素療法だけでも SpO$_2$ は 92% まで上がっていますよね．それでも NPPV を始めて良かったんでしょうか．

良い質問ですね．心原性肺水腫の場合，早めから NPPV を開始したほうが良いといわれています．
酸素療法で SpO$_2$ が改善しても，この患者さんのように呼吸困難が強かったり起坐呼吸があったりする場合には，早めに NPPV を開始するのが良いですよ．

解説

● 非侵襲的陽圧換気療法（NPPV）にはどんな効果があるの？

NPPV はマスクを用いていますが，あくまで人工呼吸器の一種です．第 2 章でも述べたように，NPPV は酸素化と換気を改善させるために用いますが，本症例では酸素化の改善がおもな目標です．

酸素化の改善のためには，

- ・吸入酸素濃度（FiO_2）を高くすること
- ・呼気終末陽圧（PEEP）をかけること

が大事なのでしたね．

NPPV はマスクを用いて患者さんの気道から肺にかけて一定の圧をかけることができます．これを「PEEP」といい，NPPV で PEEP をかける時のモードを「CPAP モード」といいます．

PEEP で虚脱した肺胞を広げると，息を吐いている間に血管に取り込まれる酸素の量が増えるため，酸素化が良くなります（p.19 参照）．それだけでなく，循環器系に対しても前負荷や後負荷を低下させることで酸素化を改善させるという効果もあるのでした．

ではどんな時に，急性呼吸不全に対して NPPV を開始したら良いかというと，

ココ重要です！

① 患者さんの呼吸困難の増強と呼吸仕事量の増加（頻呼吸もしくは呼吸補助筋の使用）を認める場合
なおかつ I 型呼吸不全においては
② 呼吸回数の増加
③ 動脈血液ガス上 P/F ＜ 200

がわが国の NPPV ガイドライン[1] では目安として挙げられています．

ただし，心原性肺水腫のように PEEP による治療効果が期待できるような場合には，この症例のように酸素化が比較的落ち着いていても，NPPV を早期から開始することが良い場合もありますし，個々の症例で考えることが大事です．

●NPPV の得意な疾患と苦手な疾患は？

NPPV は酸素化と換気を改善できる，と説明しましたが，どんな病気でも同じように有効というわけではありません．

1. 得意な疾患―心原性肺水腫

前述した心原性肺水腫は NPPV がとても有効な疾患で，NPPV ガイドラインでも強く推奨されています[1]．ほかには慢性閉塞性肺疾患（COPD）増悪に対しても有効ですが，これについては後述します．

2. 苦手な疾患―急性呼吸窮迫症候群（ARDS），気管支喘息

急性呼吸窮迫症候群（ARDS）や気管支喘息の重積発作などに対しては NPPV のエビデンスが少なく，前述した心原性肺水腫や COPD 増悪とくらべると有効性は低いと考えられています．

NPPV では気道確保がされていませんので，気道内圧を高くしすぎると空気が肺に入らず食道に入ったり，マスクと顔の間から漏れてしまいます（漏れのことを「リーク」といいます）．また，気道内圧を高くしすぎると不快感が強くなり，患者さんが NPPV の使用に耐えられないこともあります．

そのため，NPPV では人工呼吸器にくらべると低い圧を用いるのですが，それでは ARDS の虚脱した肺胞を広げたり，また気管支喘息発作で狭窄した気管支を広げたりすることができないことが多いのですね．よって，それらの疾患では NPPV の有効性があまり示されていないのです．

症例①で述べたように，ARDS を中心とする急性Ⅰ型呼吸不全に対して，ハイフローセラピー，NPPV，酸素療法を比較した FLORALI 試験では，NPPV が最も予後が悪かったという結果でしたね[2]．

ただ，NPPV は簡単ですみやかに行える治療ですし，NPPV で用いられる低い圧でも有効なケースは多くありますので，第 2 章で述べた禁忌がなければ，NPPV の有効性が低いとされている疾患でも，まず NPPV を試みるのは良いでしょう（p.35 参照）．

しかしそんなケースでも，NPPV で対応できなければすぐに気管挿管を行う，という点は忘れないよう気をつけておきましょう．

●NPPV のモードの使い分けはどうしたら良いの？

NPPV には「S モード」「T モード」「S/T モード」「CPAP モード」があ

るのでした．たくさんモードがあるようですが，大きくは CPAP モードと
それ以外に分けられます．

1.　CPAP モード

　CPAP モードは，サポート換気も強制換気も一切行わず，気道内圧を
一定の圧に保ち続けるモードです．そのため，換気に問題がなく，酸素化
の改善がおもな目的の場合に選びます．

　ちなみに，CPAP には上気道閉塞を改善させる効果もあるので，睡眠
時無呼吸症候群でも用いられます．

2.　その他のモード

　換気に問題がある場合にはサポート換気や強制換気が有効ですので，
CPAP 以外のモード（S モード，T モード，S/T モード）を用います．こ
れらのモードでは，吸った時の圧と吐いた時の圧が異なるので，2 つの圧
を使うという意味で「BiLevel PAP」と呼ばれます．

ココ重要です！

　そのなかでも，S/T モードが一番よく使われるモードです．基本的には
サポート換気が中心のモードで，自発呼吸があると同期してサポート換気
を行いますが，決まった時間経過しても自発呼吸が出現しなければ強制
換気（調節換気）を行います．

● 急性 I 型呼吸不全に対して，NPPV の設定はどうしたら良いの？

　CPAP モードでは気道内圧を一定の圧に保ち続けますので，その圧を
設定します．NPPV をいきなり高い圧から開始すると，患者さんは不快感
が強く嫌がってしまいますので，

> ・開始時：4 ～ 5cmH$_2$O 程度の低い圧で開始
> ・患者さんの受け入れが良好であれば，その後酸素化をみながら 8
> 　～ 10cmH$_2$O まで上げる

というステップで設定すると良いでしょう．

　上記以上の高い圧にすると，前述のようにリークが増えたり，不快感が
強くなったりするので，NPPV ではあまり用いることはありません．どうし
てもそれ以上の高い圧が必要な場合には，気管挿管下の人工呼吸器の適

応と考えるのが良いでしょう.

● NPPV 使用中に呼吸状態が悪くなったら，いつ挿管したら良いの？

NPPV 使用中に状態が悪化した際には，気管挿管して人工呼吸器に切り替える必要があります．前述の通り，NPPV ではあまり高い圧を用いることができません．そのため，病状が悪化しているのに NPPV で粘りすぎてしまうと，どんどん呼吸状態が悪くなったり，呼吸筋疲労が進んでしまったりして，予後が悪くなってしまいます.

NPPV を開始しても呼吸状態が良くならない時には，早めに気管挿管を行って人工呼吸器を用いることが大事です（**表 1**）.

ココ重要です！

表 1　NPPV 導入後の観察

NPPV 導入から 30 分〜1 時間後	改善がなければ，設定やマスクフィッティングを調整
さらに 2 〜 4 時間	臨床所見および，必要に応じて動脈血液ガスの確認 ➡改善がなければ，気管挿管を検討する

NPPV を導入したから安心するのではなくて，注意して経過をみないといけないのですね.

とくに NPPV の有効性があまり示されていない疾患，たとえば気管支喘息発作や ARDS などではより早めの挿管を考えます．気管支喘息発作では呼吸状態の急激な悪化をきたしやすいですし，ARDS では努力呼吸によって肺胞傷害がさらに進んでしまったりするので，NPPV で粘るのは要注意です.

引用文献
1. 日本呼吸器学会 NPPV ガイドライン作成委員会：NPPV（非侵襲的陽圧換気療法）ガイドライン 改訂第 2 版. 南江堂, 2015
2. Frat JP, Thille AW, Mercat A et al：High-flow oxygen through nasal cannula in acute hypoxemic respiratory failure. N Engl J Med 372 (23)：2185-2196, 2015

さて，次は看護師さんにお願いします．この患者さんは NPPV を使って
いますが，マスクフィッティングはどうですか？

看護師

マスクフィッティングでは，リークが多く，患者さんの顔に合わせると
少し大きめでした．
人工呼吸器に慣れてなかったことや，痰が多く咳嗽が起こるたびに人
工呼吸器との同調性が悪くなることがあり，患者さんからは「マスクの
圧迫が苦しい」との訴えがありました．

そうですか．

はい．それに，リークを減らそうとして，固定ベルトでかなり締め付けて
いたため，患者さんの顔の特徴に合わせて 1 サイズ小さいものに変更しま
した．

褥瘡などは大丈夫でしたか？

頬がこけている部分や，圧迫されて皮膚が発赤している部分には保護テー
プを使用しました．患者さんから「呼吸が少し楽になってきた」といわれ
ました．
管理上の注意点
・マスクのサイズ　　・リーク　　・発赤など皮膚の状態

ありがとうございます．マスクフィッティングは NPPV を使ううえですごく
重要ですよね．
ところで，この患者さんではアラームがよく鳴っているようですが，どう対
処していますか．

アラームの原因は，低換気アラームとリークによるものでした．この患者
さんは痰が多く，喀痰のために患者さん自身でマスクを外そうとして低換
気アラームが鳴り，そのままずれた状態でマスクを装着するためにリーク
アラームが頻回に鳴っていました．

そうだったんですか．

マスクを外すと SpO₂ の低下もみられていたため，適時看護師が排痰介助を行い，SpO₂ の低下や呼吸数の増加，呼吸負荷の状態に合わせて，リザーバーマスクを併用していました．

それは大変でしたね．リークについてはどうでしょうか？

リークに対しては固定ベルトを強めて対応していたようですが，そのせいで患者さんの鼻根部に発赤ができ始めていました．先ほどフィッティングを調整し，1 サイズ小さいマスクへ変更したので，リークも改善し，圧迫も解除できました．

管理上の注意点
・アラームの原因検索　　・呼吸状態の確認

わかりました．ほかにこの患者さんで気を付けていることはありますか？

慢性心不全があるので，NPPV による陽圧換気を行うことで静脈還流量減少による血圧低下をきたす可能性があります．そのため，血行動態の変動には注意しています．

痰についてはいかがですか？

この患者さんは咳嗽力が弱そうですし，NPPV 装着時は口腔内が乾燥傾向にあるため，NPPV を開始してから少し痰の喀出が困難なようです．痰を気道内に押し込んでしまわないよう，こまめに排出してもらうようにしています．

そうですね．

呼吸状態や呼吸音，喀痰の状況，口腔内の環境などを観察し，適時看護介入していきます．

管理上の注意
・血行動態の確認　　・喀痰　　・口腔内の観察

色々細やかなケアが必要ということですね．よろしくお願いします．

● 非侵襲的陽圧換気療法（NPPV）のマスクフィッティングはどうしたら良いの？

1．患者さんへの事前説明

　NPPV のマスクは圧迫感があり，不快感や苦痛を生じることがあります．患者さんによってはマスクを拒否して装着できなくなったり，装着できたとしても不穏状態になってしまうこともあります．

　そのため，装着前に患者さんの病状，NPPV の必要性，NPPV を導入することによって呼吸が楽になることなど，患者さんに十分説明し，マスク装着に協力してもらうことが必要です．

2．マスクの装着

　装着時には，患者さんへの声かけを行いながら医療者がマスクを手に持って，マスクを押し当てるのではなく患者さんの顔に「のせる」ようにつけてみます．

　しばらく用手的にマスクをつけ，呼吸状態と患者さんの状態をみながら，マスクの装着感や人工呼吸器との同調性を感じてもらいます．

3．マスクの固定

　慣れてきたら，左右・上下のバランスを意識して固定ベルトを付けます．できれば，1 人がマスクを固定し，もう 1 人が固定ベルトの装着を行うと良いでしょう．

　左右，上下のバランスが悪ければ，マスクがよれて圧迫やリークの原因になります．固定ベルトは 1 人で左右を同じ力で引っ張り，ヘッドギアと顔の隙間に指が 2 本入る程度に固定します（額のアームのあるマスクでは，アームが額に軽くあたる程度にします）．

●マスク装着の手順の例

①マスクを直接保持して換気させながら，マスクフィッティングを行う.

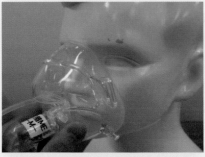

マスクの位置を調整し，リークが少ないポジションでフィッティングする.
※マスクの位置やリークを確認してマスクを保持する.

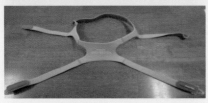

②ヘッドギアを患者さんの頭部に通す.

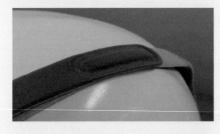

留め具を首側（下側）にして通す.

③マスクの上側のベルトを締め（仮止め），マスクは下顎の上で保持させる.

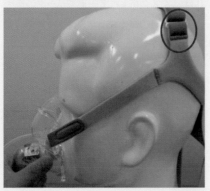

頭頂部にベルトを保持する.
バンドで長さを調整する.

④マスクの下側のベルトを締める（仮止め）.

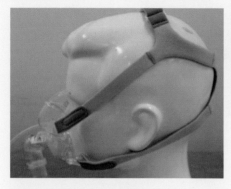

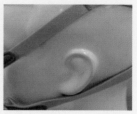

ヘッドギアで耳を塞がないように固定する.

⑤最適なマスクの位置を見つけたら，ベルトで固定する.

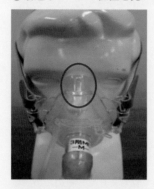

目頭からリークがある場合は，上側のベルトを締めて調整する.

⑥ベルトを締めて完成.

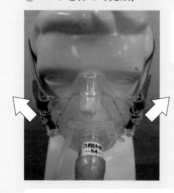

リークのないよう，ベルトの上部・下部を無理に締めないようにする.
マスクの位置やベルトを微調整して完成.

※ベルトを締め過ぎると，鼻根部などで潰瘍ができやすく，逆に高リークの可能性もある.　無理に締め過ぎず，マスクが合わない場合は別のサイズを検討する.

4. マスクフィッテングのポイント

フルフェイスマスクは，患者さんの顔の大きさや輪郭を確認し，リークを少なくするために，顔より少し小さめのサイズを選択します．マスクの上部は鼻根部，下部は下唇を覆うことがポイントになります．

5. 皮膚のケア

固定ベルトの締めすぎにより，マスクや固定ベルトの圧迫による皮膚損傷を起こすことがあるため，皮膚の弾力性や脆弱性をアセスメントし，こまめに皮膚の状態を観察する必要があります．皮膚の洗浄などを行い，皮膚を清潔に保ちます．

圧迫の好発部位を把握し，NPPVの使用が長期化する患者には，早期から皮膚保護材を使用します．発赤などがみられるようなら，次のケアに移行することが重要です．

●NPPVのアラーム対応はどうしたら良いの？

アラームは，患者さんの状態や設定モードに合わせて「最低分時換気量」「最低気道内圧」「無呼吸」「低電圧警報」「呼吸数」「リーク」などを設定します．

アラーム時は，まず患者さんの状態を確認したうえで，アラームの内容に対応していく必要があります（第3章「3. アラーム対応」参照，p.70）．NPPVは患者さんの自発呼吸がなければ成り立ちません．そのため，無呼吸アラームが鳴れば，ただちに患者さんの状態を確認し，自発呼吸の減少や停止などがあれば用手的換気を開始し，気管挿管への移行などを検討します．

ココ重要です！

●NPPVを使用している時って，何を観察したら良いの？

NPPV装着中は，以下の観察が必要です（**表1**）．

表 1　NPPV 装着中の観察

呼吸状態の観察			
・呼吸回数	・呼吸パターン	・呼吸音	・補助呼吸筋の動き
・胸郭の動き	・不快感	・NPPV と患者さんの呼吸との同調性	
・動脈血液ガス	・SpO₂		

バイタルサインの観察				
・心拍数	・血圧	・体温	・呼吸	・意識状態

・観察時のポイント

　NPPV 装着の苦痛から，せん妄症状をきたす患者がいるため，意識レベルを観察しながら，失見当識などが生じていないか，せん妄状態を起こしていないかなどにも注意して観察することが重要です．

　グラフィックモニターからは，一回換気量，分時換気量，リーク量，気道内圧などの観察を行い，人工呼吸器との同調性も観察していきます．換気量が十分得られていたとしても，患者さんから呼吸のしんどさや圧迫感などの訴えがあれば，その原因を追究して安楽が得られるように介助していきます．

　また，観察したデータから，NPPV の継続が可能かどうかを見極めていきます．患者さんの状態の改善がみられれば，NPPV の継続もしくは離脱を検討することが可能になります．注意が必要なのは，呼吸困難の増強やバイタルサインの悪化を認める場合には，次の対応として，設定の変更や気管挿管の有無を検討する必要があるため，早期に対応することが重要です．

では，臨床工学技士さんに NPPV のことを聞きたいと思います．この患者さんでは V60 ベンチレータを使っていますね．

はい，急性呼吸不全であれば V60 ベンチレータに代表される高圧配管タイプの NPPV だと酸素濃度の調整もできるので良いと思います．

そうですか！　なぜ急性呼吸不全だと NPPV 専用機（高圧配管タイプ）が良いのですか？

今回は FiO$_2$ 40％ですが，高濃度酸素投与もできますし，呼吸困難で不安定な呼吸に対しても，トリガー感度を自動調整してくれるので同調性も良く，急性期には好ましいですね．

それは頼もしいですね．

はい．それに，とくに急性心原性肺水腫に対しては，NPPV のガイドラインでも高濃度酸素投与できる機種が推奨されています．

ほかにどんな NPPV 機種のタイプがあるのですか？

NPPV 機種には 3 つのタイプがあります．
① NPPV 専用機（高圧配管タイプ）
・酸素濃度の調整ができる
・グラフィックモニターによる波形評価ができる
・急性呼吸不全で用いることが多い
② NPPV 専用機（酸素流量計タイプ）
・トリガーやライズタイムなど同調性を高める項目を細かく設定できる
・トレンドやイベントログを保存できるため，長期継続使用する慢性呼吸不全に用いることが多い
③ IPPV 用人工呼吸器（NIV モード[*]）
・1 台で気管挿管から抜管後の管理まで使用できる
・応答性はやはり専用機とくらべると劣る

---

[*]IPPV 用人工呼吸器で NPPV を行う際は「NIV モード」を選択します．

その 3 つのタイプは，どう使い分けるのですか？

① NPPV 専用機（高圧配管タイプ）➡急性期の患者さんに使用
② NPPV 専用機（酸素流量計タイプ）
　　➡慢性期の患者さんに使用
③ IPPV 用人工呼吸器（NIV モード）
　　➡集中治療領域で IPPV と NPPV を 1 台で行いたい時に使用
という風に使い分けます．

ありがとうございます．
先ほど患者さんを診察したのですが，ちょっと変な波形が見られました．
何が起こっていますか？

波形を見せてもらうと，"リーク" が起こっています．ボリューム波形の呼気の換気量が 0mL にならずに次の換気が始まっています．

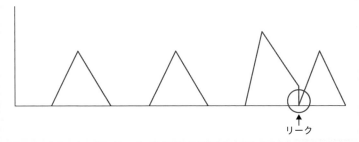

CPAP 6cmH2O ですが，リークが多いと患者さんが苦しいので，マスクフィッティングをし直しましょう．

● 非侵襲的陽圧換気療法（NPPV）機種ってどんな種類が あるの？

NPPV 機種には大きく下記に示す 3 つのタイプがあります（**表1**）.

表1 NPPV 機種の種類

タイプ	NPPV 専用機（高圧配管タイプ）	NPPV 専用機（酸素流量計タイプ）	IPPV 用人工呼吸器（NIV モード）
	写真提供：フィリップス・ジャパン	写真提供：フィリップス・ジャパン	写真提供：コヴィディエンジャパン
使用場所	集中治療領域や一般病棟	一般病棟や在宅	集中治療領域
メリット	・FiO₂ を設定できる ・リーク補正がすぐれている ・正確なモニタリングができる	・簡単な操作 ・リーク補正がすぐれている ・小型で持ち運びができる ・詳細なデータ（ログデータ）が長期間保存される	・FiO₂ を設定できる ・1 台で IPPV と NPPV ができる
デメリット	・IPPV 用人工呼吸器と同じくらいの大きさ	・FiO₂ が換気量やリーク量などに影響を受ける（不安定） ・高濃度酸素投与ができない	・人工呼吸器の機種によってリーク補正機能に差がある ・リークポートがない NPPV マスクしか使えない
特徴	・高圧配管を使用するため，FiO₂ を 21〜100% まで設定できる ・高濃度酸素投与や正確な酸素投与ができる ・リーク補正がすぐれており，同調性も良い	・詳細なデータ（ログデータ）から解析ができるため患者に合った設定の調整がしやすい ・酸素を本体または回路に投与するため換気量やリーク量などの影響を受け，FiO₂ が変動する	・1 台で IPPV と NPPV ができるため，スムーズに IPPV ↔ NPPV を変更できる ・人工呼吸器の機種によってリーク補正機能に差があるため，リークには注意する
酸素供給	酸素の高圧配管	酸素流量計	酸素・空気の高圧配管（ブロア内蔵の場合，酸素の高圧配管のみ）

1. NPPV 専用機（高圧配管タイプ）

　高圧配管から酸素を供給し，本体のブロワから室内の空気を取り込み混合・圧縮させて換気を行う人工呼吸器です．そのため，吸入酸素濃度（FiO_2）21 〜 100％と幅広い酸素濃度の調整ができます．

　NPPV 専用機（高圧配管タイプ）は，心原性肺水腫などⅠ型呼吸不全の患者さんには高濃度酸素投与が，慢性閉塞性肺疾患（COPD）増悪など CO_2 ナルコーシスのリスクがあるⅡ型呼吸不全の患者さんには正確な酸素濃度投与ができることで，さまざまな病態の患者さんに使用できます．

　また NPPV 専用機は，各種独自のアルゴリズムをもっており，常にリーク量が変化するなかでも適切にトリガーやリーク補正ができます．V60 ベンチレータでは「Auto-Trak」というトリガーシステムがあり，1 呼吸ごとに波形の時相をずらしたシェイプシグナルを

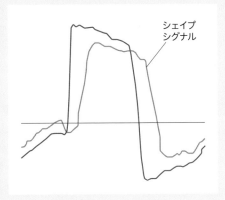

シェイプシグナル

用いて吸気トリガーと呼気トリガーを自動調整します．それにより，リークや呼吸パターンの変化の影響を受けにくくなります．その結果，少ない呼吸努力でトリガーされたり，オートトリガーやミストリガーが発生しにくくなります．

　NPPV 専用機（高圧配管タイプ）は，急性期の集中治療領域や一般病棟で使用します．

2. NPPV 専用機（酸素流量計タイプ）

　慢性期の患者さんが自宅で使用する人工呼吸器です．酸素投与は酸素流量計から行います．このタイプは，自宅で患者さんが使用できるように，簡単な操作性でかつコンパクトなうえ，NPPV 専用機（高圧配管タイプ）と同様にトリガーやリーク補正にもすぐれています．

　また，NPPV 専用機（酸素流量計タイプ）は，詳細データ（ログデータ）が保存されるため，夜間低換気や閉塞性睡眠時無呼吸症候群（OSAS）など夜間に呼吸パターンが変化する患者さんに対して，換気量やリーク量，無呼吸低呼吸指数（AHI）などを解析することができます．

たとえば，NPPV の不快感の原因が詳細データ（ログデータ）の解析によりリーク量の増加によるものであれば，マスクフィッティングや NPPV マスクの変更などを行います．詳細データ（ログデータ）を用いることで患者さん 1 人 1 人に合わせた調整を行うことができます．

一方で，NPPV 専用機（酸素流量計タイプ）は，本体や回路から酸素流量計を用いて酸素投与を行うため，換気設定やリーク量などによって FiO_2 が変動します．そのため，安定した慢性呼吸不全の患者さんを管理する一般病棟や在宅で使用します．

3. 侵襲的陽圧換気療法（IPPV）用人工呼吸器（NIV モード）

気管挿管下で使用する人工呼吸器に搭載されている「NIV モード」を使用して NPPV を行います．このタイプは，1 台で IPPV と NPPV ができるため操作性が同じであり，スペースも人工呼吸器 1 台分のみで十分です．また，FiO_2 は 21 〜 100％と幅広い酸素濃度の調整ができます．

一方で，IPPV 用人工呼吸器は「呼気ポートなし」の NPPV マスクを用います．そのため，NPPV 専用機で使用する「呼気ポートあり」のマスクほど豊富な種類がなく，選択肢が限られます．また，IPPV 用人工呼吸器は機種によってリーク補正機能に差があるため，リークが多い患者さんでは同調性が保たれない場合があります．

●NPPV 機種の使い分けはどうしたら良いの？

急性期では NPPV 専用機（高圧配管タイプ）で導入を行い，慢性期に移行すれば NPPV 専用機（酸素流量計タイプ）へ変更します．

集中治療領域での抜管後の NPPV では，NPPV 専用機（高圧配管タイプ），または IPPV 用人工呼吸器（NIV モード）を使用します．

●NPPV のマスクってどんな種類があるの？

急性期の NPPV マスクは，おもに①フルフェイスマスク，②トータルフェイスマスク，③ヘルメット型マスクが用いられます．

また，NPPV マスクは「呼気ポートあり」のタイプと，「呼気ポートなし」のタイプに分けられます．

1.　マスクの形状

・フルフェイスマスク

特徴

・鼻と口を覆うマスクで，急性期では第一選択になる．

・鼻と口を覆うことで，口呼吸が優位な急性呼吸不全の患者さんにも適しており，高い圧力でも使用することができる．

・さまざまな材質（シリコンやゲル素材など）や形状のマスクがあるため，選択肢が豊富である．

コンフォートジェル
ブルー フルフェイス
マスク
写真提供：
帝人ファーマ

注意点

・ほかのマスクとくらべて顔と接触する面積が大きく，鼻根部や頬などに医療関連機器圧迫創傷（MDRPU）を発症しやすいため，マスクフィッティングには十分気を付けなければならない．

・トータルフェイスマスク

特徴

・顔全体を覆うマスクで，救急領域などで使用される．

・顔の形状に影響を受けにくく，短時間でサイズ選択ができるため，緊急性が高い場面で使用される．

・顔と接触する面積はフルフェイスマスクより小さく，顔の輪郭を覆うため，皮膚へのダメージも軽減される．

フィットライフ トー
タルフェイスマスク
写真提供：
帝人ファーマ

注意点

・顔全体をマスクで覆うため，恐怖感や不快感を訴える患者さんには使用することができない．

・マスク自体が大きいため死腔量も増加し，呼気の再呼吸やミストリガーが起こる可能性がある．そのため，呼気気道陽圧（EPAP）を 4 〜 5cmH$_2$O 以上に設定することが推奨されている．

・ヘルメット型マスク

特徴

・頭全体を覆うマスクで顔にマスクが触れないため，皮膚トラブルや創傷，外傷などの患者さんに使用する．

・高い呼気終末陽圧（PEEP）を維持することが可能である．最近では，

急性呼吸窮迫症候群（ARDS）患者を対象にした単施設無作為化比較試験（RCT）において，ヘルメット型マスク群のほうがフェイスマスク群とくらべ，挿管率が40%以上低く，ICU滞在日数，90日死亡率も有意に低かったと報告されている[1]。

STARMED キャスター
（Intersurgical Ltd.）
写真提供：
日本メディカルネクスト

・患者アクセスポート（右側の円形のふた）を開放することでヘルメット型マスクを外さなくても飲水や口腔ケアを行うことができる．

注意点

・頭全体をヘルメットが覆うため，閉所恐怖症の患者さんには使用できない．

・マスク自体が高容量で死腔量も多く，高コンプライアンス（マスク自体が柔らかい）なため，呼気の再呼吸や非同調が起こる可能性がある．そのため，人工呼吸器の設定は，①ライズタイム0.05秒，②吸気時間1.5秒（設定可能な場合），③吸気感度を敏感，④呼気感度50～70%，⑤PEEP 5cmH$_2$O以上にすることなどが推奨されている．

・患者アクセスポートを開放すると陽圧がかからなくなるので，長時間開放しないように気を付ける．

2. 呼気ポートの有無

マスクの選択では，人工呼吸器によって「呼気ポートあり」と「呼気ポートなし」の2つのタイプを使い分ける必要があります（**表2**）．

表2　NPPVのマスク選択

NPPV専用機（高圧配管タイプ）	呼気ポートありのNPPVマスク
NPPV専用機（酸素流量計タイプ）	
IPPV用人工呼吸器	呼気ポートなしのNPPVマスク

NPPV専用機で「呼気ポートなし」のタイプを使用する場合は，NPPV回路にリークポートコネクタを接続することで使用できます．

各タイプの見分け方としては，エルボが透明のものが「呼気ポートあり」のタイプで，エルボが透明でないもの（青色がほとんど）が「呼気ポート

なし」のタイプです.

●NPPV のマスクの使い分けはどうしたら良いの？

呼気ポートの有無の使い分けは**表 2** に示した通りです.

急性期の NPPV では，フルフェイスマスクを第一選択として使用します.

救急領域でマスクサイズの選択をせずに素早く NPPV を導入する場合は，トータルフェイスマスクを選択します．この時も，人工呼吸器がNPPV 専用機であれば呼気ポートありのタイプ，IPPV 用人工呼吸器であれば呼気ポートなしのタイプを使用します.

フルフェイスマスクやトータルフェイスマスクで管理できない場合は，ヘルメット型マスクを使用します．ヘルメット型マスクには呼気ポートのあり・なしの区別はありません.

●NPPV のグラフィックモニターはどうやって読むの？

NPPV のグラフィック波形は前提として，通常の人工呼吸器とくらべてリークなどの影響を受けるため，あくまでも参考として評価することが大切です.

V60 ベンチレータのグラフィックモニターの場合は，上段がプレッシャー波形（圧力），中段がフロー波形（流量），下段がボリューム波形（換気量）の 3 つの波形が表示されます.

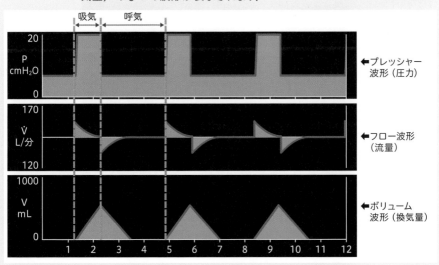

1. プレッシャー波形（圧波形）

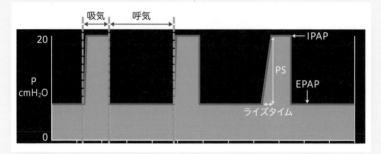

　プレッシャー波形は，圧力を示しています．プレッシャー波形では，吸気時の高い圧力を「IPAP（吸気気道陽圧）」，呼気時の低い圧を「EPAP（呼気気道陽圧）」と表します．このIPAPとEPAPの差が「プレッシャーサポート（PS）」となり，換気の補助を行います．

　また，IPAPに到達するまでの時間を「ライズタイム」といい，ライズタイムが短いと急に立ち上がり，ライズタイムが長いとなだらかに立ち上がります．

2. フロー波形（流量）

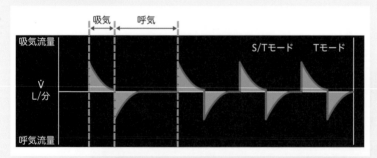

　フロー波形は，流量を示しています．上向きの波形が吸気流量を表し，下向きの波形が呼気流量を表しています．

　まず，吸気流量では，S/Tモードなどのサポート換気の正常波形は漸減波で，吸気流量が基線（0L/分）に戻る前に呼気に切り替わります．また，Tモードなどの強制換気の正常波形も漸減波ですが，設定吸気時間によって呼気に切り替わります．

3. ボリューム波形（換気量）

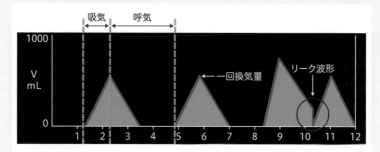

　ボリューム波形は，換気量を示しています．波形が上向きになると吸気の換気量を表し，波形が下向きになると呼気の換気量を表しています．ボリューム波形は，リークを把握する時によく使用します．

　ボリューム波形は，基本的に吸気と呼気の換気量が同じになります．しかし，吸気のほうが呼気の換気量より多くなる場合は，リークの可能性が高いです．ボリューム波形では呼気の換気量が 0mL になる前に次の吸気の換気量が表示されていると，リークが発生していることを示しています．

引用文献
1. Patel BK, Wolfe KS, Pohlman AS et al：Effect of Noninvasive Ventilation Delivered by Helmet vs Face Mask on the Rate of Endotracheal Intubation in Patients With Acute Respiratory Distress Syndrome: A Randomized Clinical Trial. JAMA 315（22）：2435-2441, 2016

参考文献
1. フィリップス・ジャパン株式会社：Customize care with Auto-Trak+

昨日から NPPV が開始となりましたね. リハビリの状況はどうですか.

 ベッド上から始めて, 今日は坐位練習まで行いました.

理学療法士

 座ってみたのですね. どうでしたか?

 患者さんは, 以下のような状態でした.
・起居動作の際：一時的に呼吸数が最大 30 回/分まで上昇
　　　　　　　　→しばらくして落ち着く
・努力呼吸の所見なし
・一回換気量：背臥位 500 〜 550mL, 坐位 600 〜 650mL
・SpO_2, 血圧の大きな変動, 自覚症状なし

 この患者さんは肺炎だけでなく心原性肺水腫もありますね. リハビリへの影響はありそうですか?

 肺うっ血が NPPV と薬剤加療により改善していくにつれて, 離床は進めていけると予測しています.
しかし, 肺と心臓という容易に呼吸困難をきたす状態にあるので, 焦らず段階的に進めていくように注意しています.

 今は準備期間というわけですね. 何かできることはありますか.

 まずは予防が重要だと考えています.

 今のままだと, どんなことが起こりそうですか?

寝たままで過ごすことによる換気血流比不均等の助長や，下側肺障害が考えられます．
また，急性炎症をきたしているので，廃用症候群や ICU-AW といった筋力低下も引き起こしやすい状態です．

確かに，どれも避けたいものですね．予防のためにはどのようにアプローチしていけば良いでしょう？

換気血流比不均等や下側肺障害の予防に対しては，離床が有効です．また，肺炎により気道分泌物も増加しそうなので，坐位での排痰練習も行います．実際に，粘稠度の高い気道分泌物がありそうな場合には，体位ドレナージも取り入れます．
離床に加えて上下肢の運動を行い，廃用症候群や ICU-AW にもアプローチしていきます．

リハビリ的アプローチ

・離床　　・坐位での排痰練習　　・上肢の運動　　・体位ドレナージ

坐位での排痰練習　　**上肢の運動**

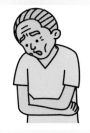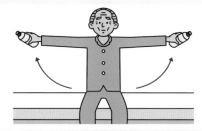

体位ドレナージ

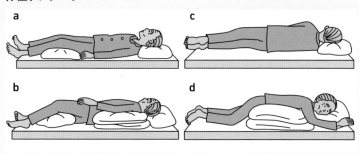

a　　　　　　　　　　　　c

b　　　　　　　　　　　　d

離床を見据えながらも，多くのことに注意する必要がある患者さんですね．リハビリ中は人工呼吸器のモニターを確認したり，特性を活用したりすることがありますか？

よくありますね．リハビリの前には，まず現状の CPAP と FiO_2 の設定を確認します．同条件で運動を行うことができるのかどうかを検討するためです．
今回はフィジカルアセスメントから坐位練習までは大丈夫でしたが，今後立位やステッピングといったように負荷を上げた時に SpO_2 が低下し，呼吸困難が出現したりすることがあります．努力呼吸が続くことで呼吸筋疲労が蓄積していくこともあるので，呼吸回数の確認も重要です．

呼吸回数の増加など，呼吸困難の所見が認められる場合はどのように対応するのでしょうか．

呼吸困難の所見を認めた場合には，FiO_2 を 40％から 50％に上げるといったような，運動量を確保するための環境設定を予防的に行います．
また，CPAP と FiO_2 それぞれの数値が下がっていれば，全身状態が改善傾向にあることが確認できますし，離脱後の離床に向けてプランニングも行えます．

わかりました．引き続き頑張っていきましょう！

解説

● 急性呼吸不全の患者さんで早期離床を行う メリットとデメリットは？

1. メリット

　肺炎や心原性肺水腫などの急性呼吸不全で非侵襲的陽圧換気療法（NPPV）を使用している患者さんで，リハビリとして早期に離床を行っていくメリットを考えてみましょう．

・肺コンプライアンスの改善

ココ重要です！

　まず，これらの疾患では肺内の水分量が増加するので，仰臥位では重力や肺そのものの自重によって，背側の肺胞が虚脱しやすくなっています．このことを「下側肺障害」と呼ぶのですが，下側肺障害があると虚脱した肺胞で「換気血流比不均等」が起こったり，また極端な場合には「シャント」をつくったりしてしまうので，著しい酸素化の低下をまねくこととなります．このように仰臥位であることが，時として酸素化の改善を妨げてしまうことがあるのです．

　仰臥位は換気の面でも不利で，坐位や立位とくらべると機能的残気量（息を吐いた時の肺に残っている空気の量）が約 20% 低下します（**図 1**）[1]．また，ただ単に坐位をとるだけでなく，体幹を床面に対して垂直にする坐位（upright position）をとることで，機能的残気量はより増大し，肺コンプライアンスは改善します[2]．

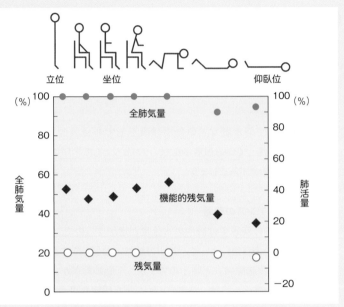

図1　体位と機能的残気量の関係
文献1）より引用

・咳嗽力の向上

　肺炎によって気道分泌物が増加し貯留することで，気道の閉塞から酸素化が悪化したり，気道抵抗の上昇による努力呼吸が出現したりすることもあります．気道分泌物を体外へ排出するためには，咳嗽力が必要となりますが，臥床と比較して離床時のほうが咳嗽力は向上します[3]．

＊

　このように，早期にリハビリとして離床を進めることは，症例①で述べた「ディコンディショニングを防ぐ」ということ以外にも，呼吸状態を改善させるのに有効なのですね．

2.　デメリット

　リハビリとして早期離床を行うことは，心肺に負荷をかけることになるため，呼吸回数が増加したり，呼吸困難が出現したりすることもあります．
　過剰な負担がかかっていると予測される場合には，運動課題そのもの

の難易度を下げる，連続した負荷を避ける（入浴後のリハビリなど）といった工夫が必要となります．

　たとえば，坐位練習で経皮的動脈血酸素飽和度（SpO2）の低下や呼吸困難が出現した場合には，入浴や食事などのイベントの時間を避けて，坐位時間を短くしたり，背もたれを利用したりといった調整を行います．

*

　このように，急性呼吸不全の患者さんで早期離床を行うには，メリットとリスクがあります．それらを天秤にかけて，どちらが大きいかを判断しながらリハビリを行っていくことが重要です．

●NPPV 使用中の患者さんではリハビリはどう行うの？

　本症例は NPPV が必要なほど重症な I 型呼吸不全の患者さんです．こういった患者さんでもリハビリが重要なことは前述した通りですが，リハビリ中にも NPPV が必要になることがあります．ただし NPPV をリハビリ中に使用するのはメリットもありますがデメリットもありますので，注意しましょう．

1. メリット
・吸入酸素濃度（FiO2）を自由に調整できる

　症例①でも述べたように，急性期における I 型呼吸不全の患者さんのリハビリでは，運動による酸素消費量の増大や呼吸回数の増加から，酸素化を悪化させてしまう可能性があります．本症例のように，労作時の低酸素血症を予防するために，FiO2 を上げることが必要になるケースも多いので，自由に FiO2 を調整できる NPPV は非常に有用です．

・呼気終末陽圧（PEEP）をかけられる

　NPPV では PEEP をかけて肺胞の虚脱を防ぐことで酸素化を改善させることができるのでしたね．

　さらに，PEEP によるコンプライアンスの改善もありました．肺炎で水浸しになって膨らみにくくなった肺に対して PEEP をかけることで，呼吸仕事量を増やすことなく肺を膨らみやすくすることができます．

　リハビリを行う環境設定の１つとして，PEEP が重要であることがわか

ります.

・モニタリングが可能である

　ほかにもリハビリに役立つメリットとして，モニタリングが挙げられます.
リハビリでは動作練習や筋力トレーニングなどさまざまな運動療法を行い
ますが，リアルタイムで変動する呼吸回数や一回換気量を目視で把握す
るのはとても難しいです.

　モニタリングにより，行っている運動療法が患者さんにとって妥当であ
るのかを判断する材料にしたり，患者さんに実際の数値をフィードバック
したりすることが可能となります.

2. デメリット
・低拍出症候群が起こる可能性がある

　本症例では心原性肺水腫に対して NPPV による治療を行っていました.
PEEP は心臓に対して，胸腔内圧を上げて静脈還流量を減少させること
で心負荷を軽減させます.

　一方で，PEEP によって心拍出量が減少する可能性があるため，離床
した際に血圧の低下や冷汗をはじめとする低拍出症候群が起こる可能性
があるため，注意が必要です.

・マスクによる弊害が起こる可能性がある

　リハビリとして運動を行う際には，NPPV のマスクがずれてしまうこと
があります. そうすると，マスクの隙間からリークが起こり，結果として
PEEP が下がってしまうことがあります. NPPV ではリークの量をモニタ
リングすることができるので，リハビリの際には要チェックです.

　また，NPPV マスクは患者さんの顔に密着しているため，患者さんは話
しにくく，医療者は聞き取りにくくなることがあります. リハビリの際には
患者さんとのコミュニケーションがとても大切ですよね. 状態が安定して
いる場合に限っては，会話の時だけ一時的にマスクを外してあげて，患
者さんの訴えや気持ちを聞き取り，不安や不快感を取り除いてあげること
も重要です.

引用文献
1. Lumb AB, Nunn JF：Respiratory function and ribcage contribution to

ventilation in body positions commonly used during anesthesia. Anesth Analg 73 (4)：422-426, 1991

2. Richard JC, Maggiore SM, Mancebo J et al：Effects of vertical positioning on gas exchange and lung volumes in acute respiratory distress syndrome. Intensive Care Med 32 (10) 1623-1626, 2006

3. Badr C, Elkins MR, Ellis ER：The effect of body position on maximal expiratory pressure and flow. Aust J Physiother 48 (2)：95-102, 2002

症 例 の 経 過

　NPPV 開始後，呼吸困難はすみやかに改善した．抗菌薬と利尿薬での治療を開始し，酸素化は改善傾向となり，2 日目に NPPV は離脱し，12 日目に退院となった．

ま と め

　肺炎と心原性肺水腫による急性 I 型呼吸不全に対して，NPPV を使用した症例

- NPPV は簡単にすみやかに開始できるが，その適応や限界をしっかり理解しておかなければなりません．
- NPPV を開始しても呼吸状態が悪化する場合には，気管挿管を行う必要があり，すぐに気管挿管を行える体制を整えておきましょう．
- NPPV 使用中の患者さんのケアにおいては，マスクフィッティングがとくに重要です．
- NPPV のグラフィックモニターの読み方には習熟しておきましょう．
- リハビリ中に NPPV を使用することには，酸素化や肺コンプライアンスを改善するメリットがありますが，血圧低下やマスクのずれに気を付けなければなりません．

2. 呼吸ケアカンファレンスの実際

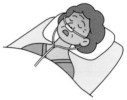

症例 ③ 急性呼吸不全～Ⅱ型呼吸不全の考え方
その①　酸素療法

　68歳女性．側彎症による慢性呼吸不全があり，もともと在宅酸素療法中（1L/分）．3日前から発熱，呼吸困難が始まり，1日前から意識状態が悪くなり救急搬送され，肺炎に伴う側彎症による慢性呼吸不全の急性増悪の診断で入院．

動脈血液ガス（鼻カニュラ3L/分）：pH 7.38，$PaCO_2$ 47Torr，PaO_2 72Torr

　酸素吸入（3L/分）を行いながら抗菌薬治療を開始し，入院後のSpO_2は98%程度を保っていたが，翌朝意識障害をきたした．

動脈血液ガス（鼻カニュラ3L/分）：pH 7.27，$PaCO_2$ 85Torr，PaO_2 102Torr

　もともと気管挿管は行わない（Do-not-intubate）方針となっており，NPPVが開始となった．

設定：S/Tモード，IPAP 10cmH$_2$O，EPAP 4cmH$_2$O，呼吸回数12回/分，FiO$_2$ 30%

　その後$PaCO_2$は低下し，意識状態も改善した．

使用機器概略：鼻カニュラ

　鼻カニュラは，鼻腔にカニュラを挿入し酸素を投与する低流量酸素デバイスである．比較的軽度な低酸素血症の患者さんに用いられている．低流量の酸素を投与するため，患者さんの快適性は高いが，呼吸パターンにより酸素濃度が変動する．

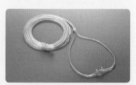

写真提供：アトムメディカル

呼吸ケアカンファレンスの様子

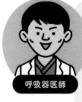

呼吸器医師

　今回の症例は，入院後呼吸状態が悪化してしまった患者さんですね．側彎症による慢性呼吸不全が肺炎で悪化した症例ですが，入院後抗生剤の治療や酸素吸入が始まっているにもかかわらず，呼吸状態が悪化してしまいました．
　A先生，この患者さんは意識状態が悪くなっていますが，どんな状態ですか？

肺炎自体は改善傾向にあると判断していました．喀痰培養の結果から
は，抗生剤の選択は適切で，実際に翌日には解熱して，酸素化も頻呼
吸も血液検査のデータも改善傾向でした．

突然，意識状態が悪くなったのですか？

はい．朝の診察時に意識状態が悪くなっていて，びっくりしました．動脈
血液ガスで CO_2 が急激に高くなっていて，CO_2 ナルコーシスを起こしてし
まったのだと考えました．

そうですね．ほかに意識障害をきたす原因がなく，CO_2 貯留の改善とと
もに意識状態も改善しているので，CO_2 ナルコーシスで良いと思います．
では，この患者さんはなぜ CO_2 ナルコーシスを起こしてしまったのでしょ
う．

肺炎自体は改善していたとすると，呼吸筋疲労が原因でしょうか．酸素投
与の指示にも問題があったかもしれません……．
酸素化が改善して安心してしまっていましたが，この患者さんはもともと
側彎症があってⅡ型呼吸不全のリスクがあったので，SpO_2 目標は低めに
設定しておいて良かったのではないかと思います．

そうですね．日本呼吸器学会の「酸素療法ガイドライン」*でも，Ⅱ型呼吸
不全のリスクがある患者さんでは SpO_2 88 ～ 92％を目標に酸素投与を
行うことが推奨されています．

そうなんですか……．

*日本呼吸器学会肺生理専門委員会，日本呼吸管理学会酸素療法ガイドライン作成委員会：酸素療法ガイドラ
イン．メディカルレビュー社，2006

もう１つ注意すべき点は，酸素の投与方法ですね．鼻カニュラなどの低流量システムで酸素を投与する際は，意図せず高濃度酸素が投与されてしまう場合があります．

とくにⅡ型呼吸不全のリスクがある患者さんでは，高流量システムを使用して酸素投与を行ったほうが良いですね．代表的な高流量システムはベンチュリーマスクです．

Ⅱ型呼吸不全のリスクへの対応
・SpO_2 の目標値は 88 ～ 92%
・酸素投与には高流量システムを用いる

 そうですね．Ⅱ型呼吸不全のリスクがある患者さんでは，SpO_2 の目標値と酸素投与方法についても気をつけて指示を出す必要がありますね．

 ここまで酸素療法の話をしてきましたが，酸素療法をきっちりと行っていても，病状の悪化によって CO_2 ナルコーシスをきたすことはもちろんあります．

そんな時はどうしたら良いでしょうか？　この患者さんでは NPPV が開始されていますね．

 この患者さんでは "Do-not-intubate" の方針だったので，NPPV を使ってみることにしました．

一般的に，意識障害は NPPV の禁忌にあたると思うのですが，この患者さんが Do-not-intubate でなかったらすぐに挿管したほうが良かったのでしょうか？

 意識障害の患者さんは基本的には挿管・人工呼吸の適応となりますが，CO_2 ナルコーシスによる意識障害では NPPV が奏効することが多いので，NPPV がまず使われることが多いです．

もちろん，NPPV でうまくいかない場合や，呼吸停止に近い状態まで至っている場合には，挿管する必要があります．

解 説

● Ⅱ型呼吸不全ってどうやって起こるの？

　Ⅱ型呼吸不全が生じるメカニズムについては第1章でも述べましたが，もう少し細かく考えてみましょう．メカニズムを理解することで，Ⅱ型呼吸不全のリスクがある患者さんを早期に察知し，適切な対応がとれるようになります．

　Ⅱ型呼吸不全の主病態は「肺胞低換気」と呼ばれ，肺胞から二酸化炭素が吐き出せない状態でしたね．ここでは，どのような状況で二酸化炭素が貯留するのかをより具体的に考えてみましょう．

1. 肺胞低換気

　まずは**図1**を見てください．動脈血中の二酸化炭素分圧（$PaCO_2$）が上昇する理由は，単純に考えると，

- ・体内での二酸化炭素産生量が増加している
- ・呼吸による二酸化炭素排泄量が低下している（肺胞低換気）

の2通りに分けられます．Ⅱ型呼吸不全の主病態は基本的に後者の肺胞低換気なので，肺胞低換気の病態をさらに詳しく見ていきましょう．

　肺胞低換気とは，文字通り，肺胞換気量が低下している状態を指します．では，肺胞換気量とは何でしょうか．数式を用いると，

肺胞換気量＝呼吸回数×（一回換気量－死腔）

と表されます．数式が苦手な人は難しく感じるかもしれませんが，

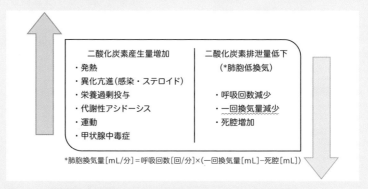

　図1　二酸化炭素貯留のメカニズムは大きく2つに分けられる

・呼吸回数が減少するか

・一回換気量が減少するか

・死腔が増加するか

の3つの条件があると，肺胞換気量が低下（二酸化炭素排泄量が低下）することを意味しています．

2. 肺胞低換気を引き起こす病態

では次に，**図2**を見ながら肺胞換気量が減少する病態について具体的に確認していきましょう．かなり数が多くて覚えるのが大変かもしれませんが，換気に関連する解剖学的構造を思い浮かべながら，呼吸中枢，神経/呼吸筋，胸郭，気道，肺の順に分類すると整理しやすいです．

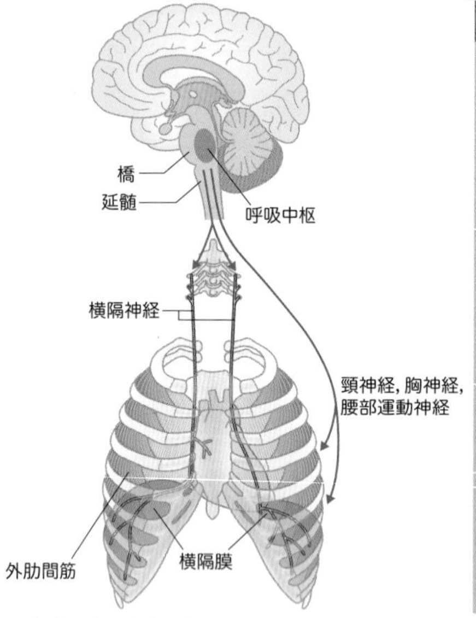

解剖	代表的な病態
①呼吸中枢	薬剤（オピオイド，ベンゾジアゼピン系薬，プロポフォールなど），脳炎，脳卒中，睡眠時無呼吸，肥満低換気症候群
②神経/呼吸筋	頸髄損傷，**神経筋疾患**（重症筋無力症，ギランバレー症候群，ALS），横隔神経麻痺，**呼吸筋疲労**[b]
③胸郭・胸膜	**肺結核後遺症**，**側彎症**，**病的肥満**，胸水，腹水
④気道・肺[a]	**慢性閉塞性肺疾患**，**気管支拡張症**，喘息発作，間質性肺炎の進行例

a. 気道・肺の疾患は単独では肺胞低換気とはなりにくいが，呼吸仕事量の増加につながり，呼吸筋疲労から肺胞低換気をきたす

b. いずれの病態も呼吸仕事量が過剰になると呼吸筋疲労を合併する可能性がある

図2　肺胞低換気をきたす疾患・病態は解剖をイメージしながら考える

とくに慢性閉塞性肺疾患（COPD），気管支拡張症，肺結核後遺症，側彎症，病的肥満，神経筋疾患はII型呼吸不全の代表的なリスクであり，実際に遭遇する機会が多い疾患・病態ですので，覚えておいてください．

・呼吸中枢

・呼吸中枢が障害される病態では，呼吸回数，一回換気量の両方が低下する可能性があり，結果的に肺胞換気量が低下する．

・呼吸抑制の作用がある薬剤を使用する際には，徐呼吸となっていないか呼吸回数の確認を怠らないように注意する．

・神経/呼吸筋，胸郭

・神経，呼吸筋，胸郭が障害される病態では，疾患の重症度にもよるが，病状が進行すると一回換気量が低下するため，肺胞換気量が低下する．

・気道，肺

・気道，肺が障害される COPD，気管支拡張症，喘息発作，間質性肺炎の進行例などの病態では，死腔が増大するが，安定期には代償的に呼吸筋が余分にはたらいたり，呼吸回数を増やしたりすることで，肺胞換気量をカバーしている．

・そのため，普段は二酸化炭素が貯留していないか，あっても軽度に留まっていることが多い．

・こういった患者は，見かけ上は肺胞換気量が維持されているが，普段から呼吸仕事量が多い状態で頑張っている．

・病状がさらに進行したり，感染などのイベントが重なったりすると，呼吸筋疲労を起こして代償機構が破綻し，肺胞換気量が低下してしまう．

＊

　臨床的に非常に重要なことは，これらの肺胞低換気をきたす原因は，必ずしも１つではないということです．また，どのような病態であれ，頻呼吸や努力呼吸など呼吸仕事量が増加した状態が続くと，呼吸筋疲労を合併することで肺胞低換気が進行し，急激な二酸化炭素貯留をきたす場合があります．したがって，臨床現場では，これらのリスクをあらかじめ予測して対応を考えることがとても大切です．

　今回の症例では，背景にある側彎症に加えて，肺炎（発熱・感染）に伴う二酸化炭素産生量増加と，呼吸筋疲労による更なる肺胞換気量の低下により，II型呼吸不全が悪化し，CO_2 ナルコーシスをきたしたと考えられます．したがって介入としては，肺炎に対する抗菌薬投与と，一回換気量低下，呼吸筋疲労に対する呼吸管理として非侵襲的陽圧換気療法（NPPV）を使用したというわけです．

Ⅱ型呼吸不全が生じるメカニズムを理解していれば，今回のような症例に出会った時に「Ⅱ型呼吸不全のリスクの高い患者さんだ」とすぐにピンとくるようになります．CO_2ナルコーシスのリスクに備えて高濃度酸素投与を避けていれば，CO_2ナルコーシスを回避できたかもしれません．

● Ⅱ型呼吸不全に対する高濃度酸素投与はなぜいけないの？

　前項で二酸化炭素貯留のメカニズムについて説明しましたが，そのなかにはベンゾジアゼピン系薬などの薬剤使用（**図2**）によって医原性に二酸化炭素貯留を助長してしまうケースがあり，注意が必要です．もう1つ臨床現場で遭遇しやすい医原性の原因が高濃度酸素投与です．

1. 高濃度酸素投与の弊害

　過剰な酸素投与による合併症については第1章でも触れましたが，とくにⅡ型呼吸不全のリスクがある患者さん（COPD，気管支拡張症，肺結核後遺症，側彎症，病的肥満，神経筋疾患など：**図2**）では，各種ガイドラインで経皮的動脈血酸素飽和度（SpO_2）は88〜92％を目標にして酸素投与を行うことが推奨されています．より高いSpO_2を目標に酸素投与を行うと，二酸化炭素貯留や呼吸性アシドーシスを合併しやすいことが知られているからです．

　今回の症例のように，高濃度酸素投与が駄目押しになってCO_2ナルコーシスを引き起こしてしまう可能性もあるため，注意しましょう（Step Beyond 参照）．

Step Beyond

Oxygen-induced hypercapnia

　高濃度酸素投与によりCO_2ナルコーシスが起こる機序には諸説ありますが，①高濃度酸素投与により低酸素血症が改善されると，呼吸中枢への刺激が低下し，低換気となる，②高濃度酸素投与により肺胞毛細血管の血流量が増加し，換気が不良な肺胞からの二酸化炭素の再吸収が増加する，③高濃度酸素投与により酸化ヘモグロビン（HbO_2）が増加すると，ヘモグロビンと結合していた二酸化炭素が遊離し，動脈血二酸化炭素分圧（$PaCO_2$）が増加する，などの説が提唱されています．

2. 酸素投与方法

Ⅱ型呼吸不全のリスクのある患者さんでは，酸素投与の方法にも注意が必要です．低流量システムを使用していると，患者さんの呼吸状態によっては意図せず高濃度酸素投与になってしまい，気がついたら SpO_2 が目標値を超えてしまっていたという場合があるため，吸入酸素濃度（FiO_2）を正確に規定できる高流量システムを使用すると安心です．

＊

最後に注意点です．適切な SpO_2 目標，適切な酸素投与方法を選択していても，二酸化炭素貯留，CO_2 ナルコーシスをきたすことはあります．とくに呼吸状態が安定していない，Ⅱ型呼吸不全のリスクのある患者さんでは，フィジカルや意識状態，動脈血液ガス所見をモニタリングしながら，注意深く呼吸管理を行いましょう．

● Ⅱ型呼吸不全にハイフローセラピーって使えるの？

1. ハイフローセラピーの生理学的特徴

ハイフローセラピーの生理学的特徴について再確認しましょう．とくに，Ⅱ型呼吸不全の呼吸管理にかかわる2つの重要な点です．

・高流量システム

1つ目の特徴は，高流量システムであることです．正確な FiO_2 を維持することが可能です．したがって，不必要な高濃度酸素投与による二酸化炭素貯留を回避できるメリットがあります．

・死腔の洗い出し効果

2つ目の特徴は，死腔の洗い出し効果です．鼻や咽頭に溜まった汚い（CO_2 の多い）吐いた息が，ハイフローセラピーで投与したキレイな（CO_2 の少ない）ガスによって吹き飛んでしまうので，その分換気の効率が良くなり，呼吸仕事量を減少させることができます．

したがって，軽度の二酸化炭素貯留の改善効果と，換気効率に伴う自覚症状の改善，呼吸回数減少，努力呼吸の改善，呼吸筋疲労の改善などの効果が期待されます．

2. ハイフローセラピーの有効性はエビデンス不足

さて，こう見てみると，ハイフローセラピーはⅡ型呼吸不全の患者さん

に対しても有効性がありそうですね．しかし現時点では，実際の患者さんに使用した際の有効性や安全性に関する報告はまだまだ十分とは言えないため，ハイフローセラピーはⅡ型呼吸不全の患者さんに対してスタンダードな使用方法ではありません．

また，ハイフローセラピーには換気効率の改善効果はありますが，NPPVのように圧サポートをかけて直接的に換気量を増加させる効果はないということも注意が必要です．

3. Ⅱ型呼吸不全にはNPPVが第一選択

NPPVの適応と考えられるⅡ型呼吸不全の患者さんでは，より多くのエビデンスがあるNPPVの使用が優先されます．

NPPV使用後に比較的呼吸状態が安定した患者さんや，NPPVの適応とならないような軽度の二酸化炭素貯留を認めている患者さん，NPPVの適応であるもののNPPVの使用を希望しない患者さんでは，ハイフローセラピーのメリットを活かせる場面があるかもしれません．

Ⅱ型呼吸不全の患者さんの呼吸管理では，大原則として，NPPVの適応となる患者さんにはNPPVを使用しましょう．例外的にハイフローセラピーを使用する場合は，生理学的特徴を理解したうえで，治療開始後の患者さんの呼吸状態（自覚症状，呼吸回数，呼吸努力，動脈血液ガスなど）を評価して，ハイフローセラピーを使うメリットがあるかどうかを十分に評価しましょう．

ココ重要です！

●Do-not-intubateって？　どうやって決めるの？

1. Do-not-intubateとは

実臨床では気管挿管（人工呼吸）の適応を満たしているけれど，気管挿管を行うべきか悩ましい状況があります．たとえば，高齢で誤嚥性肺炎を繰り返している患者さんや，COPDや間質性肺炎などの慢性呼吸器疾患などがありADLが著しく低下している患者さん，進行期肺がんで長期的な予後が期待できない患者さんでは，気管挿管することが必ずしも患者さんにとって最善の利益とならない場合があるからです．

こうした患者さんでは，実際に気管挿管適応となる前に，患者さん，家族，医療者間で相談して，今後呼吸状態が悪化した際に気管挿管を行うかどうかを取り決めておくことで，急変時に患者さんが望む治療を提供することができます．

この，挿管するかしないかの取り決めのことを「コードステータス」といい，とくに気管挿管しない場合のコードステータスを「Do-not-intubate（DNI）」といいます．

2. 医療現場のコードステータス

医療現場で用いられるコードステータスとは，「急変時」に医療者が行う医療行為を，患者・家族・医療者間の合意に基づいて事前に「取り決め」した内容を指します．

コードステータスで想定する「急変時」には，おもに以下に示す2つの異なる状況が含まれます．

・心肺停止

心肺停止時の「取り決め」は，胸骨圧迫，除細動，挿管人工呼吸などを含む心肺蘇生行為を行うかどうかを指します．

実際には，すべての心肺蘇生行為を行う場合のコードステータスを「フルコード（full code）」，すべて行わない場合のコードステータスを「DNAR（Do not attempt to resuscitate）」といいます．

・気管挿管適応

心肺停止時以外で気管挿管適応と判断される状況での「取り決め」は，気管挿管を行うかどうかを指します．

気管挿管を行わない場合のコードステータスが「DNI」です．心肺停止時のコードステータスが DNAR となっている患者さんであっても，改善の見込みが高いと判断できる呼吸不全の場合には気管挿管を行う例もしばしばあり，DNAR と DNI のコードステータスは区別して設定する必要があります．

ココ重要です！

3. コードステータス決定における注意点

冒頭でいくつか気管挿管するべきか悩ましい例を挙げましたが，年齢や原疾患だけではコードステータスを決定することはできません．高齢でもADL が良好な患者さん，COPD，間質性肺炎，肺がんなどの持病があってもある程度の生存期間が期待できる患者さんでは，気管挿管するメリットが大きいと考えられる場合があります．

また，同じような背景の患者さんでも，患者さんの価値観によってコー

ドステータスは変わってきます．医療者によっても見解が異なる場合があ
ります．

4. 臨床倫理の 4 分割表

　気管挿管に関するコードステータスはどのように決定すれば良いので
しょうか．現在のところ標準化された方法はありませんが，ここでは医療
倫理でしばしば用いられる臨床倫理の 4 分割表を使用した意思決定プロ
セスを紹介します．

　臨床倫理の 4 分割表では，以下の 4 つに分けて，患者さんの医学的情
報と価値観，それ以外の要素を整理することで，包括的な視点から意思
決定を行うことができます．

医学的適応 (Medical Indication)	患者の意向 (Patient Preference)
QOL (Quality of Life)	周囲の状況 (Contextual Features)

・医学的適応
・患者の病歴をふまえて，気管挿管することで生命予後の見込みがどの
　ように変化するかを検討する．

・QOL
・気管挿管することで，機能的予後（ADL），社会的予後（在宅復帰，社
　会復帰）の見込みがどのように変化するかを検討する．

・患者の意向
・患者の意向は，直接患者に聞けばすぐにわかると思うかもしれないが，
　「患者が十分な状況認識と論理的な判断ができる状況下で，どのよう
　な治療方針を希望するか」と考えることが重要である．
・患者には，できる限り理解しやすい言葉を使用し，状況認識ができてい
　るか確認しながら，順を追って丁寧に情報を伝えることが必要である．
・医療者側が十分に配慮して説明しても，状況認識ができないか，ある
　いは認識できていても論理的な判断ができない場合がある．
・せん妄や，一時的な心理的不安が原因の場合には，治療介入や心理的
　サポートを行ってから，改めて説明することで，問題が解決する場合が

ある.

- 重度の認知症や器質的疾患のために，事実認識あるいは論理的な判断ができない場合には，家族や周囲の人物から得られた情報をもとに患者の意向を推測する必要がある.

・周囲の状況

- 医学的適応，QOL，患者の意向以外に，家族の意向や医療者の見解，経済的要因など，治療方針の決定に影響を与える可能性があるものを指す.
- 前述のように，患者の意向が確認できず，家族から話を聞く際には，「患者本人がどのような治療方針を希望すると思うか」と「（家族として）どのような治療方針を希望するか」という質問を区別し，前者は患者の推定意思として，後者は周囲の状況として扱う必要がある.

5. 最終意思決定

　最終的な意思決定の段階では，臨床倫理の 4 分割表に沿って集めた情報をふまえて，患者さんあるいは代理者の意思決定をサポートします.

　医学的適応，QOL，患者の意向，周囲の状況のなかで，不確定な要素があったり，相反する要素があったりすることで，治療方針の決定が困難な状況では，院内に倫理委員会があればコンサルテーションを行い，専門家がいない場合には複数の多職種医療スタッフの介入を促し，第三者の意見を取り入れることで，治療方針決定の助けになる場合があります.

　最後に，コードステータスの決定後に病状が大きく変化し，意思決定の前提となっていた医学的適応や QOL の見込みに変化があった場合には，コードステータスの見直しが必要となる可能性があることにも注意しましょう.

ココ重要です！

参考文献

1. 桑平一郎訳：ウエスト　呼吸生理学入門：正常肺編　第 2 版. メディカル・サイエンス・インターナショナル，2017
2. O'Driscoll BR, Howard LS, Earis J et al：BTS guideline for oxygen use in adults in healthcare and emergency settings. Thorax 72(Suppl 1)：ii1-ii90, 2017
3. 竹田晋浩編：ハイフローセラピー実践マニュアル（西田修監）. ライフ・サイエンス，2014
4. Abdo WF, Heunks LM：Oxygen-induced hypercapnia in COPD: myths and facts. Crit Care 16 (5)：323, 2012
5. ジョンセン AR ほか：臨床倫理学―臨床医学における倫理的決定のための実践的なアプローチ　第 5 版（赤林朗ほか監訳）. 新興医学出版社，2006

では看護師さん，お願いします．この患者さんの昨日の夜の様子はどんな感じでしたか？

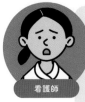
入院してきた時からぐったりした様子でしたけど，熱もあるし，呼吸困難もあるみたいだし，しんどいのかなって……．
医師からの指示通り酸素を投与して，SpO$_2$の値は安定しているし，だんだんと呼吸回数も少なくなってきたので，楽になってきたのかなって思ってみていました．
今考えると，発汗や頻脈がみられていたり，呼吸回数が減っていたりしたのは，二酸化炭素が溜まっていたからなのかもしれませんね．

なるほど，そういった様子だったのですね．具体的に，酸素療法中にはどんなところに気を付けて観察するのが良いでしょうか？

まずは自覚症状が大事ですが，この患者さんは「呼吸がしんどい」というだけで評価が難しかったです．ほかには，

・酸素投与前後でのバイタルサイン　　・呼吸回数
・呼吸パターン　　　　・脈拍数　　　　・SpO$_2$の変化

が重要ですね．この患者さんでもそれらを観察していましたが，大きな変動はみられませんでした．ただ，呼吸パターンとして胸の上がりはあまり良くなく，浅呼吸は続いていたと思います．

ありがとうございます．やはり換気状態の評価をフィジカルアセスメントだけで行うのは難しいですよね．換気状態が悪い患者さんでは，定期的に動脈血液ガスをフォローしたほうが良いでしょうね．
ちなみに，どんな体位をとっていたんですか？

この患者さんは側彎があって臥位がとりにくく，また右側を下にしたほうが楽だということだったので右側臥位にして，ベッドの頭部を上げて休んでもらいました．
ただ，朝方意識が悪くなってきた際には，気道確保のため肩の下に枕を入れて水平位にしました．

換気不全の患者さんでは体位はすごく大事ですよね．ありがとうございました．

> ### 解 説

● Ⅱ型呼吸不全の患者さんに酸素療法を行っている時の観察のポイントは？

1. 酸素化の確認

　Ⅱ型呼吸不全の場合は，前述の通り，高濃度酸素を投与することにより CO_2 ナルコーシスに陥ってしまうことがあります．酸素化はパルスオキシメーターですぐに確認することができますが，数値の高い・低いだけで判断するのではなく，必ず患者さんごとに応じた経皮的動脈血酸素飽和度（SpO_2）の目標値の確認が必要です．

　通常，Ⅱ型呼吸不全では SpO_2 88 ～ 92% が目標になりますが，高すぎる場合には酸素の流量をこまめに減らすようにします．

　パルスオキシメーターでは SpO_2 の値はわかっても，動脈血二酸化炭素分圧（$PaCO_2$）の値はわからないことに注意が必要です．患者さんの反応が悪い，傾眠傾向，呼吸回数の減少など，不安定な状態を呈した場合は，状態の変化の原因が高二酸化炭素血症にある可能性を鑑みて，早急に動脈血液ガスを測定します．経時的な測定が必要と考えられる場合には，経皮的二酸化炭素分圧モニターが有用なこともあります．

2. 患者状態の確認

　モニターの数値だけでなく，バイタルサインの確認，視診や聴診をすみやかに行い，患者の状態をアセスメントしていくことが重要です（**表 1**）．

　CO_2 ナルコーシスの症状として，血圧上昇，発汗，頻脈，縮瞳，頭痛などが起こります．これらの症状を念頭に置きながら，アセスメントしていくことが重要です．

表 1　患者状態のアセスメント

バイタルサイン	意識，体温，血圧，脈拍　など
視診	呼吸パターン，胸郭の動き，チアノーゼの有無，頸静脈の怒張　など
聴診	呼吸音の性状・左右差　など

● 換気不全が疑われる患者さんに対して看護面で実施可能なことは？

1. 呼吸しやすい体位の調整

私たちは通常，横隔膜を中心とする吸気筋を使用し呼吸しています．最も横隔膜が可動しやすく，胸腔内への静脈還流量が減少し，呼吸回数，換気量が増加する姿勢は立位とされています．

しかし，患者さんの状態や留置されている点滴ライン，チューブ類の存在から，立位を実施することは困難なことが多いですよね．極力横隔膜の動きを妨げない体位を工夫する必要があり，可能であればベッドから下肢を降ろす端坐位やベッドの頭部を上げて坐位に近い姿勢を維持できるようにします．

患者さんの訴えや，呼吸状態を観察しながら，呼吸しやすい（リラックスできる）体勢を探っていく必要があります．たとえば，起坐位（**図1**）や側臥位（**図2**），半坐位（ファーラー位，**図3**）があります．

心臓を高い位置に保つことで，肺うっ血や肺活量の増加を図り，呼吸困難などを軽減する効果があるとされています．この際，枕やクッションを荷重がかかる箇所などに設置し，患者さんが姿勢を保ちやすいように調整する必要があります．

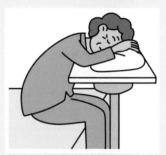

図1　起坐位
テーブルや机に枕を乗せ，そこにもたれかかるように座る姿勢．患者が望む楽な姿勢をとらせる．

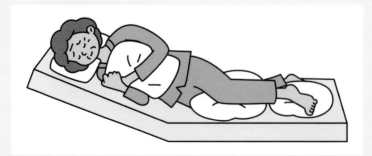

図2　側臥位

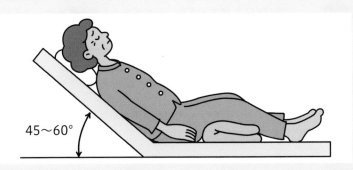

図 3　半坐位（ファーラー位）

2. 二酸化炭素貯留の予防

　換気不全による CO_2 ナルコーシスを恐れるあまり，不十分な酸素投与になることは避けなければなりません．しかし，酸素投与を意識して行った結果，今回の症例のように「酸素化は改善したが，二酸化炭素が貯留した」という状況に陥ってはなりません．

　二酸化炭素貯留を予防する対策としては，呼吸抑制と意識障害の有無がないか常にアセスメントし，すぐに対応できるよう準備しておくことが重要です．

　意識障害により気道の開通の維持が困難になるので，肩枕などの気道が確保できる体位をとり，気道閉塞を予防します（**図 4**）．

　二酸化炭素が貯留してしまった場合は，今回の症例のように非侵襲的陽圧換気療法（NPPV）を導入する，エアウェイなどの気道確保デバイスを使用するなどの方法がとられることが多いので，患者さんのコードステータスを確認しつつ，すみやかに導入できるよう備えておく必要があります．

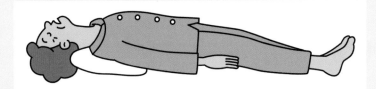

図 4　肩枕

参考文献
1. 宇都宮明美：体位と呼吸管理. 人工呼吸　27（1）：64-67，2010
2. 芝田香織：体位変換・体位排痰のエビデンス. 呼吸器ケア　5（2）：153-158，2007
3. 井上智子監訳：呼吸系のアセスメント. Q&Aで学ぶ重症患者ケア. p.148〜151，エルゼビア・ジャパン，2008

では臨床工学技士さん，この患者さんでは低流量システムが使われていますが，高流量システムのほうが良かったかもしれません．ただ，高流量システムって使うのが難しいのがデメリットですよね．

臨床工学技士

そうですね．ベンチュリーマスク，ネブライザー付き酸素吸入器，ハイフローセラピーといくつも種類があり，それぞれ使い方が違うので難しいですよね．

ベンチュリーマスクはどうやって使ったら良いですか？

ベンチュリーマスクは，酸素濃度が規定されているダイリューターを取り付けて，ダイリューターに印字されている酸素流量を流すと，決まった酸素濃度が流れます．
ダイリューターによって酸素濃度が規定されているので，酸素流量を上げても酸素濃度は上がらないので注意が必要です．

酸素濃度を上げたい時に，ダイリューターを変更せずに酸素流量だけ増やすというのはよくやってしまう間違いですよね．
ネブライザー付き酸素吸入器はどうやって使うのですか？

ネブライザー付き酸素吸入器は，酸素濃度調整ダイヤルで酸素濃度を設定して，総流量が 30L/ 分以上になるように酸素流量を流します．
総流量が 30L/ 分未満だと吸気時に外気を取り込むため，酸素濃度が下がる可能性があります．

"総流量 30L/ 分以上になるように酸素流量を流す"って，どうやって知るのですか？

総流量がわかる換算表があるので，それで 30L/ 分以上になる酸素流量を流します．

そうですか．この患者さんだったら，どの高流量システムを使えば良いですか？

まず,「加湿が必要かどうか」で使用するデバイスが変わります.
　　・加湿があまり必要ない➡ベンチュリーマスク
　　・加湿が必要➡ネブライザー付き酸素吸入器

今回は,あまり加湿は必要ないですかね.

それなら,ベンチュリーマスクから使用して,入院時は FiO_2 31%のダイリューターをつけて管理し,その後は SpO_2 88 〜 92%になるよう,FiO_2 24%や 28%のダイリューターを付け替えて調整して使うと良いと思います.

ハイフローセラピーはどうですか?

ハイフローセラピーは,酸素濃度と流量を別々に設定できるので,今回みたいに低い酸素濃度で管理しながら,高流量を流して呼吸仕事量を軽減させるには良いと思います.
でも,ベンチュリーマスクとくらべると,コストは高くなりますね.

なるほど.ほかにはハイフローセラピーで気をつけることはありますか?

ベンチュリーマスクなどのデバイスとくらべると,ハイフローセラピーは鼻カニュラの外れや閉塞に注意が必要ですね.とくに鼻カニュラが外れてもアラームは鳴らないので,SpO_2 のモニタリングや患者さんの観察が大切になります.

そうですか.ハイフローセラピーも色々気を付けないといけないですね.

そうですね.ただ,正しく管理すれば,正確な酸素濃度の投与のほかに,呼吸仕事量の軽減などのさまざまな効果が期待できるので,みんなで取り組んでいきましょう!

● 高流量システムってどんな種類があるの？

高流量システムの代表的なデバイスは，**表1**の3つのタイプです．

1．ベンチュリーマスク

ベンチュリーマスクは，「ダイリューター」と呼ばれるアダプターを接続して，ベンチュリー効果により酸素と空気を混合させて，規定された吸入酸素濃度（FiO₂）を供給することができる酸素デバイスです．

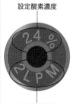

設定酸素濃度

最適酸素流量

表1 高流量システムの各タイプ

タイプ	ベンチュリーマスク	ネブライザー インスピロン®
	写真提供：日本メディカルネクスト	写真提供：日本メディカルネクスト
酸素供給	酸素流量計 （0〜15L/分）	酸素流量計 （0〜15L/分）
酸素濃度	24〜50%	〜50%程度 （総流量30L/分以上）
メリット	・ダイリューターを組み替えてFiO₂を調整できる ・安価	・酸素濃度調整ダイヤルでFiO₂を設定できる ・ネブライザーで加温加湿ができる ・加温しない「コールドネブライジング」と加温する「ホットネブライジング」がある
デメリット	・口腔，鼻腔の乾燥に注意する ・ダイリューターが塞がれると規定されたFiO₂や流量が供給されない ・空気の取り込み音が大きい	・加温加湿を行うと回路内結露に注意が必要である ・空気の取り込み音が大きい ・換算表が必要
特徴	・ダイリューターに印字されている酸素流量を投与すると規定されたFiO₂が投与される ・大量の混合ガスが送り込まれるため加湿不足に注意が必要である	・酸素濃度調整ダイヤルでFiO₂を設定し，換算表から総流量が30L/分以上になるように酸素流量を投与する ・加温加湿はできるが回路内に結露が生じるためウォータートラップの取り付けなどの対応が必要である

　ベンチュリーマスクの設定酸素濃度は 24 ～ 50％になります．使用方法は，FiO_2 が規定されているダイリューターを取り付けて，ダイリューターに印字されている酸素流量に調整することで，規定の FiO_2 を供給することができます（**表 2**）．通常の酸素流量計（～ 15L/分）を用いるため，一般病棟でも使用できます．

　ベンチュリーマスクの注意点としては，ダイリューターを変更せず酸素流量を増加させても，FiO_2 は上昇しないことです．また，ダイリューターが塞がれてしまうと，規定の FiO_2 や総流量の混合ガスが供給されないため，ダイリューターが塞がれていないか確認することが大切です．

ココ重要です！

付き酸素吸入器		ハイフローセラピー
レスピフロー™	ハイホーネブライザー	
写真提供：コヴィディエンジャパン	写真提供：小池メディカル	写真提供：フィッシャー＆パイケルヘルスケア
酸素流量計 （0 ～ 15L/分）	高流量タイプ の酸素流量計 （0 ～ 35L/分）	高流量タイプ の酸素流量計 （0 ～ 60L/分）
～ 50％程度 （総流量 30L/分以上）	40 ～ 98％程度 （総流量 30L/分以上）	21 ～ 100％
・酸素濃度調整ダイヤルで FiO_2 を設定できる ・ネブライザーで加温加湿ができる ・加温しない「コールドネブライジング」と加温する「ホットネブライジング」がある ・閉鎖式加湿システムで衛生的に使用できる ・滅菌水がエンドトキシンフリー	・酸素濃度調整ダイヤルで FiO_2 を設定できる ・高濃度酸素（～ 98％）が投与できる ・換算表を見なくても総流量 30L/分以上になる ・ネブライザーで加温加湿できる ・加温しない「コールドネブライジング」と加温する「ホットネブライジング」がある	・流量と FiO_2 を任意で設定できる ・FiO_2 は 21 ～ 100％と幅広く設定できる ・解剖学的死腔のウォッシュアウト ・呼吸仕事量の軽減 ・適切な加温加湿 ・PEEP 様効果
・加温加湿を行うと回路内結露に注意が必要である ・空気の取り込み音が大きい ・換算表が必要である ・インスピロン® よりコストがかかる	・高流量タイプの酸素流量計が必要 ・空気の取り込み音が大きい ・加温加湿を行うと回路内結露に注意が必要である	・高価 ・鼻カニュラの外れや目詰まりに注意が必要である
・酸素濃度調整ダイヤルで FiO_2 を設定し，換算表から総流量が 30L/分以上になるように酸素流量を投与する ・加温加湿はできるが回路内に結露が生じるためウォータートラップの取り付けが必要である	・酸素濃度調整ダイヤルで FiO_2 を設定し，印字されている酸素流量を投与すると総流量が 30L/分以上でかつ高濃度酸素が投与される ・高流量タイプの酸素流量計を使用することで，高濃度酸素投与ができる	・流量と FiO_2 を個別に設定できる ・適切な加温加湿で気道クリアランスの確保や快適性が向上する ・流量の調整で解剖学的死腔のウォッシュアウト効果がある ・鼻カニュラのため食事や会話ができる

表2 トータルフロー（総流量）早見表 ダイリューター色別（ベンチュリーマスク）

アキュロックス型トータル流量早見表

酸素流量 （L/分）	1	2	3	4	5	6	7	8	9	10	11	12	13	14
24%	26.3	52.7	79.0	105										
28%		22.6	33.9	45.1	56.4	67.7								
31%			23.7	31.6	39.5	47.4	55.3	63.2						
35%					28.2	33.8	39.5	45.1	50.7	56.4				
40%						25.0	29.0	33.3	37.4	41.6	45.7	50.0		
50%								21.8	24.5	27.3	30.3	32.7	35.4	38.0

ダイリューター色別 FiO$_2$		
ダイリューターの色	FiO$_2$	最適流量
●ブルー	24%	2L/分
○イエロー	28%	3L/分
○ホワイト	31%	4L/分
●グリーン	35%	6L/分
●レッド	40%	8L/分
●オレンジ	50%	12L/分

1分間に供給されるトータルガス流量は次の計算式で算出できます．$X = \left(\dfrac{100 - A}{P - A} \times L \right)$

P＝酸素濃度（%）　L＝酸素流量計の設定流量　X＝トータル流量　A＝空気（21%）

日本メディカルネクスト：インスピロン酸素療法製品総合カタログより引用

2．ネブライザー付き酸素吸入器

　ネブライザー付き酸素吸入器も，ベンチュリー効果を利用することで高流量酸素投与を行う酸素デバイスです．ベンチュリーマスクと異なる点は，ジェット流を利用したネブライジングによって加湿を行うことです．

・インスピロン®

　インスピロン®は，ベンチュリーマスクにネブライザーを組み合わせた酸素デバイスで，ベンチュリーマスクで口腔・鼻腔が乾燥した患者さんや，十分な加湿を必要とする時に使用します．

　インスピロン®の設定酸素濃度は，総流量 30L/分で最大 50％程度となります．使用方法は，酸素濃度調整ダイヤルで FiO$_2$ を設定し，総流量が 30L/分以上になるように換算表を参考にして酸素流量を調整します（**表3**）．

　また加湿方法には，加温しないコールドネブライジングと，ヒータを用いて加温するホットネブライジングがあります．ホットネブライジングは混合ガスを加温するため，コールドネブライジングより加湿能は上昇します．しかし，ホットネブライジングでは加温するため回路内に結露が生じやすくなり，コールドネブライジングより頻回に結露水の除去を行わなければなりません．

　インスピロン®では，吸気・呼気時にマスクの穴やTピースの吹き出し口から白いミスト状のガス（ネブライジングされたガス）が常に見られていれば，空気が取り込まれていない目安（患者の吸気流量以上）であり，設定したFiO2が送られていることになります．

表3　トータルフロー（総流量）早見表（インスピロン®）

（表の数字は混合ガスのトータルフローを表しています）

酸素流量 (L/分)		4	5	6	7	8	9	10	11	12	13	14	15
ダイヤル設定	35%	22.6	28.2	33.9	39.5	45.1	50.8	56.4	62.1	67.7	73.4	79.0	84.6
	40%	16.6	20.8	24.9	29.1	33.3	37.4	41.6	45.7	49.9	54.1	58.2	62.4
	50%	10.9	13.6	16.3	19.1	21.8	24.5	27.2	30.0	32.7	35.4	38.1	40.9
	70%	6.4	8.1	9.7	11.3	12.9	14.5	16.1	17.7	19.3	21.0	22.6	24.2
	100%	4.0	5.0	6.0	7.0	8.0	9.0	10.0	11.0	12.0	13.0	14.0	15.0

●混合ガスの総流量が30L/分を超えるよう設定する（成人患者の場合）．

日本メディカルネクスト提供資料より引用

・レスピフロー™

　レスピフロー™は，インスピロン®と同様のネブライザー付き酸素吸入器ですが，滅菌水ボトルを用いた閉鎖式加湿システムです（**表4**）．閉鎖式加湿システムにより滅菌水の注ぎ足しをしないため，細菌混入などの心配がなく衛生的に使用できます．

　またレスピフロー™のアダプター内部の大きな水滴は，サーキュレーションチューブを介してボトルに戻るため，小さい粒子の水滴のみ患者さんに投与されます（**図1**）．

　使用方法や管理方法は，インスピロン®と同様です．

表4 トータルフロー（総流量）早見表（レスピフロー™）

酸素流量 (L/分)	ダイヤル目盛り：酸素濃度 FiO₂（%）						
	28%	33%	35%	40%	60%	80%	98%
3	14.0	13.2	12.8	11.5	6.5	4.6	3.5
4	19.7	18.6	17.4	14.6	8.6	5.8	4.0
5	27.5	25.4	24.1	20.8	12.0	7.8	5.9
6	35.3	32.2	30.1	24.2	13.7	9.1	7.0
7	42.2	40.1	37.2	30.7	17.3	10.7	8.4
8	47.9	46.6	42.2	35.6	18.9	12.0	9.9
9	53.3	54.4	48.9	38.9	21.7	14.2	11.2
10	57.4	61.0	57.2	44.7	23.5	14.8	12.5

製造元データより　数値は，計算式による理論値ではなく実測値です．
コヴィディエンジャパン：レスピフロー™ 呼吸治療器より引用

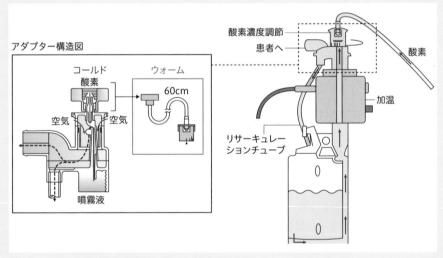

図1 レスピフロー™ の構造
コヴィディエンジャパン：レスピフロー™ 呼吸治療器より引用

・ハイホーネブライザー

　ハイホーネブライザーは，高流量タイプの酸素流量計を用いて高濃度酸素投与ができる酸素デバイスです．

　インスピロン®の場合は総流量30L/分で最大50%程度の酸素濃度が限界でしたが，ハイホーネブライザーはインスピロン®のように換算表がなくても，酸素濃度調整ダイヤルでFiO₂を設定し，印字されている高流

表5　トータルフロー（総流量）早見表（ハイホーネブライザー）

酸素流量（L/分）	10	15	10	20	30	35	35
酸素濃度（%）	40	50	60	70	80	90	98
トータルフロー（L/分）	42	41	41	40	40	40	36

小池メディカルホームページより引用

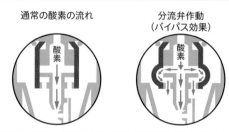

通常の酸素の流れ　　　分流弁作動（バイパス効果）

図2　分流弁のバイパス機能

文献1）より引用

量の酸素流量を流すことで設定酸素濃度40〜98％が投与でき，総流量は35L/分以上を供給することができます（**表5**）．

　ハイホーネブライザーの特徴は，8L/分以上の酸素流量になると，分流弁のバイパス効果によりベンチュリー効果を発生させながら高流量が流れる構造です（**図2**）．そのため，ハイホーネブライザーを使用する際は高流量タイプの酸素流量計（〜35L/分）を用いましょう．

3.　ハイフローセラピー

　ハイフローセラピーは前述の通り，鼻腔から十分に加温加湿された高流量の混合ガスを供給する酸素デバイスです．

　ハイフローセラピーは，設定酸素濃度（21〜100％）と流量を任意に設定できるデバイスであり，ベンチュリーマスクやインスピロン®では限界があった高濃度酸素投与ができます．

● 高流量システムの使い分けはどうしたら良いの？

　高流量システムは基本的に**表6**のように使い分けると良いです．

　なお，ハイフローセラピーは**表6**の酸素デバイスをワンランクアップさ

せた高流量システムです（**図3**）．幅広い酸素濃度調整に加え，呼吸仕事量の軽減や高い快適性などさまざまな効果があり，幅広い患者さんに使用できます．

表6　患者ごとの使い分け

CO_2 ナルコーシスのリスクのあるⅡ型呼吸不全の患者	**ベンチュリーマスク** 安価で安定した酸素濃度が投与できる．ベンチュリーマスクは積極的な加湿をしていないため，鼻腔・口腔などの乾燥に注意が必要である
鼻腔・口腔などに乾燥がみられる患者	**加湿ができるネブライザー付き酸素吸入器（インスピロン®・レスピフロー™ など）** 酸素濃度は約50％程度が上限である
高濃度酸素投与が必要な患者	**ネブライザー付き酸素吸入器（ハイホーネブライザー）** 使用時は高流量タイプの酸素流量計を使用する

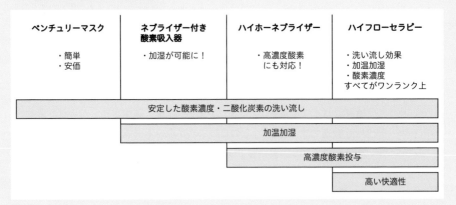

図3　高流量システムの使い分け

引用文献
1. 高野英一：ハイホーネブライザー®．呼吸器ケア　11（8）：842-846，2013

参考文献
1. コヴィディエンジャパン株式会社：レスピフロー™ 呼吸治療器
2. 小池メディカル株式会社：ハイホーネブライザー
　http://www.koike-medical.co.jp/products/detail.php?product_id=95 より2021年3月18日検索
3. 高松和史，櫻本稔，井上大生ほか：重症呼吸不全患者に対するHighFO® ネブライザーの有用性の検討. 日本呼吸器学会誌　49（4）：243-248，2011

NPPV を装着して $PaCO_2$ は低下し，意識レベルも良くなり，リハビリも始まったようですね．どこまで進んでいますか？

 今は，NPPV を装着した状態で，立位練習まで進めています．離床に際して呼吸筋疲労を少なくしたいので，離床前に予防的にコンディショニングも実施しています．

理学療法士

 確かに，リハビリでは動作時の呼吸筋の評価は重要ですもんね．実際に動作時の呼吸筋の状態はどうですか？

 動作後は少々頻呼吸になる傾向はありますが，安静で改善は得られます．NPPV で換気のサポートを受けている影響か，補助呼吸筋の過活動や胸式優位の呼吸パターンへの変化もあまりないですね．モニター上で一回換気量も保てています．

 なるほど．動作時も換気は大丈夫そうですね．この患者さんは運動中に SpO_2 が下がりますよね？　この場合，動作時も FiO_2 を上げないほうが良いのでしょうか？

 昨日は看護師さんから「ケア中も安静時と同様に FiO_2 40％のままで酸素化が維持できた」と聞いたので，FiO_2 40％のままで端坐位練習を実施してみました．すると，端坐位後に SpO_2 が 85％まで低下してきて，呼吸回数も 30 回を超えてしまいましたね……．
呼吸様式こそあまり変化はなかったのですが，呼吸筋疲労を助長しそうで少しイヤだなって思いました．

 そうですね．

 今朝の採血で $PaCO_2$ も上がっておらず，意識レベルも変化なかったので，主治医や看護師さんと相談し，今日は離床前に予め FiO_2 を 50％に上げてみたところ，立位練習まで実施できました．
この患者さんのように，酸素化が原因でリハビリが進まないという患者さんでは，動作時に FiO_2 を上げて負荷量を確保することもリハビリの効果を高めるコツです．

しかし，Ⅱ型呼吸不全の患者さんという点で，Ⅰ型の患者さんとは違い，動いて下がるからといって一概に FiO_2 を増やせば良いってわけでもないですよね．そのあたりはどうですか？

そこは非常に難しいところですね．基本的に運動中は換気量が上がるので，運動時に FiO_2 を上げても二酸化炭素貯留のリスクは高くないと考えています．
しかし，これはあくまで"換気不全がない"という前提の話であって，もし運動中に呼吸筋疲労により換気不全を呈してしまうと，運動時とはいえ二酸化炭素が貯留しやすくなってしまいます．Ⅱ型呼吸不全の患者さんではとくに補助呼吸筋の状態を注意深く観察しなければならないと思います．

わかりました．ところで，この患者さんは胸郭変形もありますよね？　変形による呼吸への影響やその対処法などはありますか？

呼吸への影響としては，吸気努力が生じやすいことではないでしょうか．このため，胸式優位の呼吸パターンへの変化や頻呼吸，吸気補助筋の過活動はとくに生じやすく，呼吸筋疲労のリスクは通常よりも高いと思います．
対応として，凹側の筋は短縮しやすく，そこのコンプライアンス低下が予測されるので，重点的にストレッチや呼吸介助を実施しています．

ありがとうございます．

●呼吸介助の例（坐位）

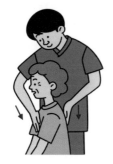

胸骨と背部に手を当て，患者の呼吸リズムと胸郭連動を把握する．呼気時に胸郭を内下方に軽く圧迫し，呼吸を介助する．

解説

● II型呼吸不全の患者さんに対して，運動時に吸入酸素濃度（FiO₂）を高く設定して介入することの是非は？

1．運動時の酸素投与

　II型呼吸不全の患者さんに対する運動時の酸素投与は，運動耐容能を向上させるために，動作時に酸素投与を行う意義はあるでしょう（**表1**）[1].

表1　酸素投与の有無による6分間歩行距離の変化

Study or Subgroup	Metres	SE	Weight	Metres IV, Fixed, 95% Cl	Metres IV, Fixed, 95% Cl
1.1.1 Low dose					
Davidson 1988	52	25.53	1.3%	52.00[1.96, 102.04]	
Eaton 2002	40	9.77	9.0%	40.00[20.85, 59.15]	
Fujimoto 2002a	12	5.64	27.0%	12.00[0.95, 23.05]	
Fujimoto 2002b	24	11.64	6.3%	24.00[1.19, 46.81]	
Fujimoto 2002c	32	16.03	3.3%	32.00[0.58, 63.42]	
Ishimine 1995	18	6.67	19.3%	18.00[4.93, 31.07]	
Knebel 2000	5.49	7.253	16.3%	5.49[-8.73, 19.71]	
Kurihara 1989	25	12.16	5.8%	25.00[1.17, 48.83]	
McDonald 1995	21	10.45	7.9%	21.00[0.52, 41.48]	
Woodcock 1981	35	15.54	3.6%	35.00[4.54, 65.46]	
Subtotal(95% Cl)			**100.0%**	**18.86[13.11, 24.61]**	

Heterogeneity：Chi² = 13.50, df = 9 (P = 0.14)；I² = 33%
Test for overall effect：Z = 6.43 (P < 0.00001)

Total(95% Cl)			**100.0%**	**18.86[13.11, 24.61]**	

Heterogeneity：Chi² = 13.50, df = 9 (P = 0.14)；I² = 33%
Test for overall effect：Z = 6.43 (P < 0.00001)
Test for subgroup differences：Not applicable

-100　-50　0　50　100
Favours placebo　Favours oxygen

文献 1) より引用

　また，酸素投与下であっても運動中は換気量は増えていき（**図1**）[2]，リハビリ時の酸素投与によって二酸化炭素貯留を認めなかった[3]という報告もあります．

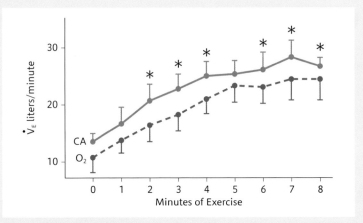

図1　運動中の換気量の変化
文献 2）より引用

　しかし，室内気での管理とくらべると酸素投与下のほうが同一負荷での換気量が有意に低かった[2]との報告もあります．これは，運動を行うとともに骨格筋への酸素需要が高まり，換気量自体が負荷に応じて増えていくのですが，酸素投与を行っていることで筋への酸素需要を満たすことができ，換気量をそこまで上げなくても良くなるため（呼吸仕事量の軽減），結果的に同程度の負荷であれば酸素投与下のほうが換気量は少なくなるということです．

2. 高濃度酸素投与のリスク

　ここで重要なことは，運動時に FiO_2 を高く設定することで呼吸仕事量は軽減して呼吸筋への負担を減らすことができるのですが， II 型呼吸不全の患者さんであるがゆえに，「高濃度の FiO_2 を供給すること自体が二酸化炭素貯留のリスクを伴っている」ということも忘れてはならないことです．

ココ重要です！

　FiO_2 を高く設定しても運動による換気量の増加で二酸化炭素の貯留は相殺され，呼吸仕事量自体も軽減させて酸素化も安定することで，運動負荷をより多くかけることができるようになるわけですが，その状況であっても，負荷量の増加に伴って呼吸筋への負担も徐々に生じていることも事実なのです．そして，負荷量がかなり高くなってきて呼吸筋疲労の状態に陥ってしまうと， II 型呼吸不全に対する高濃度酸素投与による呼吸抑制

＋負荷量増加による呼吸筋疲労に伴う換気不全を呈することになり，二酸化炭素貯留のリスクがかなり高くなってしまいます．

ココ重要です！

　そのため，Ⅱ型呼吸不全の患者さんで FiO_2 を高くして運動療法を実施している場合は，とくに換気不全には注意が必要です．運動中は呼吸筋疲労の徴候が出ていないか入念に観察し，運動療法を進めましょう．

3. FiO_2 の設定値

　リハビリ中の FiO_2 の設定値は，たとえば FiO_2 を100％に設定してリハビリを実施すると，経皮的動脈血酸素飽和度（SpO_2）が安定した状態で運動負荷を高くすることができますが，もし運動負荷後に SpO_2 が低下した場合，FiO_2 を100％に設定していると後がない状況となってしまいます．

　リハビリ中の FiO_2 の設定の上限については具体的な取り決めがないのが現状ですが，SpO_2 が保てなくなった場合のことも考えたうえで，どの程度までを上限として設定するべきかを事前に検討しておく必要があります．FiO_2 の設定については，日頃のケアや前日までの運動時の SpO_2 の変動を参考に，事前に FiO_2 をどこまで上げるのかを決めておきましょう．また，治療が奏効しておらず二酸化炭素が経時的に貯留傾向にある場合などには，FiO_2 を上げてまで運動療法を進めるべき時期でない場合もありますので，FiO_2 を上げながら運動療法を実施することの是非も含めて相談しておくと良いでしょう．

　FiO_2 を上げるタイミングについては，実際に SpO_2 が低下してからではなく，低下が予測される場合は事前に FiO_2 を上げて低酸素血症を予防することで，補助呼吸筋や心臓への負荷を軽減するようにします．

引用文献

1. Bradley JM, O'Neill B：Short-term ambulatory oxygen for chronic obstructive pulmonary disease. Cochrane Database Syst Rev：CD004356, 2005
2. Stein DA, Bradley BL, Miller WC：Mechanisms of oxygen effects on exercise in patients with chronic obstructive pulmonary disease. Chest 81（1）：6-10, 1982
3. Emtner M, Porszasz J, Burns M et al：Benefits of supplemental oxygen in exercise training in nonhypoxemic chronic obstructive pulmonary disease patients. Am J Respir Crit Care Med 168（9）：1034-1042, 2003

NPPV 開始後，すみやかに $PaCO_2$ は低下し，意識状態も改善した．4 日目に NPPV を離脱した．リハビリを行い，16 日目に退院となった．

側彎症に伴う慢性 II 型呼吸不全の急性増悪時に，低流量システムの酸素療法を使用し CO_2 ナルコーシスをきたした症例

- II 型呼吸不全のリスクがある場合は，SpO_2 は 88 〜 92% を目標とし，酸素投与はできる限り高流量システムの使用を考慮しましょう．
- 呼吸が安定していない II 型呼吸不全の患者さんでは，フィジカルや意識状態，動脈血液ガス所見をモニタリングしながら，注意深く呼吸管理を行いましょう．
- 換気不全が疑われる場合には，できるだけ患者さんが呼吸しやすいような姿勢をとりましょう．
- 高流量システムの酸素療法について知っておきましょう．
- II 型呼吸不全の患者さんでは，換気の状態に注意しながらリハビリを行いましょう．

2. 呼吸ケアカンファレンスの実際

症例 **4**　急性呼吸不全～II型呼吸不全の考え方
その②　NPPV

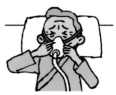

　75歳男性．慢性閉塞性肺疾患（COPD）があり，在宅酸素療法中（2L／分）．2日前から発熱，呼吸困難が始まり，動けなくなっているところを発見され，救急搬送された．COPD増悪の診断で入院．

動脈血液ガス（鼻カニュラ3L／分）：pH 7.26，$PaCO_2$ 85Torr，PaO_2 72Torr

　COPD増悪に対して抗生剤とステロイドの投与，気管支拡張薬の吸引を行い，またNPPVを開始した．

設定：S／Tモード，IPAP 10cmH_2O，EPAP 4cmH_2O，呼吸回数15回／分，FiO_2 35%

　翌日の動脈血液ガスでは改善傾向がみられた．

動脈血液ガス（NPPV使用下）：pH 7.35，$PaCO_2$ 62Torr，PaO_2 82Torr

使用機器概略：V60 ベンチレータ

　V60 ベンチレータは，急性期で用いられる代表的な NPPV の人工呼吸器である．NPPV 専用機（高圧配管タイプ）で，FiO_2 を 21 ～ 100％に設定可能．独自のトリガーシステムの「Auto-Trak」によりリーク量が変化するなかでも適切にトリガーやリーク補正を行う．

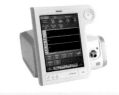

写真提供：フィリップス・ジャパン

呼吸ケアカンファレンスの様子

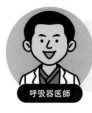

呼吸器医師

今回の症例は，COPD 増悪と，それに伴う急性II型呼吸不全の患者さんですね．では B 先生，この患者さんで NPPV を開始した理由を説明してください．

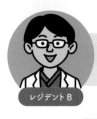

レジデント B

動脈血液ガスで CO_2 が高く pH が下がっていたので，NPPV の適応かなと思いました．

そうですね．人工呼吸器の開始基準としては，
・呼吸困難の程度
・呼吸仕事量
・動脈血液ガス所見
の 3 つをもとにして考えると良いですよ．この患者さんはどうでしたか？

あ，確かにこの患者さんは受診した時，ものすごくしんどそうでしたし，呼吸回数は 40 回/分で肩呼吸をしていました．

呼吸困難が強く，身体所見からは呼吸仕事量が多いようですし，動脈血液ガスでも II 型呼吸不全の所見があるので，人工呼吸器の適応と判断できますよね．
ちなみに，急性の II 型呼吸不全では，動脈血液ガスで pH < 7.35，$PaCO_2 > 45Torr$ が人工呼吸器の必要な目安とされています．
では，人工呼吸器を開始しようとなった時に，気管挿管での人工呼吸器と NPPV がありますが，この患者さんではなぜ NPPV を選んだのですか？

COPD 増悪って NPPV のエビデンスが高いと聞いたことがあるので，まずは NPPV かなと思って使ってみたんですが……．

そうですね．確かにエビデンスも大事なんですが，「気管挿管すべき状況なのか」「NPPV を使用できる状況なのか」をまず考える必要があります．
・気管挿管すべき状況：呼吸停止や意識障害など
気管挿管すべき理由がなければ，NPPV をまずは開始しても良いでしょう．
そこで B 先生の言っていた "エビデンスが高く，NPPV が得意な疾患"
ならさらに良いでしょうね．
さて，B 先生，NPPV はどうやって開始しましたか？

どうやってって……．普通にマスクを顔に当てて，固定ベルトを巻いただ
けですが……．

NPPVを患者さんに使ってもらう時ってコツがいるんですよ．無理やり使っ
て患者さんに嫌がられてしまうと，NPPVは継続できません．

NPPV 使用時のコツ
- 使用前：NPPVを開始する目的をきちんと患者に説明する
- マスクの装着：急に固定ベルトで固定してしまうのではなく，はじめは
  手でマスクを支えてあげながら，徐々に患者に慣れていってもらう

色々工夫がいるんですね，勉強してみます．
ところで，この患者さんって，NPPVを開始してもまだ $PaCO_2$ が結構高
いですよね．さらにIPAPを上げたりとか，やっぱりNPPVではダメだと
考えて気管挿管したりするべきなんでしょうか．

確かに，翌日も $PaCO_2$ は62Torrとまだ高いですよね．ただ，前日より
は低下傾向にあります．
ところで，急性II型呼吸不全でNPPVを使う時の目的って何でしょうか？

換気をサポートして，$PaCO_2$ を下げることでしょうか？

$PaCO_2$ を下げることも大事ですが，まずは呼吸仕事量を軽減して呼吸筋
疲労をとってあげることが一番大事です．
身体所見上，呼吸仕事量が軽減していて $PaCO_2$ も低下傾向にあるなら，
そのままの設定でNPPVを続けて大丈夫ですよ．

確かに，この患者さんもNPPVを始めてからは，呼吸もすごく楽になった
ようで，呼吸回数は20回/分まで落ち着いて，肩呼吸もなくなっていまし
た．

良いですね．それならNPPVを継続しましょう．
もともとの病気，つまりCOPD増悪がステロイドや気管支拡張薬で改善
してくれば，$PaCO_2$ もだんだん下がってきますよ．

● どうしてⅡ型呼吸不全には人工呼吸器が有効なの？

1. Ⅱ型呼吸不全の原因

Ⅱ型呼吸不全は，換気障害（肺胞低換気）による二酸化炭素貯留（$PaCO_2$ > 45Torr）を伴う呼吸不全です．換気は，呼吸中枢からの信号が横隔膜や肋間筋などの末梢の呼吸筋に伝わり，最終的には肺が受動的に伸展することでなされますが，この回路のどこかで障害が生じ，ガス交換に十分な換気量が保てなくなることが，Ⅱ型呼吸不全の原因でした．

したがって，Ⅱ型呼吸不全は肺疾患だけではなく，胸郭疾患，呼吸筋障害，上気道疾患など，さまざまな要因によって起こります（**表1**）．

表1　Ⅱ型呼吸不全の発症要因

肺疾患	COPD，喘息発作，進行した間質性肺炎　など
胸郭疾患	肺結核後遺症，側彎症　など
呼吸筋障害	神経筋疾患，呼吸筋疲労　など
上気道疾患	窒息　など

2. 換気を補助する

原因が何であれ，換気量を増加させることで動脈血二酸化炭素分圧（$PaCO_2$）は低下するので，Ⅱ型呼吸不全に対する人工呼吸の基本的な考え方としては，

・圧サポートをかけて換気補助を行うこと

になります．換気補助には呼吸仕事量を軽減し，疲労した呼吸筋の負担を減らす効果もあります．

3. オート（内因性）PEEP を打ち消す

慢性閉塞性肺疾患（COPD）や気管支喘息などの閉塞性肺疾患では，

吐き出しきれなかった空気により呼気終末にも気道内が陽圧になっている場合があり，これを「オート（内因性）PEEP」と呼んでいます．オートPEEP が発生していると，吸気努力が実際の吸気の開始にスムーズに反映されず，呼吸仕事量の増加につながります．

このような場合，オート PEEP を打ち消すように呼気終末陽圧（PEEP）（カウンター PEEP）をかけることで，気道抵抗が下がり，同調性の改善や呼吸仕事量の軽減が期待できます（**図 1**）．

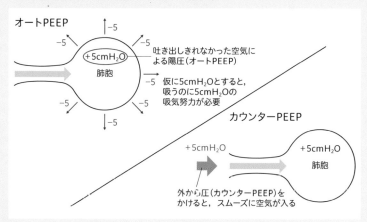

図 1　オート PEEP とカウンター PEEP

● 急性 II 型呼吸不全では，どんな時に人工呼吸器を使うの？

1. 非侵襲的陽圧換気療法（NPPV）の適応

今回の症例のような，呼吸性アシドーシス（pH ＜ 7.35 かつ $PaCO_2$ ＞ 45Torr）を伴う急性 II 型呼吸不全や，高度の努力呼吸を伴う急性呼吸不全に対しては，一般に NPPV による換気補助の適応があります．

呼吸不全やアシドーシスが重症化すれば NPPV での管理はより難しくなることが多く，簡便に始められる NPPV のメリットを活かすためにも，タイミングを逃さず早期から NPPV を導入することが望ましいでしょう．

2. 気管挿管下の人工呼吸の適応

以下のような場合は NPPV は使用できませんので，気管挿管下の人工呼吸が必要になります（p.31 参照）．

- ・自発呼吸がない
- ・上気道の確保ができない
- ・マスクフィットが不可能

　一般的に意識障害は気管挿管の適応ですが，CO_2 ナルコーシスについては換気が改善すれば意識障害も改善するため，気道確保に十分配慮したうえで NPPV を試みることも可能です．ただし，NPPV 失敗のリスクが高いため，慎重に経過を観察し，気管挿管へ移行する適切なタイミングを逃さないことが大切です．

●NPPV を開始する時って，具体的にはどんな風にするの？

　呼吸困難が強い時にいきなりマスクで陽圧をかけられると，患者がさらにパニックとなって，状況を悪化させる可能性があります．まずは，

- ・病状　　　・NPPV の必要性
- ・陽圧はかかるけども自発呼吸に合わせてサポートしてくれること

　これらをしっかりと説明し，患者の不安を和らげましょう．
　NPPV の機種は急性期に対応できる院内専用機，マスクは鼻と口を覆うフルフェイスマスクが基本です．マスクの装着は以下の手順を踏んで行うようにしましょう．
①適切なサイズのマスクを選択する．
②開始時は，まず患者の手にマスクを当てて送気を感じてもらう．
③次に，医療者がマスクを患者の顔に当てて様子を観察する．
④患者が陽圧呼吸に慣れてきたら，ストラップで固定し，マスクフィッティングを調整する．

●NPPV の設定はどうやって調整するの？

1.　Ⅱ型呼吸不全
　Ⅱ型呼吸不全に対して NPPV は通常，以下の設定で開始します．

> モード：S/T モード
>
> 初期設定：IPAP 8 ～ 10cmH₂O，EPAP 4cmH₂O　程度

　IPAP-EPAP がプレッシャーサポート（PS）となり，換気補助による高二酸化炭素血症の改善と呼吸仕事量軽減の効果が期待できます．

2.　COPD 増悪

　COPD 増悪では PS 4 ～ 10cmH₂O 程度をかけることが多いですが，胸郭コンプライアンスの低い拘束性胸郭疾患（結核後遺症や側彎症など）や肥満低換気症候群では，より高い圧が必要となります．
　PS をどの程度かけるかはケースバイケースです．

> ・呼吸性アシドーシスの補正：二酸化炭素の絶対値ではなく，pH
> 　7.35 以上をまず目標とする
> ・努力呼吸の軽減：呼吸回数の減少，自覚症状と呼吸補助筋使用の
> 　改善

　これらを指標に調整しましょう．

3.　閉塞性肺疾患

　閉塞性肺疾患（COPD 増悪や喘息発作）において，オート PEEP を打ち消す目的でカウンター PEEP をかける場合は EPAP 6 ～ 8cmH₂O 程度を目安に，努力呼吸の軽減と人工呼吸器の同調性改善を指標に調整します．
　また，意識障害や睡眠時無呼吸症候群など上気道の閉塞がある場合も，EPAP を上げて上気道の開存を確保しましょう．
　バックアップ呼吸数は自発呼吸数よりも少なく設定するのが原則ですが，同調性が悪い場合はむしろ自発呼吸よりも少し多く設定し，器械の送気に合わせて患者に呼吸してもらうと，同調性が良くなる場合があります．

● どんな時に気管挿管するの？　NPPV を使っていても PaCO₂ が高い時は，気管挿管したほうが良いの？

ココ重要です！

　NPPV の効果は，自覚的な呼吸困難の改善，呼吸回数や心拍数の低下，努力呼吸の改善，動脈血液ガスの改善などから総合的に判断しましょう．$PaCO_2$ の低下の目標値は，その患者さんのベースラインの値（正常値ではありません！）ですが，そこまでいかなくても，呼吸状態が改善しつつ $PaCO_2$ も低下傾向であれば，NPPV は有効と判断して良いでしょう．

　$PaCO_2$ が思ったように低下しない（＝肺胞換気量の増加が得られていない）場合は，単に PS を上げるだけではなく，

・NPPV の送気と自発呼吸が同調しているか
・マスクフィッティングが適正か
・上気道閉塞・痰トラブル・気胸などの換気を妨げる事象が発生していないか

などをまず確認することが大切です．

　NPPV を開始して数時間経っても呼吸状態の改善が得られない場合や，NPPV の継続を困難にする状況が出現した場合は，NPPV に固執せずに気管挿管下の人工呼吸器への移行を検討する必要があります．

さて，この患者さんは昨夜 NPPV を開始してから不穏を起こしていたようですね．

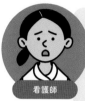

そうなんです．はじめはマスクをしきりに外そうとしていて，スタッフもマスクをしっかりつけるように伝えていたのですが，そのうちに大声をあげるようになりました．
NPPV を継続するために鎮静薬を開始しようかと当直医とも話をしていたのですが，二酸化炭素貯留もあるので，もう少し様子を見るということになりました．

それで，患者さんは落ち着いたのですか？

マスクを外して患者さんに話を聞いてみると，「鼻根部が痛い」ということだったんです．確かに皮膚も発赤していたので，それが原因で不穏になっていたのですね……．

そうだったんですか．NPPV を行っていると，さまざまな原因で不穏状態になることがありますよね．
確かに，NPPV を続けていくために鎮静薬を使わざるを得ないこともありますが，まずは不穏状態の原因を探って，原因が特定できれば対処することが大事ですね．

そうなんです．まずは患者さんの訴えを聞いたり，行動を見ないといけないですよね．
とくにマスクをつけていると，患者さんが話している内容が医療者に伝わらないことも多いですから，医療者はマスクを外して患者さんの話を聞く必要があります．

今回の患者さんのように，マスクが不隠の原因になることは多いのですか？

はい，マスクに対する不快感が不穏の原因となることは結構多いです．マスクのつけ方や種類が患者さんに合えば，意外と不穏が治まる時もあります．

管理上の注意点
・患者の訴え，動向
・マスクフィッテング

ありがとうございます．
今回の患者さんはマスクによる痛みもあったということですが，最近では「医療関連機器圧迫創傷（MDRPU）」といって，マスクによる皮膚障害も注目されていますよね．
色々創傷被覆材も出ていますが，どのように使っていますか？

とくにマスクによる問題がない場合には，創傷被覆材は使わないようにしています．
ただ，以下のような必要時は，予防的にシカケアというジェルシートを置くようにしています．とくに鼻根部は皮膚も薄くて発赤も起こりやすいので，要注意です．
・長期になっている場合
・マスクをある程度きつく締めなければいけない場合
・痩せたりむくんだりして，皮膚が脆弱になっている場合

その他の創傷被覆材を使うことはありますか？

マスクのずれや長期の圧迫，浮腫などさまざまな要因で潰瘍や壊死に進行してしまうこともあるので，その場合は治癒目的の被覆材の使用を検討します．

わかりました．不穏の対応は大変ですが，NPPVの成功にとってとても重要ですよね．ありがとうございました．

解 説

● 非侵襲的陽圧換気療法（NPPV）中の不穏への対応はどうしたら良いの？

NPPV の成功の可否を決める大事な要素は，「患者さんの受け入れ」です．NPPV が適応となる患者さんは，意識が保たれていることが多く，呼吸困難や不安・恐怖を感じることや，陽圧換気による圧迫感や不快感を訴えることがあります．

NPPV は患者さんの協力が前提ですので，患者さんの苦痛を最小限に抑えつつ「いかに受け入れてもらうか」を考え，効果的に NPPV を実施し，早期の離脱を目指していく援助を提供していくことがとても重要です．

ココ重要です！

1. 不穏の原因

NPPV を使用する患者さんでは，不穏状態になることをよく経験するかと思います．不穏状態とは，穏やかでなく，体動が激しい・興奮しているなど，不安で危険をはらんだ状態をいいます．

呼吸不全の患者さんにおいて NPPV 装着による不穏の原因としては，以下のものが考えられます．

・呼吸困難の苦痛　　　　　　　・状況に対する不安

・NPPV マスクによる圧迫感　　・ベルトによる締め付けからの痛み

・陽圧換気による苦痛　　　　　　　　　　　　　　　　など

目の前で不穏状態に陥っている患者さんが，何が原因でそのような状況になっているのかを多角的にとらえて解決方法を考えていく必要があります．

2. 不穏時の対応のポイント

・患者さんの顔に合わせた適切なマスクの選択，マスクフィッティング

症例②でも述べましたが，患者さんの顔に合ったサイズのマスクを選択し，患者さんの不安を払拭するように十分説明してマスクを装着することはとても重要です．

固定ベルトがきつすぎると圧迫感や閉塞感が増しますし，逆に緩すぎるとリークが増え，目への刺激・乾燥の原因となります．マスクリークを確

認しつつ，固定ベルトを調整していく必要があります．

・的確な観察と判断

患者さんの異常に迅速に気づくことができるように，NPPVのアラームの設定は必ず確認します．NPPV開始前後での呼吸状態と全身状態の変化の有無，マスクフィッティングの状態などを評価していきます．

NPPV導入後の数時間は，呼吸状態やデータを見ながら設定を適宜調整していくため，30分〜1時間ごとにバイタルサイン・呼吸状態・NPPVのデータの変化・同調性などを観察していきます．

・精神的支援

NPPV装着中の患者さんは，病状が進行していることの自覚や耐えがたい呼吸困難により，不安感や恐怖感などが増強し，実存価値も脅かされる状況にあります．そのため，懸命な医師の態度や，看護師の自己効力への支援，家族によるソーシャルサポートなどが，NPPVの継続を可能にするとされています．

また呼吸状態が許す場合には，マスクを外して適度な休憩をとることも有用です．患者さんの苦痛を理解しようとする姿勢と，解決方法を共に考えていくことが重要です．

＊

「患者さんの不穏状態が強く，NPPVの装着が困難」＝「まず鎮静」ではなく，まずは不穏の原因がどこにあるのかを見極めましょう．

とくにNPPV装着中は，マスクによって患者さんの訴えがわかりにくいことがよくあります．必要に応じてマスクを外し，患者さんの訴えをしっかり聞くことはとても重要です．

●NPPV使用中に鎮静薬やモルヒネ塩酸塩を使って良いの？

不穏や呼吸困難の対策を行っても状況が改善しない場合には，患者さんの苦痛を最小限に抑え，NPPVの忍容性を改善する目的で，鎮静薬や少量のモルヒネ塩酸塩を併用する場合があります．

ただし，人工呼吸が必要なのに患者さんの協力が得られない状況では，本来はNPPVではなく気管挿管下の人工呼吸管理が適切です．そのことを理解したうえで，NPPVと鎮静薬を併用する場合は，以下の点に注意してください．

ココ重要です！

1. NPPV 使用時の原則

　前述のように，不穏に対して鎮静薬をすぐに使うのではなく，不穏の原因をまず考え，非薬物療法による対応を優先して行います（**表 1**）．それでも不穏状態が改善しない場合には，鎮静も考慮しますが，投薬は必要最低限の量と期間にとどめます．

　鎮静薬やモルヒネ塩酸塩には意識レベル低下による上気道閉塞や，呼吸抑制のリスクがあります．呼吸疲労の著しいII型呼吸不全では，少量の鎮静薬投与でも CO_2 ナルコーシスとなる可能性があり，これらの薬剤の投与にはとくに慎重さが求められます．

表 1　不穏の原因ごとの対策

目的		対策
NPPV による不快感の緩和		・NPPV の設定を最適化する ・マスクフィッティングを調整する ・インターフェイスを変更する ・十分な加湿と口腔ケアを行う ・呼吸状態が許せば，マスクを外して適度な休憩をとる
身体的・精神的ストレスの緩和，不安の軽減		・原疾患に対して適切な治療を行う ・身体拘束やドレーン類は最小限にする ・コミュニケーションの手段を工夫する ・患者の要望を傾聴し，治療状況や見通しをわかりやすく説明する ・NPPV 離脱の可否や安静度の見直しを検討する
環境整備	①適切な睡眠の確保	・騒音（アラーム音やリーク音）を減らす ・昼夜の変化をつけて，明るさを調節する ・夜間は処置を避け，外界の刺激を少なくする
	②日中の覚醒と見当識の促進	・時計やカレンダーを患者から見えるところに置く ・テレビや音楽を活用する

2. 気管挿管のタイミングを逃さない

　慢性閉塞性肺疾患（COPD）増悪や心不全など NPPV の有効性が期待できる病態を中心に，鎮静下に NPPV を継続することがあります．

　しかし，病状が悪化している場合に気管挿管への移行が遅れてしまうと，予後の悪化をまねきます．とくに，NPPV の推奨度が高くない肺炎や急性呼吸窮迫症候群（ARDS）などにおいては，気管挿管すべき時に躊

踏してはいけません.

3. 院内での管理体制をつくる

　鎮静下 NPPV の適応や運用について，現在のところ特定の指針はあり
ません．実地臨床では NPPV と鎮静が併用される場合がありますが，安
全性を確保するためのプロトコールを院内であらかじめ策定することが望
まれます.

　まず，末期呼吸不全の緩和的治療を除けば，NPPV は ICU やそれに準
じた環境で使用し，経皮的動脈血酸素飽和度（SpO_2）や心電図の持続
モニタリングが必須です．また，状態を評価する共通の指標とその目標レ
ベルをチームで共有することも重要です.

ココ重要です！

　呼吸困難の評価で一般的に使われているのは，Numeric Rating
Scale（NRS；11 段階で評価，0 ＝呼吸困難がまったくない〜10 ＝考え
られるなかで最悪の呼吸困難）です.

　鎮静深度のスケールとしては，Richmond Agitation-Sedation Scale
（RASS）[1] がよく用いられており，浅い鎮静の RASS 0 〜ー2 が目標です
（**表 2**）.

　せん妄は Confusion Assessment Method for the Intensive Care
Unit（CAM-ICU）[2] で陽性，あるいは Intensive Care Delirium Screening
Checklist（ICDSC）で 4 点以上であれば，せん妄と判定されます.

4. 病態に応じた適切な薬剤を使用する

　使用できる薬剤と投与量についても，事前に基準を示しておくと安全で
す.

　呼吸困難の緩和にはモルヒネ塩酸塩がしばしば用いられます．意識低
下や重篤な呼吸抑制を避けるため，少量から投与して調整することが大
切です.

　過活動型せん妄による不穏に対しては，ハロペリドールなどの抗精神病
薬が使用されます．非ベンゾジアゼピン系の鎮静薬のデクスメデトミジン
塩酸塩は，せん妄の誘発や呼吸抑制作用が少なく，かつ自然睡眠に近い
鎮静作用が得られるのが特徴で，NPPV と併用する鎮静薬としては最も
使いやすいと思われます.

　ベンゾジアゼピン系薬は，せん妄を誘発する危険や呼吸抑制作用があ
るため，使用には注意が必要です.

表 2　Richmond Agitation-Sedation Scale (RASS)

スコア	用語	説明
＋4	好戦的な	明らかに好戦的な，暴力的な，スタッフに対する差し迫った危険
＋3	非常に興奮した	チューブ類またはカテーテル類を自己抜去；攻撃的な
＋2	興奮した	頻繁な非意図的な運動，人工呼吸器ファイティング
＋1	落ち着きのない	不安で絶えずそわそわしている，しかし動きは攻撃的でも活発でもない
0	意識清明な 落ち着いている	
−1	傾眠状態	完全に清明ではないが，呼びかけに 10 秒以上の開眼およびアイ・コンタクトで応答する
−2	軽い鎮静状態	呼びかけに 10 秒未満のアイ・コンタクトで応答
−3	中等度鎮静状態	呼びかけに動きまたは開眼で応答するがアイ・コンタクトなし
−4	深い鎮静状態	呼びかけに無反応　しかし，身体刺激で動きまたは開眼
−5	昏睡	呼びかけにも身体刺激にも無反応

文献 1）より引用

● NPPV マスクによる医療関連機器圧迫創傷（MDRPU）を予防するには？

1. MDRPU とは

ココ重要です！

　MDRPU とは，「医療関連機器による圧迫で生じる皮膚ないし下床の組織損傷であり，厳密には従来の褥瘡すなわち自重関連褥瘡（self load related pressure ulcer）と区別されるが，ともに圧迫創傷であり広い意味では褥瘡の範疇に属する．なお，尿道，消化管，気道等の粘膜に発生する創傷は含めない」と定義されています[3]．

　2015 年の日本褥瘡学会の調査によると，NPPV マスクによる MDRPU の発症は報告例の上位に位置しています[4]．

2. NPPV マスクによる MDRPU

　NPPV マスクによる MDRPU の好発部位は，前額部・鼻梁（鼻根部）・頰部・下顎部などが挙げられます．この原因として，NPPV マスクの不適切な選択・装着による圧迫やずれ，NPPV マスクの持続的な装着による

皮膚の生理機能の阻害が挙げられます。また、患者さんの皮膚が脆弱であることや、浮腫があることも要因と考えられます。

こういった理由から、NPPV マスク装着の際は、患者自身の要因のアセスメントと、機器要因のアセスメントを行い、リスクの有無やそれに応じた予防ケアの検討が必要になります。

3. NPPV マスクによる MDRPU の予防対策

NPPV マスクによる MDRPU を予防するケアのポイントを以下に示します（**図1**）。

・患者さんに合ったマスクの選択とフィッティング

機器メーカーが奨励しているゲージやサイズ表を用いて、鼻根部から下口唇を覆える大きさのサイズのマスクを選択します（ゲージやサイズ表がない場合は、上記の範囲を覆えるマスクを選ぶ）。顎を上げて天井を見た姿勢で、①マスクが顎の下に落ちない、②口を開いても唇がはみ出ない、③目に当たらない、ことを確認します（NPPV マスク装着の詳細は p.140 参照）。

・定期的な除圧と皮膚の観察

定期的にマスクを外す、ベルトを緩めるなどを行い、除圧します。その際、皮膚の状態（発赤、皮疹、びらん、潰瘍、出血の有無）を最低でも1日2回観察しましょう。

・NPPV マスクのリークの確認

リーク量はゼロにする必要はなく、過度な圧迫をかけないことが重要です。リークのおもな原因は**表3**の通りです。

表3　NPPV マスクからのリークのおもな原因

・マスクのサイズが合っていない
・痩せて頬にくぼみができる
・経鼻胃管チューブが挿入されている
・頭部や顔面の形状

頬のくぼみにガーゼや皮膚保護材を充填し隙間を埋めたり、義歯を外している場合は装着することもリークの改善につながります（ただし、義歯による窒息や誤嚥には注意が必要です）。

マスクは体動や姿勢のずれにより容易に位置が変わるので、マスクが左右対称に装着されているか、ずれがないかの定期的な確認が必要です。

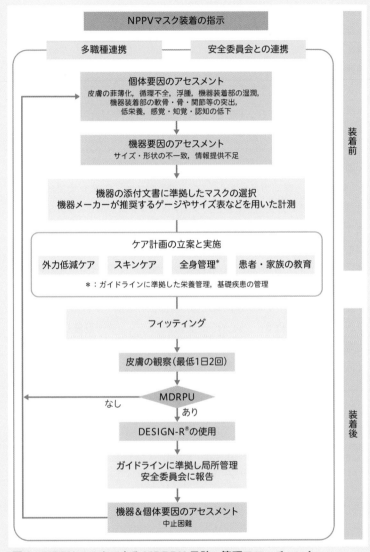

図1　NPPV マスクによる MDRPU 予防・管理フローチャート
文献 3）より改変

　浮腫は患者さんの状態により日々変化するため，マスクフィットの具合は
毎日確認する必要があります．マスクの種類も多数あるため，マスクのサ
イズや種類の変更も含めて検討することも重要です．

・顔面の清潔を保つ

　顔面には皮脂腺が多数あるため，不潔になりやすいです．マスクが皮膚に接触して汚染されやすい部位は，洗顔料や拭き取りタイプの皮膚洗浄剤を用いた清拭を行います．

　また，加湿によりマスク内が湿潤し，皮膚が浸軟しやすいため，マスクと皮膚が接触する部位や皮膚がマスクで覆われる部位に撥水クリームを使用し，皮膚を保護することも有用です．

・薬剤の使用

　「褥瘡予防・管理ガイドライン（第4版）[4]」では，発赤や紫斑は「創面の保護が大切であり，酸化亜鉛，ジメチルイソプロピルアズレンなどの創面保護効果の高い油脂性基剤の外用薬を用いてもよい」「創面保護を目的として，ポリウレタンフィルムを用いてもよい」，また「真皮にいたる創傷用ドレッシング材のなかでも貼付後も創が視認できるドレッシング材を用いてもよい」とされています．

　皮膚保護剤は，マスクが皮膚に当たる部位の摩擦・ずれの低減に効果があるとされています．マスクの種類やフィッティングを見直したものの，皮膚トラブルが生じた場合や，骨格・皮膚の状態で皮膚トラブルを生じるリスクが高い場合，経鼻胃管チューブなどが留置されている場合など，チューブとマスクが接触する部位に板状皮膚保護材やハイドロコロイドドレッシングを貼付することもあります．

引用文献
1. Sessler CN et al：The Richmond Agitation-Sedation Scale: validity and reliability in adult intensive care unit patients. Am J Respir Crit Care Med 166 (10)：1338-1344, 2002
2. Ely EW et al：Delirium in mechanically ventilated patients: validity and reliability of the confusion assessment method for the intensive care unit (CAM-ICU). JAMA 286 (21)：2703-2710, 2001
3. 一般社団法人日本褥瘡学会：ベストプラクティス　医療関連機器圧迫創傷の予防と管理. p.6, 39〜49, 照林社, 2016
4. 日本褥瘡学会教育委員会ガイドライン改訂委員会：褥瘡予防・管理ガイドライン（第4版）. 日本褥瘡学会誌　17(4)：487-557, 2015

参考文献
1. 日本呼吸器学会NPPVガイドライン作成委員会：NPPV(非侵襲的陽圧換気療法)ガイドライン（改訂第2版）. 南江堂, 2015

では臨床工学技士さん，NPPV 中の設定について，細かいところの調整って難しいですよね．
今の設定はどうですか？　ちょっとグラフィック波形では同調性に問題がありそうですが……．

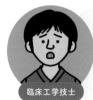
臨床工学技士

そうですね．グラフィックモニターを見ると，呼気時間の延長と呼気のエアートラッピングが発生していますね．

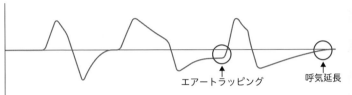

エアートラッピング　　　　　　　呼気延長

患者さんの胸郭の動きを見ると，換気のタイミングも合っていないように見えるので，吸気トリガー不全もありそうですね．

なるほど．では，どのように対処したら良いでしょうか．

COPD は肺コンプライアンスが高く，また高度の気流障害があるので，ライズタイムをもう少し短く設定して，素早く IPAP に到達するようにしてみてはどうでしょうか？
あわせて呼気感度を高く設定することで，吸気時間の延長を防ぐのも有効だと思います．V60 ベンチレーターは Auto-Trak の E- サイクルで呼気感度の変更ができます．

設定の変更

設定を変更すると，患者さんの胸郭の動きとグラフィック波形の同調性が改善してきましたね．だいぶ良い感じですね．
ただ，まだ吸気のタイミングに遅延があるように見えますね．吸気感度の設定変更も必要ですかね？

そうですね．確かに吸気感度の設定を高くするのも有効ですが，まだグラフィック波形上では呼気のエアートラッピングが残っています．もしかしたら，オート（内因性）PEEP によるトリガー不全かもしれませんね．

そうですか．エアートラッピングはどこを見て判断しましたか？

流量波形を見た時，呼気流量が基線（0L/分）に戻る前に吸気に移行しています．エアートラッピングの特徴的な波形ですね．
オート PEEP を改善すれば，エアートラッピングと吸気トリガー不全の 2 つが改善できるかもしれませんね．
それでもトリガー不全が発生するようなら，吸気感度を変更してみましょう．

なるほど．まずトリガー不全の原因の解決を図るということですね．

はい．グラフィック波形を観察しながら，エアートラッピングが改善するように EPAP を少しずつ上げてみましょう．

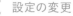

設定の変更

EPAP を 6cmH$_2$O まで上昇させるとエアートラッピングが減少しましたし，吸気トリガー不全も改善して，タイミング良く換気が入るようになりましたね．
しばらくこの設定で経過を観察していきましょうか．

良かったです．ちなみに今，FiO$_2$ は高くないので，NPPV 専用機（酸素流量計タイプ）に変更すると，細かいライズタイムや呼気感度の設定もできますし，詳細データ（ログデータ）も見ることができるので，変更を検討してみても良いと思います．

そうですね．検討してみます．

解 説

●非侵襲的陽圧換気療法（NPPV）の細かい設定って どうすれば良いの？

　NPPV の設定には，吸気気道陽圧（IPAP）や呼気気道陽圧（EPAP）などのほかにも多くの設定項目があります．とくにライズタイム，吸気時間，吸気感度，呼気感度などは患者さんの同調性にかかわるため，大切な設定項目です．

1. ライズタイム（Rise Time）

　ライズタイムは，立ち上がり時間のことで，EPAP から IPAP に到達するまでの時間の設定項目です．

　ライズタイムは，短すぎると吸気流量が増加して，吸気開始時に気道内圧が上昇し同調性が悪くなります．反対に，ライズタイムが長すぎると吸気流量が減少して患者さんの吸気流量に追いつかず，呼吸補助筋を使う努力呼吸が起こる可能性があります．

　ライズタイムの設定は，グラフィック波形で気道内圧の上昇がないことや，患者さんの胸郭や腹壁の動きとグラフィック波形・吸気時間が一致していることを観察しながら調整します（**表 1**）．

表 1　ライズタイムの設定

閉塞性肺疾患	短縮（0.05 ～ 0.1 秒程度を目安）
拘束性肺疾患	延長（0.1 ～ 0.2 秒程度を目安）

文献 1）をもとに作成

2. 吸気時間

　吸気時間は，圧規定換気（PCV），T モード，S/T モードの強制換気や補助換気で設定します．

　吸気時間は，短すぎると換気量が減少します．反対に，吸気時間が長すぎると患者さんの呼気と重なり，ファイティングを起こし，気道内圧が上昇します．

　吸気時間の設定は，患者の胸郭に手を当てたり呼吸筋の動きを見て，

患者の吸気とおおよそ一致する時間に調整します．

3. 吸気感度

　吸気感度は，患者さんの自発呼吸を感知して吸気の始まりを決める設定項目です．

　吸気感度が低い（吸気が認識されにくい）と，患者さんの自発呼吸を人工呼吸器が認識できず，換気が送られません（ミストリガー）．また吸気感度が高い（吸気が認識されやすい）と，人工呼吸器回路の揺れなどを吸気と誤認識して換気を送ってしまうことがあります（オートトリガー）．

　吸気感度の設定は，患者さんの胸郭の動きを見ながら，自発呼吸と吸気のタイミングが同じであることを確認しながら調整します．

4. 呼気感度

　呼気感度は，SモードやS/Tモードのサポート換気の終わりを決める設定項目で，言い換えると，サポート換気の吸気時間を決める設定項目になります．

　呼気感度が低い（呼気が認識されにくい）と，吸気から呼気の切り替わりに時間がかかるので吸気時間が長くなり，ファイティングが起こる可能性があります．また呼気感度が高い（呼気が認識されやすい）と，すぐに吸気から呼気に切り替わるため，吸気時間が短くなり換気量不足になる可能性があります．

　呼気感度の設定は，換気量が確保されていることや，患者さんとの同調性を観察しながら調整します（**表2**）．

表2　呼気感度の設定

閉塞性肺疾患	吸気流量が低下しにくいため，高めに設定
拘束性肺疾患	吸気流量が低下しやすいため，低めに設定

●NPPV のグラフィックモニターはどうやって読むの？

　NPPV のグラフィック波形は，症例②でも述べましたが，通常の人工呼吸器とくらべてリークなどの影響などがあるため，あくまでも参考として評価することが大切です．しかし，NPPV のグラフィック波形からも，多

くの情報を読み取ることができます.

　ここでは設定項目からライズタイムと吸気時間，疾患から閉塞性肺疾患と拘束性肺疾患の特徴的な波形について解説していきます.

1. ライズタイム

・ライズタイムが短すぎる

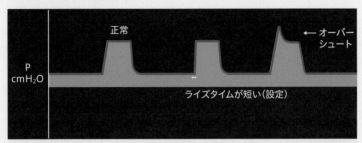

　ライズタイムが短すぎると，短時間で IPAP に到達します. そのため，吸気流量が増加し，グラフィック波形では吸気開始時にオーバーシュートを起こし，気道内圧が上昇する可能性があります.

対処方法

　オーバーシュートを起こさないようにライズタイムを長くして，患者さんの胸郭や腹壁の動きや吸気パターンと一致していることを確認しましょう.

・ライズタイムが長すぎる

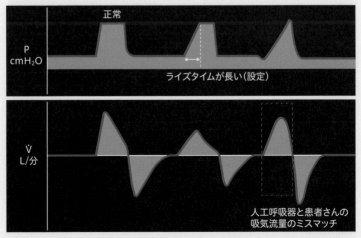

ライズタイムが長すぎると，長時間かけて IPAP に到達します. そのため，

吸気流量が減少し，グラフィック波形では患者さんの吸気流量と人工呼吸器の吸気流量のミスマッチが起こる場合があります．ミスマッチでは患者さんと人工呼吸器の同調性が悪くなるため，努力呼吸が生じる可能性があります．

対処方法

　ライズタイムを短く調整して吸気流量のミスマッチを改善し，患者さんの胸郭や腹壁の動きや吸気パターンと一致していることを確認しましょう．

2. 吸気時間

・呼気感度が高すぎる〈Sモード，S/Tモード（サポート換気）など〉

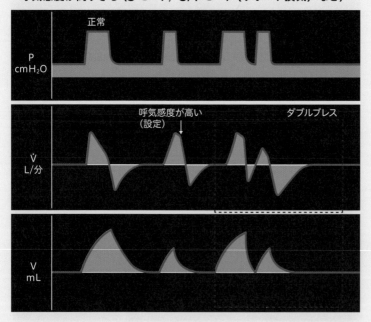

　呼気感度が高すぎる場合，自発呼吸の終了よりも早期に吸気時間が終了します．そのため，本来，吸気が継続することで得られるはずであった換気量が減少します．

　グラフィック波形では，患者さんの自発呼吸が継続しているにもかかわらず，早期に吸気時間が終了するため，1回の呼吸で2回換気を行うダブルブレスが発生することがあります．

対処方法

　呼気感度を低く調整して吸気時間を確保し，換気量を得るようにしま

しょう．また，ダブルブレスが改善していることを確認しましょう．

・吸気時間が短すぎる〈PCV，Tモード，S/T（強制換気）など〉

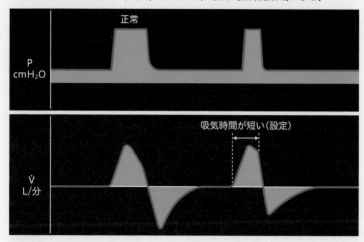

PCV，Tモード，S/Tモードの強制換気や補助換気の吸気時間が短すぎると，同じIPAPでも適切な吸気時間とくらべて換気量が減少します．

対処方法

グラフィック波形で吸気流量が基線（0L/分）まで戻らず呼気に移行している場合は，吸気時間を長くして換気量は増加させましょう．

・呼気感度が低すぎる〈Sモード，S/Tモード（サポート換気）など〉

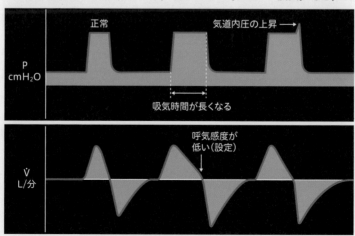

呼気感度が低すぎる場合，呼気の呼出困難感やファイティングが発生する可能性があります．とくに慢性閉塞性肺疾患（COPD）のような閉塞性換気障害では，高度気流障害によって吸気流量の低下が少ないため，サポート換気では吸気時間が延長しやすくなります．

　グラフィック波形での観察のポイントは，吸気時間が終了する前に呼気が始まると吸気終末の気道内圧の上昇が見られます．

対処方法

　患者さんの実際の呼吸のパターンとグラフィック波形をあわせて観察し，実際の吸気時間とグラフィック波形の吸気時間が一致するように呼気感度を調整しましょう．

・吸気時間が長すぎる〈PCV，Ｔモード，S/T（強制換気）など〉

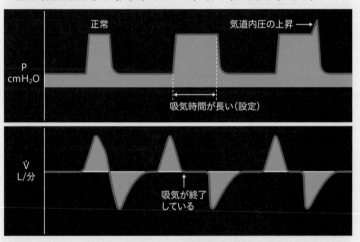

　PCV，Ｔモード，S/Tモードの強制換気や補助換気では，吸気時間が長すぎると，グラフィック波形では吸気時間の終わり頃に患者さんの呼気と重なり，ファイティングを起こし，気道内圧が上昇する可能性があります．

対処方法

　グラフィック波形を見ながらファイティングを起こさないように吸気時間を短く設定する，もしくは吸気流量が基線（0L/分）に戻るタイミングに吸気時間を設定しましょう．

3. COPD の特徴的な波形

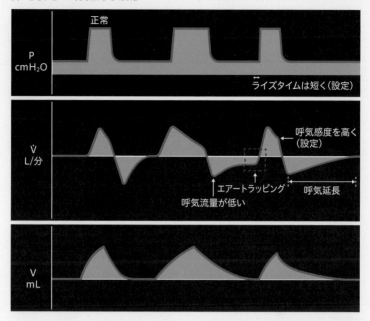

　閉塞性肺疾患では，肺のコンプライアンスが高いため呼気の最大流量（ピークフロー）が低く，気道抵抗が高いため呼気の時間が長くなります（呼気延長）．そのため，息を吐き終わる前に次の吸気が始まり，エアートラッピングがしばしば見られます．

対処方法

　COPD で吸気トリガー不全が発生していた場合，エアートラッピングによるオート（内因性）PEEP が原因の可能性があるため，オート PEEP と同等の EPAP（カウンター PEEP）をかけてオート PEEP を相殺します．NPPV では正確なオート PEEP の測定ができないため，呼気フロー波形を観察してエアートラッピングが改善していることや，吸気トリガー不全が発生していないかなどを観察して，EPAP を調整しましょう（あまり EPAP を上げ過ぎると，患者さんの不快感などにつながります）．

　閉塞性肺疾患の場合は，ライズタイムを短く設定することで素早く気道内圧を上昇させつつ，呼気感度を高く設定することで素早く呼気に切り替わるよう設定します．この時，実際の患者さんの呼吸を観察して，呼気とタイミングが一致しているかを観察しましょう．

4. 拘束性肺疾患の特徴的な波形

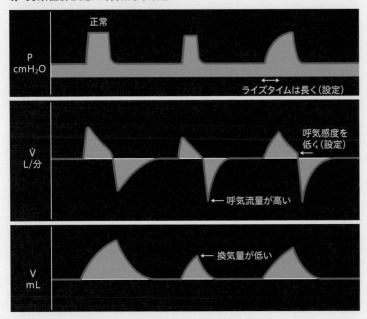

拘束性肺疾患では，肺や胸郭が硬く，吸気流量の減少が著しいため，吸気の時間が短くなります．また，呼気時にはすぐに肺や胸郭が縮まるため，急激に呼気流量が低下します．その結果，グラフィック波形では吸気時間が短く，換気量波形も小さくなります．

対処方法

拘束性肺疾患の場合は，ライズタイムを長めに設定することで急激な気道内圧の上昇を避けつつ，呼気感度を低い設定にすることで患者さんの吸気と NPPV の吸気時間が一致するように設定します．呼気感度の調整で，タイミングの一致が困難な場合は，PCV モードや T モードへ変更を検討しましょう．

参考文献
1. 日本呼吸器学会 NPPV ガイドライン作成委員会：NPPV（非侵襲的陽圧換気療法）ガイドライン（改訂第 2 版）. 南江堂, 2015

NPPV 開始後，自他覚症状も改善し，同調性は悪くないですが，浅速呼吸パターンです．呼吸もしんどそうですが，離床は開始できてますか？

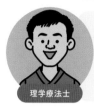

理学療法士

呼吸性アシドーシスも改善して，昨日から介入開始でしたが，安静時から吸気・呼気努力ともに強い状態で，離床はできませんでした．
吸気補助筋などのストレッチを運動前後で実施し，やっと午前中に端坐位練習から始めたところです．

でも，確かこの患者さんは動的肺過膨張も強いですよね．うまく離床を進めるのは簡単じゃなさそうですね．

そうですね．この患者さんでは離床中の呼吸仕事量の軽減が必須です．NPPV で運動時間や離床時間の延長が期待できるかもしれません．

確かに，NPPV を使ってリハビリをすることで，呼吸筋疲労もとれるかもしれませんね．離床中の患者さんの呼吸はどんな感じなんですか？

この患者さんは動的肺過膨張に加え，酸素化の低下がきっかけで浅速呼吸になりやすいんです．呼吸パターンが浅速呼吸から抜け出せないと，さらに息が吐けなくなり，呼吸困難が強くなります．離床に関してもどんどん拒否的になりますね．

動けば動くほど苦しくなりますしね……．この患者さんのリハビリはどうやって進めていきましょうか？

まずは NPPV の設定が S/T モードなので，呼吸練習が十分行える状態です．最初は，リハビリ中に呼吸パターンを良くしていきます．

どのように呼吸パターンを良くするんですか？

リハビリ中に呼吸練習として患者さんに呼気延長をしてもらい，浅速呼吸パターンにならないようにするんです．

確かに，この患者さんは理解力があるし，呼吸練習はできそうですね．ついでに，NPPV による PEEP 効果は，リハビリ中に良い方向にはたらいてますか？　動的肺過膨張はリハビリ中こそ目立つと思うので，気になりますね．

離床中に吸気努力が極端に増えていないので，カウンター PEEP は 4cmH$_2$O で大丈夫そうです．
ちなみにこの患者さんは，口すぼめ呼吸について以前に指導を受けているのですが，息切れが強くなると，つい口すぼめ呼吸も忘れちゃうみたいです．でも，リハビリ中に NPPV を装着していれば，口すぼめ呼吸ができなくても PEEP 効果が期待できますし，"まずは息を吐いて呼吸を整える"という呼吸練習に意識を向けやすいので，助かってます！

なるほど！　NPPV はリハビリ中の換気効率の向上に貢献してそうですね！

そうですね．離床前後・離床中の呼吸補助筋のストレッチに加えて，呼吸練習や呼吸介助手技により丁寧に換気パターンの是正を行えば，午後のリハビリでは拒否なく立位練習までできました！

この患者さんは単に動いてもらうだけでなく，呼吸困難を軽減しつつ，リハビリを進めたほうが良いんですね．

とくにこの患者さんのような NPPV を装着して間もない急性増悪期では，リハビリ中の呼吸困難が強くなることで，リハビリに対して不安感が高まる恐れもあります．
呼吸仕事量を増やしすぎないよう工夫しつつ，短時間で効率良く運動強度を上げ，ADL 向上を目指すのが大事です．

ありがとうございます．身体面だけでなく，精神的なサポートもこの患者さんのリハビリに必要だということですね．

● 慢性閉塞性肺疾患（COPD）の患者さんのリハビリでは何に注意する？

1. 努力呼吸パターン

COPD は慢性呼吸器疾患なので，息が苦しくなると特有の努力呼吸パターンが生じます．

・呼気延長と口すぼめ呼吸

努力呼吸パターンの特徴の 1 つとしては，「呼気延長と口すぼめ呼吸（**図1**）」がわかりやすいと思います．これは，気流制限により，息を吸う長さより，吐く時間のほうが長くなる様子を表しています．

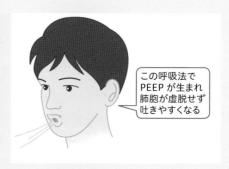

この呼吸法でPEEP が生まれ肺胞が虚脱せず吐きやすくなる

図1　口すぼめ呼吸

とくに運動中は呼気延長が誘発・強調され，自然と口すぼめ呼吸になる患者さんを臨床ではよく見かけます．また，重症な患者さんになると，息を吐く際に腹筋群を使っている場合もあるので，呼気時に腹筋群に触れて確認することもできます．

・呼吸運動と胸郭の異常

もう 1 つの特徴は，「呼吸運動と胸郭の異常」です．これは，見た目でわかりやすく，患者さんの首回りと胸郭に注目してください．

吸気補助筋（**図2，3**）である胸鎖乳突筋や僧帽筋，斜角筋群がボコッと盛り上がり，息を吸うたびに鎖骨上部や肋骨と肋骨の間のスペースに"凹み"が現れます．また，重症な患者さんでは，Hoover 徴候（**図4**）[1]といって，吸気時に下部胸郭が拡張せず，逆に内側へ陥没する奇妙な呼吸パターンが観察できると思います．

＊

実際に NPPV で急性増悪期の自・他覚症状は軽減できても，運動中にはこの努力呼吸パターンが生じやすくなります．これは，気流制限のた

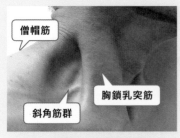

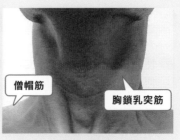

図2　側面から観察できる　　図3　正面から観察できる
　　　吸気補助筋群の過緊張　　　　　吸気補助筋群の過緊張

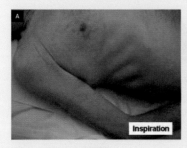

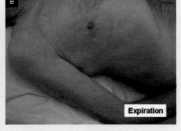

図4　Hoover 徴候　　　　© 2008 Johnston et al; licensee BioMed Central Ltd.

め二酸化炭素が吐けなくなり，肺が過膨張することと，低酸素血症が加わることが原因で，呼吸仕事量が増えた結果なのです．言わば「息が吐けなくなった結果，吸えなくなる」といった状態です．

　とくに，重度の COPD 患者さんの肺には，通常 5 〜 10cmH₂O 程度のオート（内因性）PEEP が発生し，急性増悪時には動的肺過膨張となりやすい[2]ので，動けば動くほど呼吸が苦しくなるのです．この動的肺過膨張は COPD 患者さんに特有の現象で，気流制限によって 1 回の呼気で機能的残気量のレベルに戻すことができないために，動くたびに呼気終末の残気量が増える状態を指します（**図5**）[3]．つまり，肺の容積は決まっていますから，動的肺過膨張で徐々に吸える空気の量が少なくなり，呼吸困難が強くなるわけです．

　実際に，オート PEEP によって吸気開始前の肺胞内圧が陽圧になると，肺胞内圧を陰圧にするには吸気筋がオート PEEP 以上の強い胸腔内陰圧をつくる必要があります．そのため，重度の COPD 患者では，肺を膨らませるのに健常人の約 3 倍の吸気筋力が必要で[4]，容易に呼吸筋疲労を起こしやすいのです．

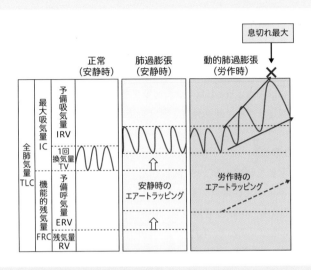

図 5　COPD の動的肺過膨張と息切れ

COPD では，安静時において残気量の増加による肺過膨張がみられ最大吸気量は減少している．労作時には，一回換気量の増加分を十分に呼出できない状態で次の吸気が開始されるため，最大吸気量が徐々に増加し（動的肺過膨張），やがては必要な吸気量を確保できなくなり，息切れが最大となると同時に労作の継続が困難な状態に陥る．
文献 3）より引用

2. 酸素消費量

　呼吸パターン以外の特徴として，運動時低酸素血症のある COPD 患者さんは，呼吸筋の酸素消費量が安静時に 30％，運動時に 80％近くまで上がり，健常人の数倍以上の酸素消費量が必要となります[5]．この過剰な酸素消費は，吸気補助筋や呼気補助筋が頑張り過ぎることで生じています．要するに，酸素消費の無駄が生じるわけです．

　COPD の患者さんの筋肉は，低強度の運動でも無酸素性作業閾値に達し，疲労物質である乳酸が出やすくなっています．この乳酸は重炭酸によって緩衝され，二酸化炭素として排出することになります．その結果，換気がより亢進され，呼吸筋への負担が増し，骨格筋へ疲労がより蓄積することになります[6]．

＊

　このように，COPD の患者さんのリハビリでは，いかに呼吸筋疲労を少なくし，努力呼吸パターンを軽減するように進めていくかが重要と言えるでしょう．

●NPPV 中の COPD 増悪の患者さんでは，早期リハビリは どのように進める？

NPPV を装着する重症な COPD 急性増悪の患者さんで早期リハビリを実施するには，ちょっとしたコツが必要です．それは，いかにして呼吸仕事量を軽減しながら，運動強度・頻度を確保するかです．

1. 呼吸仕事量

呼吸仕事量を軽減することに関しては，コンディショニングが有効です．慢性呼吸不全の急性増悪の患者さんでは NPPV と併用して，安楽な体位管理やリラクセーション，呼吸管理，用手的呼吸介助手技といったコンディショニングを行うことで，NPPV との同調性が高まり[7]，気管挿管回避率が 80% 以上の良好な成績が得られた[8]との報告があります．

また，COPD の患者さんに対する呼吸筋ストレッチは即時的効果として，胸鎖乳突筋や僧帽筋上部線維などの過緊張を軽減し，呼吸回数の減少，分時換気量と呼気時間の有意な増加をもたらします[9]．

オート PEEP により呼吸仕事量が増大している患者さんに対しては，NPPV のグラフィックモニターで呼気のフロー波形を吸気努力の有無と合わせてチェックし（p.219 参照），動的肺過膨張が生じやすいリハビリ中は EPAP を高めに設定することを考えても良いでしょう．

2. 運動強度

リハビリの運動強度に関しては，患者さんの呼吸困難による精神的なストレスや不安をケアしながら考える必要があります．なぜなら，COPD に代表される慢性呼吸不全の患者さんは，「動くと息が苦しい」ことが日常的で，呼吸困難を感じながらも何とか生活している方々だからです．

そんな COPD 患者さんたちは急性増悪後，もともと息が苦しいうえに更に苦しくなっている状態なので，いざ，リハビリを始めようとした時に「こんなに息がしんどいのに，運動したら余計ひどくならない？！」と思うのは当然ですね．

ココ重要です！

COPD 急性増悪の患者さんの運動療法では，高強度運動はリスク管理やアドヒアランスの面から適応しづらいため，低強度運動を行うのが良いでしょう[10]．つまり，ベッド上で四肢のストレッチや自動運動，端坐位練習などの比較的低強度のリハビリから開始し，「リハビリは患者さんの呼

吸を苦しくしてしまうものではないですよ」と理解してもらえれば導入とし
ては OK です.

　加えて,「呼吸困難が少なく, 楽に動けた」と患者さん自身に達成感と
自己効力感をもってもらえるようにしなければなりません. そこで必ず,
呼吸介助手技や補助呼吸筋のストレッチのようなコンディショニングで呼
吸仕事量を軽減しつつ, ゆっくりと確実にリハビリの運動負荷・時間・頻
度を上げていくことが大事です.

　実際に, リハビリの有効性を調査した先行研究では, COPD 急性増悪
の患者さんの回復早期から積極的運動療法を試みた群で, 薬物治療と他
動運動や散歩のみを行った対照群と比較し, 退院時 6 分間歩行距離や
最大呼吸筋力の有意な改善が得られた[10]ことや, COPD 急性増悪に対す
る早期呼吸リハビリは再入院率を有意に減少させることが報告されていま
す[11][12].

引用文献
1. Johnston CR 3rd, Krishnaswamy N, Krishnaswamy G：The Hoover's Sign of Pulmonary Disease: Molecular Basis and Clinical Relevance. Clin Mol Allergy 6：8, 2008
2. Rossi A, Ganassini A, Polese G et al：Pulmonary hyperinflation and ventilator-dependent patients. Eur Respir J 10 (7)：1663-1674, 1997
3. 南方良章：COPD 患者の息切れを考える. 日本呼吸ケア・リハビリテーション学会誌　28 (3)：371-376, 2020
4. Laghi F, Tobin MJ：Disorders of the resupiratory muscles. Am J Respir Crit Care Med 168 (1)：10-48, 2003
5. 田口治, 飛田渉：運動時desaturationの病態と対策. 呼吸と循環　42 (5)：425-430, 1994
6. Polkey MI：Muscle metabolism and exercise tolerance in COPD. Chest 121 (5 Suppl)：131S-135S, 2002
7. Bott J, Moran F. ed by Simonds AK, Non-Invasive Respiratory Support. Pp 133-142, Chapman & Hall, London, 1996
8. 朝井政治, 神津玲, 与古田巨海ほか：当院での非侵襲的陽圧換気の治療成績. 日本呼吸管理学会会誌　8 (1)：83, 1998
9. de Sá RB, Pessoa MF, Cavalcanti AGL et al：Immediate effects of respiratory muscle stretching on chest wall kinematics and electromyography in COPD patients. Respir Physiol Neurobiol 242：1-7, 2017
10. Takahashi H, Sugawara K, Satake M et al：Effects of low-intensity exercise training (Chronic Obstructive Pulmonary Disease Sitting Calisthenics) in patients with stable Chronic Obstructive Pulmonary Disease. Jpn J Compr Rehabil Sci 2：5-12, 2011
11. Nava S：Rehabilitation of patients admitted to a respiratory intensive care unit. Arch Phys Med Rehabil 79 (7)：849-854, 1998
12. Ryrsø CK, Godtfredsen NS, Kofod LM et al：Lower mortality after early supervised pulmonary rehabilitation following COPD-exacerbations：a systematic review and meta-analysis. BMC Pulm Med 18 (1)：154, 2018

NPPV 開始後，努力呼吸は軽減し，$PaCO_2$ も徐々に低下傾向にあった．NPPV 開始 5 日目には $PaCO_2$ 42Torr まで改善したため，NPPV を離脱した．その後リハビリを進め，21 日目に他院へ転院となった．

まとめ

Ⅱ型呼吸不全を伴う COPD 増悪に対して NPPV を使用した症例

- Ⅱ型呼吸不全を伴う COPD 増悪では，禁忌がなければ NPPV が良い適応となります（**表1**）．
- NPPV を開始する際には，患者さんの不安を和らげる工夫が必要です．
- NPPV は医療関連機器圧迫創傷（MDRPU）の原因となることがあり，マスクフィッティングには十分注意しましょう．
- リハビリは呼吸筋疲労を少なくし，努力呼吸パターンを軽減するように進めていくことが重要です．

表1　急性Ⅱ型呼吸不全に対する NPPV の適応と禁忌

適応	
身体所見	頻呼吸，努力呼吸，呼吸補助筋の使用，奇異呼吸を伴う呼吸困難
動脈血液ガス所見	呼吸性アシドーシスを伴うⅡ型呼吸不全（pH < 7.35，$PaCO_2$ > 45Torr）
禁忌	
絶対的禁忌	・呼吸停止・心停止 ・気道確保不能，上気道の完全閉塞 ・マスクフィット不能
相対的禁忌	・病状不安定（ショック，多臓器不全，不安定な虚血性心疾患や不整脈，上部消化管出血など） ・意識障害，不穏，患者の協力が得られない ・ドレナージされていない気胸 ・嘔吐・誤嚥のリスクが高い ・大量の気道分泌 ・腸管閉塞

2. 呼吸ケアカンファレンスの実際

症例 **5**　**慢性呼吸不全〜I型呼吸不全の考え方**
酸素療法

　54歳男性．2年前に間質性肺炎と診断され，薬物治療を行っていた．徐々に労作時呼吸困難は増強しており，3か月前からは平地でも50m歩くと休憩をしなければならない状態となっていた．
　外来受診時のSpO₂ 88%（室内気），動脈血液ガスの結果から在宅酸素療法が必要と判断され，酸素濃縮器の使用が開始された．

受診時の動脈血液ガス（室内気）

- pH 7.41
- PaCO₂ 38Torr
- PaO₂ 54Torr

使用機器概略：ハイサンソ ポータブル® αII

　軽量かつ持ち運び可能で低流量の酸素供給（連続：1L/分，同調：1〜4L/分）に対応している．室内外を問わず持ち運べるため，長い酸素チューブや移動用酸素ボンベを別途準備する必要がない．

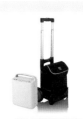

写真提供：帝人ファーマ

呼吸ケアカンファレンスの様子

呼吸器医師

　では，本日の症例を見てみましょう．間質性肺炎による呼吸不全の患者さんですね．経過からは慢性の呼吸不全で，動脈血液ガスからはI型であることがわかります．
　ではA先生，この患者さんでは在宅酸素療法が開始予定ということですが，在宅酸素療法ってどんな効果があるのでしょうか？

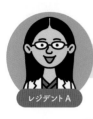

はい，SpO₂を上げて呼吸不全を改善できます．

もちろん，低酸素血症は改善できるのですが，ほかにはどうですか？
酸素が上がるとか二酸化炭素が下がるといった生理的な指標ではなく，
患者さんにとって具体的にどういうメリットがあるかを考えるのが大事です．

そうですね，息切れも良くなると思います．

はい，息切れは大切なポイントですね．この患者さんは労作時の息切れ
が強くて生活に支障をきたしているので，酸素療法でそこがまず良くなる
かを見てみましょう．
活動範囲が広がって，生活の質が向上すればなお良いですね．

在宅酸素を使えば，生命予後も改善するんですか？

安静時に一定以上の低酸素血症があれば，長期酸素療法は生命予後を
改善する効果が示されています．
この一定以上とはSpO₂ 88～90%以下が目安になりますので，このラ
インが保険上の適用基準にもなっています．

そうなんですね．でも，安静時のSpO₂が90%を超えていても，酸素を
使ってみて楽な患者さんもいますよね．そんな人は使ったらいけないんで
すか？

もちろん，症状が明らかに改善したり，6分間歩行距離が延びたりするな
ど，明らかにメリットがある人では考えても良いと思います．「肺性心」といっ
て，呼吸不全による右心不全の徴候が見られる場合も，より積極的に考
えていいでしょう．

なるほど．安静時のSpO₂だけでなく，その人の病状に合わせて酸素の
必要性や効果を個別に考えることが大切なんですね．

その通りです．ただ，在宅酸素療法にはデメリットもあることも忘れないでください．デメリットもしっかり考えたうえで，やっぱりメリットのほうが大きいと判断すれば，導入するのが良いと思いますよ．

在宅酸素療法のデメリット
・Ⅱ型呼吸不全の患者では二酸化炭素が貯留する
・酸素ボンベが重い，気になるなどで外出が億劫になる
・費用がかかる　　　　　　　　　　　　　　　など

わかりました．この患者さんは安静時の SpO_2 も 88％ですし，導入して息切れや歩行距離などが改善するかよく見てみたいと思います．
酸素流量は SpO_2 を見ながら調整したらいいですか？

そうですね．SpO_2 の目標値は病態や患者さんごとに異なりますが，Ⅰ型呼吸不全の患者さんでは 90 〜 94％程度と考えてください．
また，動く時は酸素も多く必要です．とくに間質性肺炎の患者さんは労作時の低酸素血症が強いのが特徴ですから，実際に動いてもらいながら，必要な酸素量を調整してください．
SpO_2 が下がりやすいようなので，安静時も少し余裕をみて 92％以上を保つようにしてみてはどうですか？

わかりました．調整してみますね．

● 間質性肺炎ではなぜ呼吸が悪くなるの?

　間質性肺炎が進行すると，二酸化炭素貯留を伴わない I 型呼吸不全がまず見られます．I 型呼吸不全の原因としては，

①換気血流比不均等
②拡散障害
③シャント（右→左シャント）

があるのでしたね．間質性肺炎でみられる I 型呼吸不全には①と②が関与しており，なかでも拡散障害が重要です．

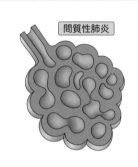

間質性肺炎

図 1　肺胞壁の肥厚

　拡散とは，肺胞腔の酸素が肺胞壁・毛細血管壁を経て血液中のヘモグロビンに結合して取り込まれる過程のことですが，間質性肺炎では肺胞壁の肥厚のために酸素が間質を通過する距離が長くなり，拡散能が低下します（**図1**）．肺胞の線維化によって肺胞面積や肺血管床の減少も拡散能の低下につながります．

　拡散障害は安静時の酸素化には影響が少ないのですが，運動時は赤血球が肺胞を通過する時間が短くなるため低酸素血症が出現し，間質性肺炎の患者さんでもやはり運動時に低酸素血症が顕著になることが特徴です．

　一方，二酸化炭素は酸素よりもはるかに拡散しやすいため，拡散障害があっても間質性肺炎で二酸化炭素が貯留することはあまりありません．ただし，終末期の間質性肺炎では，線維化による肺容積・肺コンプライアンスの低下や呼吸筋疲労のために換気量が大きく減少し，肺胞低換気も加わった II 型呼吸不全がみられるようになります．

● 在宅酸素療法（HOT）の保険適用基準は?

　在宅酸素療法（HOT）が健康保険の適用となるのは**表1**の通りです．

表 1　在宅酸素療法（HOT）の保険適用基準

・高度慢性呼吸不全
・肺高血圧症
・チェーンストークス呼吸を伴う慢性心不全
・チアノーゼ型先天性心疾患
上記のいずれかがある場合

また，慢性呼吸器疾患に関連した具体的な基準としては，

・安静時の $PaO_2 \leqq 55Torr$（$SpO_2 \leqq 88\%$）
あるいは
$PaO_2 \leqq 60Torr$（$SpO_2 \leqq 90\%$）で運動時や睡眠時に著しい低酸素血症をきたす
・（呼吸不全の程度にかかわらず）肺性心による肺高血圧症が見られる

であり，肺高血圧症がある場合を除いて安静時動脈血酸素分圧（PaO_2）が 60Torr を超える場合は適用外となっています．

・基準の根拠

　上記の基準の根拠となっているのは，慢性閉塞性肺疾患（COPD）患者を対象とした Nocturnal Oxygen Therapy Trial（NOTT）試験と Medical Research Council（MRC）試験という 2 つの歴史的な臨床試験です[1)2)]．

　NOTT 試験では $PaO_2 \leqq 55Torr$，または $PaO_2 \leqq 59Torr$ で浮腫・多血症・肺性心のいずれかの徴候を伴う COPD 患者を対象として，持続的酸素吸入が夜間のみの酸素吸入と比較して有意に生命予後を延長することが示されました．

　MRC 試験では，PaO_2 40 〜 60Torr の COPD 患者を対象として，1 日 15 時間以上の持続的酸素吸入が非使用にくらべ有意に生命予後を延長することが示されました．

　この 2 つの試験よりも低酸素血症が軽度の COPD 患者に対しては，長期酸素療法による生命予後改善は示されていません．つまり，現在の慢性呼吸不全に関する HOT の保険適用は，持続的酸素吸入によって COPD 患者の生命予後改善効果が実証されているかどうかに基づいて決められているということになります．

● 労作時だけの低酸素血症はどうしたら良いの？

準呼吸不全があって運動時や睡眠時にだけ強い低酸素血症をきたす場合に，HOTの適応はどう考えれば良いでしょうか？　前述のように，一定レベル以上の安静時呼吸不全に至っていない場合には，HOTによる生命予後の改善は示されていませんが，実臨床では全体の約1/3の患者さんで安静時 PaO_2 > 60Torr の段階でHOTの導入が行われています[3]．

1. 準呼吸不全に対する効果

保険適用基準を満たさないこれらの準呼吸不全の患者さんでHOTに期待される臨床的効果としては，運動時や睡眠時の低酸素血症の是正による息切れ・運動耐容能・QOL・睡眠の質などの改善や，肺高血圧症の進行予防などが考えられます．

しかし，少なくともこれまでの臨床試験では，これらの指標に対するHOTの長期的効果は明らかではありません．安静時の中等度低酸素血症（SpO_2 89〜93%）または運動時の低酸素血症（6分間歩行試験時に SpO_2 が10秒〜5分間80%台となる）といった境界域呼吸不全があるCOPDの患者さんを対象とした Long-Term Oxygen Treatment Trial（LOTT）試験の結果が最近発表されましたが，やはり長期酸素療法の効果ははっきりしませんでした[4]．

一方で，運動時のみ低酸素血症を呈する間質性肺疾患に対する携帯酸素の使用によって，活動量の向上や呼吸困難の軽減が得られたという報告も最近は見られるようになっています．

2. HOT導入の際の注意点

運動時や睡眠時のみの低酸素血症に対しては，HOTの有効性が十分に実証されていない領域であることを理解したうえで，患者さんごとに低酸素血症の程度・自他覚症状・肺性心や多血症などの随伴徴候などに基づいて，HOTの必要性を多面的に評価することが重要です．

HOTを導入した場合は，実際の治療効果の有無について客観的に確認しましょう．

● HOTのデメリットは？

HOTの適応を考える際には，そのデメリットにも配慮しましょう．

1. 高濃度酸素投与

慢性 II 型呼吸不全がある場合に不要な高濃度酸素投与を行うと，CO_2 ナルコーシスの危険があります．経皮的動脈血酸素飽和度（SpO_2）の適正な目標値を本人・家族に理解してもらい，その範囲内で酸素流量を調整してもらうようにします．

低換気による呼吸不全の要素が強い場合は，非侵襲的陽圧換気療法（NPPV）の適応も検討してください．

2. 火気への注意

酸素吸入中は火気に十分注意し，周囲 2 m 以内に火気を近づけないよう指導します．禁煙できていない患者さんでは HOT を導入してはいけません．HOT による火災死亡事故の原因の約半数は，喫煙に関連したものとなっています．

3. 機器の持ち運び

外出時に HOT 機器の持ち運びが身体的・精神的な負担とならないよう，生活スタイルや必要な酸素流量に応じて，最適な機器を選択しましょう．

4. 医療費

HOT の診療報酬点数は，酸素濃縮装置と携帯用ボンベの使用で 7,680 点/月と高額です．身体障害や指定難病などの制度を利用して，医療費の自己負担軽減にも配慮が必要です．

● 酸素流量の調整方法は？

> SpO_2 の目標値：安静時，運動時，睡眠時いずれも 90 ～ 95% 程度

上記以上の酸素投与による追加効果は期待できず，逆に二酸化炭素貯留を引き起こして有害になることがあります．II 型呼吸不全では SpO_2 目標値を低めに設定する，肺高血圧症合併例では高めに設定するなど，患者さんに応じて微調整しましょう．

・労作時

労作時は安静時の 2 ～ 3 倍の酸素流量が必要となることが多く，歩行

試験や実際の生活動作に基づいて，必要な流量を設定します．

間質性肺炎ではとくに，労作時の低酸素血症に注意が必要です．

・睡眠時

睡眠時の必要酸素量は病態によって異なり，また肺胞低換気や睡眠時無呼吸が高頻度に合併することに注意してください．

夜間の SpO_2 モニターだけでなく，必要に応じて睡眠時ポリグラフ検査や経皮二酸化炭素モニターを行い，酸素療法のみで良いかどうかを検討しましょう．

*

在宅酸素療法はあくまで呼吸不全に対する対症療法ですので，基礎疾患に対する治療を最適化し，リハビリや生活動作指導も並行して行うことが大切です．

引用文献
1. Continuous or nocturnal oxygen therapy in hypoxemic chronic obstructive lung disease: a clinical trial. Nocturnal Oxygen Therapy Trial Group. Ann Intern Med 93 (3)：391-398, 1980
2. Long term domiciliary oxygen therapy in chronic hypoxic cor pulmonale complicating chronic bronchitis and emphysema. Report of the Medical Research Council Working Party. Lancet 1 (8222)：681-686, 1981
3. 日本呼吸器学会肺生理専門委員会在宅呼吸ケア白書ワーキンググループ：在宅呼吸ケア白書 2010
4. Long-Term Oxygen Treatment Trial Research Group：A Randomized Trial of Long-Term Oxygen for COPD with Moderate Desaturation. N Engl J Med 375 (17)：1617-1627, 2016

では看護師さん，この患者さんは在宅酸素療法（HOT）が必要そうです．これから導入して自己管理していくためにはご本人の受け入れが重要ですが，この患者さんはHOTをかなり嫌がっていたようですね．

そうなんです．体動時の息切れが悪化している自覚はありながらも，酸素が必要なくらい病気が進行しているということを受け入れられず，大変ショックを受けていました．

確かに，HOT導入時には精神的ショックを受ける人は多いですね．なかなか受け入れるには時間がかかりますし，難しいと思いますが，どのようなアプローチをしていますか？

まずは，患者さんの思いを傾聴し，どのような生活を望んでいるのかを伺いました．この患者さんはHOTが導入となると外出できなくなり，仕事が続けられなくなることが一番の気がかりとなっていました．

酸素療法を行いながらの生活がイメージできず，病気や今後の生活に対する不安から，何もできなくなると悲観的になっていたんですね．

はい．そのため，本人の思いを受け止めたうえで，「症状をコントロールしながら望む生活ができるように，サポートしたい」ということを伝えました．実際に，酸素療法を行いながら仕事や趣味を継続されている方の話をしたり，酸素療法を行うことで今よりも楽に活動できるようになることを説明したりしました．

酸素療法時にはSpO_2の低下や脈拍の上昇を抑えられていることを具体的に数値で示しながら，その効果を感じられるようにかかわっています．時々トイレから戻った時などに自分で酸素療法を行ったり，見るのも嫌がっていたHOTの指導用パンフレットを見る姿が見られるようになりました．

管理上の注意点

・患者の思いの傾聴
・退院後の生活における不安
・HOTの受け入れ

なるほど.しかし,この患者さんは動く時により多くの酸素が必要なので,動いた後に酸素を使用するというのはあまり意味がないですね.その点はどのように説明していますか?

そうなんですが,酸素を使用してみるという行動が本人の受け入れが進んできたサインかな,と思っています.自分なりにパルスオキシメーターの数値を確認していたので,試していたのかもしれません.
今は,パルスオキシメーターが示す数値の意味と,動く時に酸素を多く必要とすることを関連づけて説明しています.SpO_2 90〜95％を目標に安静時 1L/分,労作時 3L/分で酸素流量を調整するよう説明しています.

うまく調整できそうですか?

ゆっくり行動すると SpO_2 90％を保てるのですが,お風呂の時だけは,息苦しくなると早く終わらせようと逆に動作が早くなって,SpO_2 85％まで低下してしまいます.
ちょっとしんどいと感じたら休憩をはさむ,十分回復してから次の動作を行う,シャワーチェアを使用し腹部を圧迫する姿勢はとらないなど,動作方法を指導して,理解もしてくれているのですが,なかなか習慣化した動作を変えるのは難しいようです…….

そうですね.酸素流量をどんどん上げればいいというものでもないですし,作業療法士さんとも連携して,動作方法を習得できるように繰り返し指導していきましょう.
今は HOT を導入することを徐々に受け入れ,前向きに取り組めているようですね.機器の取り扱いはできそうですか?

理解力は問題ないですし,手先も器用なので,手技自体は問題なくできると思います.奥様も協力的で,サポートしていただけそうです.
使用する機器が決まったら,生活場面をイメージしながら,実際に使用する機器を用いた操作練習や取り扱い上の注意点などを具体的に指導しようと思います.

HOT 導入後の生活を具体的にイメージしてもらうことは大切ですね.実際に試してみて,何か不都合があれば教えてください.

● 在宅酸素療法（HOT）の導入にあたって，気を付けることは？

　HOTの導入には患者さんの受け入れと正しい理解が必要です．まずはどのように理解して受け止めているかを確認します．

　そして，受け入れ状況を確認しながら，酸素療法の意義や注意点，機器の取り扱いなどについて指導します．HOT導入後の生活を具体的にイメージしながら，患者自身で管理できるように支援することが大切です．

1. 受け入れ状況の確認

　HOTを導入するということは，酸素が必要なくらい病気が進行していると実感するきっかけにもなりますし，その後の日常生活にも大きな影響を及ぼします．患者さんはHOT導入に対して，「呼吸が楽になる」という期待以上に，否定的な感情を抱いていることがわかっており[1]，HOTの導入は患者さんにとっては受け入れがたい出来事であることを理解しておく必要があります．

ココ重要です！

　まずは，病気やHOTに対して患者さんがどのように理解し受け止めているのか，気がかりとなっていることは何か，など思いを傾聴し，理解することから始めます．そして，患者さんの受け入れ状況に合わせて，指導を進めていくことが大切です．

　また，患者さんにとって家族の存在は大きく，療養生活をサポートしてくれる家族にも，患者さんの思いや，息切れをコントロールしながら生活することの大変さ，頑張りなどを伝え，一緒に指導を行うことが重要です．

2. 酸素療法の意義や注意点の理解

　HOTを導入した患者さんのなかには，自己判断で酸素流量を増やしたり，中止したりしている人がいます．適切な管理ができなければ，低酸素血症による障害やCO_2ナルコーシスなど，身体に悪影響を及ぼすこともあります．

　自分の病気に対する酸素療法の意義や注意点を正しく理解できるように説明し，安静時・労作時など活動状況に応じて指示された酸素流量を守るように指導します．

　とくに間質性肺炎では体動時の低酸素血症が強いため，あらかじめ酸

素流量を上げてから動く，息切れや動悸が落ち着き，経皮的動脈血酸素飽和度（SpO$_2$）値が十分に回復してから酸素流量を下げる，苦しいからといって指示量以上に酸素流量を増やすのではなく，酸素消費量を少なくするために動作はゆっくりと，連続動作は避け休憩をはさむなど，日常生活動作のコツも合わせて指導します．

3．機器の取り扱い

HOT で使用される機器はおもに，据え置き型の酸素濃縮器，携帯型の酸素濃縮器，液体酸素があります．それぞれの機種については後述しますが，機種ごとの特徴と患者さんの生活スタイルや必要な酸素流量，患者さんや家族の管理能力などを考慮して，使用する機種の選定や携帯用酸素の運搬方法の検討を行います．

機種によって注意点や取り扱い方法は異なるため，導入する機器が決まれば実物を用意し，日常生活に即した指導を行います．

安全に使用するためには，手技指導に加えて，残量の見方や機器のトラブル対応，火気の取り扱い，緊急時の対応，災害時の対応などについてもわかりやすく具体的に指導することが大切です．なかでも酸素吸入中の喫煙は火災事故につながるリスクがあり，非常に危険です．禁煙できているかについては，必ず確認します．

4．居住空間の確認

据え置き型の酸素濃縮器や液体酸素を使用する場合は，基本的には本体から延長チューブを使用して酸素を吸入しながら家の中を移動することになります．機種にもよりますが，酸素チューブは本体から最大約 20 m まで延長が可能です．

自宅での生活動線をイメージし，生活のしやすさを考えて本体の設置場所を決めます．

5．社会福祉制度の利用

必要に応じて介護保険や，身体障害者手帳の申請について説明します．状態によっては医療費の助成，日常生活用具の給付や貸与，介護サービスなどを受けることができます．

呼吸機能障害が強く，日常生活自立度が低い場合には，訪問看護やヘルパーなどの介護サービスの導入についても検討します．

6. 疾患の自己管理

ココ重要です！

　HOT を導入して息切れの症状が緩和されても，病気が良くなったわけではありません．これまでと同じように，薬物療法やリハビリテーション，栄養，禁煙，感染予防なども継続して管理していく必要があることを指導します．

　とくに間質性肺炎の急性増悪時には重症化しやすいため，増悪時の徴候（**表 1**）があれば我慢せず早めに受診するよう指導します．

表 1　間質性肺炎の急性増悪時の徴候

・安静時の息切れの増強	・発熱	・手足のむくみ
・膿性痰	・胸痛	など

7. アドヒアランスの向上支援

　HOT を継続していくためには知識や技術の習得だけではなく，アドヒアランスを維持・向上できるように支援することも大切です．パートナーシップを構築し，うまくできていることや努力していることなどを認めながら繰り返し指導を行い，自己効力感を高められるようにかかわります．

　患者さん自身が安心して，積極的に，HOT を生活に取り入れられるよう，患者さんの日常生活に寄り添い，共に考え，サポートしていく姿勢が大切です．

●HOT を嫌がる患者さんへの説明はどうすればいいの？

1. まずは，患者さんの思いを受け止める

　HOT 導入に対する受け入れができていない状況では，いくら必要性を説明しても，良い方向には進みません．強要しすぎるとかえって拒否されることもあります．効果的な患者教育を行っていくには，行動変容に対する積極的な支援よりも，まずは医療者との対話を拒否しないための基盤づくりが重要と言われています[2]．患者さんに「なぜ嫌なのか」を率直にたずね，病気や HOT に対する思いを傾聴し，ありのままを受け止めます．

2. 患者さんの状況に沿って受け入れを支援する

　HOT 導入に対する受け入れを障害しているものが何か（自己概念の揺らぎ，知識不足，外見上の問題，手技的な問題，金銭的な問題など）を把握し，必要時は他職種とも連携しながら，一緒に解決できるようにか

かわります.

　一方的な指導ではなく本人の思いに寄り添ったかかわりや，患者さん自身が「やってみよう」と思えるような工夫をすることが受け入れを促進し，自己効力感の向上につながります（**表2**）.

表2　HOTを嫌がる患者に対する工夫の例

・始めは指示通りの酸素療法を行えていなくても，強要したり，注意するのではなく，その時の身体の変化を伝えたり，患者の身体を心配するにとどめる
・患者が「息苦しい」「負担が大きい」と感じるような入浴や着替えなどの動作時や，リハビリの実施時など，患者が受け入れやすい場面から酸素療法を行う

　また，酸素療法によって息切れが軽減して歩行距離が伸びていること，体動時の SpO_2 値の低下や心拍数の上昇が抑えられていることなど，症状軽減の実感が受け入れのきっかけになることは多いです．酸素療法の効果を数値でわかりやすく伝えるよう工夫をしながら指導を行います.

ココ重要です！

　さらに，患者教育においては，患者さんが行動変容したかかわりには，いずれも看護師が患者さんの生活習慣や価値観に配慮し，それに基づいて療養生活を支援した時であったことが明らかになっています[3].

　患者さんの楽しみや生きがい，価値観などから，どのような生活を望んでいるのかをとらえ，目標を共有し，患者さんが望む生活の実現に向けて積極的に調整します．そして，酸素を生活のなかに取り入れ，うまく付き合いながら，その人らしく生きていくことを支援します.

3. HOT導入の是非の検討

　HOTを導入することで煩わしさから外出を控えるようになったり，精神的な負担が大きく家の中でもほとんど動かない生活となったりして，かえってQOLが低下する場合もあります.

　酸素療法のメリットがデメリットを上回らない場合は，導入しないことも検討する必要があります.

引用文献
1. 今戸美奈子，土居洋子，池田由紀ほか：在宅酸素療法を予期したCOPD患者の感情. 日本呼吸ケア・リハビリテーション学会誌　15（4）：635-640，2006
2. 岡美智代，井波早苗，滝口成美ほか：行動変容を促す技法とその理論・概念的背景. 看護研究　36（3）：213-223，2003
3. 河口てる子：患者教育のための「看護実践モデル」開発の試み. 看護研究　36（3）：177-185，2003

では次に臨床工学技士さん，この患者さんでは在宅酸素療法（HOT）が必要となりました．HOT と一言でいっても，酸素濃縮器と酸素ボンベ，液体酸素といくつか種類がありますが，どれにしましょうか．

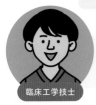 酸素濃縮器を使用される予定になっていますが，ポータブル酸素濃縮器を一度試してみるのはどうでしょうか．

 それは，どうしてでしょうか？

 この患者さんはあまりじっとしているタイプではないということで，家の中でも動くことが多く，また呼吸困難さえなければ頻繁に外出したいという希望がありました．
据え置きタイプは高流量を供給できる反面，屋内では長い酸素チューブか酸素ボンベがなければ活動範囲に制限がでてきます．それに対してポータブル酸素濃縮器だと屋内でも一緒に移動できますし，外出先で充電すれば酸素残量を気にしなくていいのも良い点です．

 確かに，そういう希望があるのであれば，ポータブル酸素濃縮器は良いかもしれませんね．
何か注意点はありますか？

 酸素流量が限られているので，酸素需要があまり多くない場合しか使えないんです．
たとえば，ハイサンソ ポータブルα® であれば，同調式で 3L/分までで，連続式だと 0.5L/分までです．それで労作時の SpO_2 が目標値を保てないのであれば，使用は難しいかもしれません．

 なるほど．では，一度同調式でも SpO_2 が保てるか試してみましょう．ちなみに，この患者さんでは液体酸素はどうでしょうか？

液体酸素は子器に移し替えて携帯して使用することもできるので，ちょっとトイレに行きたい時や入浴する時も扉を閉めて使えるのも良いところですね．また，停電時でも問題なく使用できるというメリットもあります．ただ，液体酸素は定期的な補充が必要なのが難点ですね．

 液体酸素の補充は少しコツが必要ですもんね．ただメリットも大きいので，液体酸素も選択肢の1つとして考えておきましょうか．
そういえば，呼吸困難が落ち着いたら，もともと趣味にされている旅行に行きたいようです．公共の交通機関への酸素ボンベの持ち込みはどうなんですか？

 もちろん問題ありませんよ．タクシーやバス，電車，飛行機も持ち込み可能です．

 飛行機はなんとなく持ち込めないイメージがありますが，大丈夫なんですね．

 はい．ただ，機内に酸素ボンベを持ち込む場合は事前に準備や手続きが必要なので，要注意です．

 そうなんですね．HOTが導入になっても，できるだけ元の生活が続けられるよう，工夫をしないといけませんね．

● 在宅酸素療法（HOT）の種類とその使い分けって？

HOT は大きく分けると，酸素濃縮器，液体酸素供給装置，高圧酸素ボンベの 3 種類があります．それぞれ特徴や対象となる患者さん，注意点などが異なるので，しっかりと使い分けられるようにしましょう（**表 1**）．

1. 酸素濃縮器

酸素濃縮器には，以下の特徴があります．

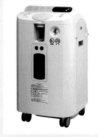

ハイサンソ®7R
写真提供：帝人ファーマ

・酸素の作成方法にいくつかの種類があり，おもに医療用で用いられているのは「吸着式」である．
・空気中の大部分を占める窒素を装置内で吸着除去することで，高濃度の酸素（およそ 90%）をつくり出す．
・濃縮の際にコンプレッサーを用いるため，やや音がすることがある．
・室温が高いほど作成される酸素濃度が低くなり，室温が低いほど酸素濃度が不安定になりやすいという特性がある．
・吸着剤は湿気やタバコの煙に弱いため，注意が必要である．

・据え置きタイプ

一般的に最もよく使用されているのは，据え置きタイプの酸素濃縮器です．据え置きタイプの酸素濃縮器は最大流量7L/分，連結すればさらに高流量の酸素を供給できるため，鼻カニュラだけでなくオキシマイザーや簡易酸素マスクを使用する患者さんなどにも幅広く対応できます．

屋内では本体から延長チューブを用いて酸素吸入を行います．延長チューブは最大で 20m まで延長することができますが，家の中で長いチューブが絡まったり，扉を閉め切れないなどといったデメリットがあります．

その他にも，電源がないと使用できないことや，電気代がかかるといったデメリットがあります．

・ポータブルタイプ

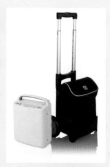

ハイサンソ ポータブル® αⅡ
写真提供：帝人ファーマ

　以前は据え置きの酸素濃縮器と酸素ボンベの組み合わせが多かったですが，最近では酸素濃縮器にバッテリーが搭載されたポータブル酸素濃縮器を使うケースも増えています．

　ポータブル酸素濃縮器は通常使用で1.5～3時間程度，外部バッテリーを併用すれば最大5時間近く使用可能な機種もあります．外出先で充電すれば酸素残量を気にしなくていいことや，どこにでも持ち運びができることが特徴です．

　ただし，ポータブル酸素濃縮器では酸素流量が連続式で0.5～1L/分，同調式で2～4L/分までに限られます．そのため，酸素需要が少なく，機器の持ち運びが可能で，外出の機会が多い患者さんが適応となります．

2．液体酸素供給装置

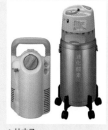

ヘリオス
写真提供：ケアメディカル
ジャパン

　液体酸素供給装置には，以下の特徴があります．
・専用の親器の中に液体酸素が入っており，少しずつ気化させることで気体の酸素をつくり出す．
・液体酸素を気化するシステムのため，安定した供給酸素濃度を維持することができ，コンプレッサーも必要ないため静かである．
・電源を使用しないため停電時にも使用でき，電気代の負担もない．
・液体酸素の残量が少なくなると親器の交換が必要となり，搬送が困難な地域（豪雪地帯や離島など）では使用できない場合がある．
・親器からコンパクトな子器に酸素を充填することで，外出時の持ち運びも可能である．

・携帯用の子器

　液体酸素は子器に移し替えて携帯して使用することができます．子器は最大で連続式の場合は0.75L/分（同調式の場合は4L/分）まで使用することができ，小型，軽量で長時間使用できるため，活動性の高い患者さんに向いています．

　ただし，液体酸素は使わなくても少しずつ自然蒸発してしまうので，定

期的な補充が必要です．補充には少しコツが必要なため，補充の作業が難しい患者さんでは適応になりません．

3. 高圧酸素ボンベ

高圧酸素ボンベには，以下の特徴があります．

- おもに据え置きタイプの酸素濃縮器を使用している患者は，外出時は携帯用酸素ボンベを用いる．
- 酸素ボンベは M 型（300L）と L 型（420L）の 2 種類がある．
- 酸素流量計を用いて使用するが，呼吸同調器を併用することで酸素の消費量を 2 〜 3 倍程度まで延長することが可能となる．

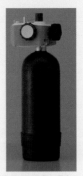

サンソセーバー®5 と
携帯用酸素ボンベ
写真提供：帝人ファーマ

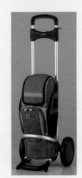

ボンベ専用バッグと
キャリーカート（2 輪）
写真提供：帝人ファーマ

表 1　HOT の種類と特徴

種類	メリット	デメリット
酸素濃縮器（据え置きタイプ）	・安全性が高く，操作が簡単である ・残量を気にする必要がない ・高流量投与が可能である（〜7L/分）	・電気代が必要であり，とくに高流量供給型では負担が増加する ・停電時には使用できない ・移動用に別途酸素ボンベや長い酸素チューブが必要である
（ポータブルタイプ）	・安全性が高く，操作が簡単である ・残量を気にする必要がない ・バッテリー搭載，小型軽量化が進み，移動が容易である ・停電時でも使用可能（最大で 5 時間程度）	・電気代が必要である ・停電時などに備えて酸素ボンベの設置が必要である ・据え置きタイプと比較すると高流量を出せない（〜4L/分程度）
液体酸素供給装置	・携帯用の子器に充填することで移動が容易である ・停電時にも使用可能である ・電気代の負担がない ・高流量投与が可能である（〜10L/分）	・取り扱いが煩雑である ・定期的な液体酸素補充のための交換が必要である ・使用していなくても残量が減少する ・豪雪地域・僻地・離島など一部の地域では使用が困難である ・子器への移し替えは，療養者もしくは家族が行う必要がある
高圧酸素ボンベ	・移動できる	・高圧ガスのため，保管や管理が煩雑である ・ボンベ残量を常時管理する必要がある

●HOT 中の注意点や対処方法って？

　HOTには使用上のいくつかの注意点があります．火気の取り扱いなど，場合によっては命にかかわる注意点もあり，患者さんには十分に理解してもらう必要があります（**表 2**）．

　また，機器がトラブルを起こした時にどのように対応するのか，緊急時の対応についても理解が必要です．患者さんによっては旅行を希望される場合もあるので，その場合の対応も理解してもらう必要があります．

表 2　HOT の機種ごとの一般的な注意点

共通

1. 日当たりの良いところや暖房器具の近くを避け，室温を 40℃以下に保つ
2. 水回り，火気（喫煙も禁止）より 2m 以上離れている
3. 設置している部屋は定期的に換気する

酸素濃縮器

1. 35℃以下かつ 5℃以上の換気の良い部屋に設置する
2. 本体の周囲に 15cm 以上のスペースがある
3. ほこり，油分が少ない
4. タコ足配線は使用しない
5. 停電用に携帯用ボンベを置いておく

液体酸素供給装置

1. 近くに消火器を用意しておく
2. 子器への充填時には 5m 以内に火気がないことを確認する
3. 子器の再充填は酸素漏れや凍りつき防止のために 30 分は間隔を空ける
4. バルブが凍結した場合は自然解凍するのを待つ
5. 子器は必ず立てて使用する
6. 1日1回，圧力計，液面計，酸素残量警報機を確認する

高圧酸素ボンベ

1. 使用時には元栓の開閉を確認する
2. 使用開始時に，必ず酸素が流れているかを確認する

1. 火気の取り扱い

　酸素療法を行ううえで最も気を付けないといけないことは，火気の取り扱いです．酸素を吸入しながら火の元に近づかないことはもちろんですが，

酸素チューブや本体からも 2m 以上離れるよう，室内への設置や移動には注意が必要です．

　喫煙者が近くにいる時も注意が必要です．公共の場では喫煙可能な場所は避けるようにしましょう．

2. 機器のトラブル

　酸素療法中に機器にトラブルが発生した場合は，落ち着いて酸素ボンベに切り替えます．鼻カニュラが折れ曲がっていないか，延長チューブの接続が外れていないか，電源が切れていないかなど，原因が何かを確認するようにしましょう．

　原因がわからない場合は，メーカーに連絡して対応してもらいましょう．

3. 緊急時の対応 (表3)

・日常の備え

　災害はいつ発生するかわからず，日常の備えが重要です．HOT 中の患者さんでは，停電になったとしても，現在の状態でどの程度酸素が使用できるかをあらかじめ確認しておく必要があります．とくに酸素ボンベ1本で何時間使えるかを覚えておくことは重要です．

　呼吸同調式デマンドバルブを使用している場合は，予備の電池も忘れずに準備しておきましょう．

・据え置きタイプの酸素濃縮器の対応

　据え置きタイプの酸素濃縮器を使用している場合，停電時はすみやかに酸素ボンベに切り替え，メーカーに停電が起こっていることや酸素ボンベの残量がどのくらいかといった状況を伝えます．

　酸素消費量を抑えるためにも，できるだけ安静にして待つように指導しておきましょう．

・メーカー，医療機関への連絡

　災害発生時には，機器メーカーと医療機関に状況を伝えることが大事です．いざという時に慌てないよう，メーカーや医療機関の緊急連絡先，避難場所などを書いた緊急時カードをわかりやすいところに貼っておき，外出時にも持参しておきましょう．

　また，自宅から避難する場合は，玄関先など目立つところに避難先を

書いた緊急時カードを貼っておくと，酸素供給装置を運搬してもらうことができます．

表3　機種ごとの緊急時の対応

共通

1. ガス漏れなどの異常発生時には機器メーカーと医療機関に連絡する
2. アラーム発生時はその内容を確認する
3. 緊急時の連絡先を装置，もしくは電話のそばにわかるように置いておく
4. 酸素漏れが発生した場合は換気する
5. カニューラに引火した場合はカニューラを外し，元栓を閉める
6. 災害時には避難場所に酸素供給装置を配送してもらうよう機器メーカーに連絡する

酸素濃縮器

1. 停電や故障時には携帯用酸素ボンベに切り替える

液体酸素供給装置

1. 自宅付近で火災が発生した場合は，消防関係者に自宅に液体酸素があることを連絡する

4. 旅行時の注意点

　HOT中の患者さんが旅行する際にも注意が必要です．タクシー，バス，電車，飛行機など，公共の交通機関への酸素ボンベの持ち込みはもちろん問題ありません．

　ただし飛行機の場合，機内に酸素ボンベを持ち込む時は事前に医師の診断書と航空会社への手続きが必要です．航空会社によって様式があるので，利用する航空会社に確認するようにしましょう．また，機内は気圧が低めに設定されているので，機内での酸素流量の特別な指示が必要です．

ココ重要です！

　酸素濃縮器や酸素ボンベについては，機器メーカーに事前に旅行支援サービスを申請して旅行のプランを伝えておけば宿泊先に届けてもらえるので，利用しましょう．

　なお，液体酸素は機内には持ち込むことができません．

参考文献
1. 「在宅酸素療法」を受けられる方へ　在宅酸素療法のてびき　いきいきHOTライフ（帝人ファーマ株式会社）
2. 液体酸素システム　ヘリオスをご使用される方へ（チャートジャパン株式会社）

在宅酸素療法（HOT）が導入となりましたが，リハビリの状況はどうですか？

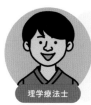

理学療法士

実際に 6 分間歩行の実施はまだ厳しかったですが，鼻カニュラで 2L/分投与すれば連続で 200m は歩行可能でした．
この際，修正 Borg スケールは 3 で呼吸困難も自制内で，呼吸回数の増加も安静時とくらべて 5回/分程度にとどまっていました．

そうですか．

ただ，脈拍が 80回/分から 100回/分まで増加し，SpO_2 が 85%まで低下してきたので，一旦終了としました．

なるほど．酸素投与下では，まずまず動けているようですね．

室内気での呼吸困難は修正 Borg スケールで 3 と酸素投与下と変わりなかったのですが，50m の連続歩行では SpO_2 が 83%まで低下し，脈拍も 120回/分まで増加してしまいました．

それは厳しいですね．

酸素投与下では歩行距離は 4 倍に伸び，SpO_2 の低下や脈拍の上昇もあまり見られないので，HOT を使用するほうが ADL 動作に良さそうです．

HOT の効果はありそうですね．ところで，慢性呼吸不全の患者さんではどのような内容のリハビリを行うと良いのですか？

内容としては，自転車や歩行などの有酸素運動と筋力トレーニングが重要です．呼吸困難や倦怠感が強い場合は，運動療法よりもコンディショニングを中心に実施することもあります．

しかし，この患者さんのように，長時間の運動が困難な患者さんも多いと思いますが，何か工夫していることはありますか？

とくに間質性肺炎では，労作時の低酸素血症や呼吸困難が強いことも多く，医師と相談して労作時の酸素流量を増やして対応することもあります．また，あえて歩行速度を落として運動の負荷量を少なくするかわりに，運動持続時間を伸ばすという方法も検討します．

実際に，この患者さんで流量を増やしたら，運動耐容能の改善は期待できますか？

この患者さんは筋力が保たれていて，単純に SpO_2 の低下による呼吸困難が阻害因子という印象なので，改善はできると思います．
動作時も換気不全の徴候もなく，二酸化炭素の貯留もないですし，酸素流量の増加を検討してもいいと思います．

なるほど．流量を増やして再評価してみてもよさそうですね．

はい．もう少し動ければ，運動療法も効率的に進みそうです．

ところで，筋力トレーニングは何を目的に行うのですか？

間質性肺炎の患者さんで大腿四頭筋の筋力が運動耐容能との関連を認めた[1)2)]とされており，有酸素運動の効果に上乗せする目的で実施しています．

どんな風に行うのですか？

方法は，病院でのリハビリでは重錘や機械を使って実施しますが，在宅などではスクワットやつま先立ち，坐位での膝伸展運動などを指導します．

わかりました．あと，日常生活で呼吸困難が出にくいような動作指導も重要ですよね．作業療法士さんはどう指導していますか？

 この患者さんは入浴で呼吸困難を感じており，入浴動作への介入を行っています．

 具体的に，どういった介入をしていますか？

 実際に評価してみると，動作の性急性がみられ，洗体や洗髪などの動作を休憩なしで実施していました．その結果，呼吸困難が生じていました．そのため，動作ごとに休憩を挟むようにして，二重負荷を避けるように指導しました．

 確かに，この患者さんは少しせっかちな様子がありますもんね．動作方法などは問題なかったですか？

 動作をすべて立位で行っていたので，坐位で行うように指導しました．病棟の環境だと洗面器を置く位置がかなり下のほうで前屈位を強制されていたので，洗面器を置く位置を変更して対応しました．

 なるほど．実際に，酸素流量は足りてそうでしたか？

 理学療法士の介入中は 2L/分で結構歩けているみたいですが，入浴中は 2L/分では動作指導後も SpO$_2$ が 85％まで低下していました．
明日，理学療法士が酸素流量を増やして評価するみたいなので，それに応じて入浴時の酸素流量も評価してみようと思います．

 案外，入浴による負荷は大きいですもんね．また評価結果を教えてください．

● 間質性肺炎の患者さんに対する効果的なリハビリって？

間質性肺炎の患者さんに限らず，慢性呼吸不全の患者さんでは，軽症な場合はコンディショニングよりも有酸素運動や筋力トレーニングが中心となり，重症な場合はコンディショニングを中心とした介入が必要となります．ここで重要なことは，コンディショニング，ADLトレーニング，有酸素運動や筋力トレーニングといったプログラムの内容は，症状の重症度に応じてその比重を変化させて対応する必要があることです．運動の頻度は毎日（最低でも週3回）が望ましいです[3]．

1. 呼吸リハビリテーションの効果

間質性肺炎の患者さんでは，週数回の呼吸リハビリテーション（PR）を2〜3か月程度実施することで運動耐容能やQOLの改善を認めたことが報告されています．

その一方で，PR終了から半年後にフォローアップしてみると，改善効果が消失していたという報告もあり[4]，PRは短期的でなく，できる限り長期間継続することが重要だということがわかります．

2. リハビリの継続

在宅ではなかなかPRが継続できていないことが現状です．入院中から，退院後も在宅や施設でリハビリを継続することの重要性を指導し，実際に入院中から在宅でできるような自主練習（スクワット，つま先立ち，坐位での下肢の運動など）を指導していくことが大切です．

介護保険の認定を受けている患者さんであれば，訪問リハビリや通所リハビリでの継続も良いでしょう．その場合は，入院中のリハビリ内容や負荷量（どんな種類の運動をどの程度の距離や時間，回数でどのくらいSpO2が低下していた，呼吸困難が生じたなど）について情報提供を行うことで，在宅での円滑なPRの継続につながるでしょう．

これはいわゆるFITTを明確にした申し送りが重要ということです．本症例のFITTをp.258にまとめています．

間質性肺炎の患者さんも，現状では慢性閉塞性肺疾患（COPD）に準

じた内容で PR を実施しています．特発性肺線維症（IPF）というタイプ
の間質性肺炎の患者さんと COPD の患者さんでのリハビリの効果の比較
では，IPF は COPD よりも改善の程度が少なかったと報告されています
（**表 1**）[4].

表 1　呼吸リハビリテーション後の IPF 群と COPD 群の変化の比較

アウトカム測定	8 週間後		P値	6 か月後		P値
	IPF group (n=36)	COPD group (n=40)		IPF group (n=30)	COPD group (n=37)	
呼吸困難と機能状態						
MRC グレード	−0.4(−0.6 to −0.3)	−0.8(−0.9 to −0.6)	0.011	−0.1(−0.3 to 0.2)	−0.6(−0.8 to −0.4)	0.001
TDI 総スコア	0.8(0.2 to 1.4)	1.8(1.4 to 2.2)	0.04	−0.9(−1.2 to −0.6)	0.9(0.45 to 1.35)	0.001
筋力						
握力	0.8(0.2 to 1.5)	1.4(1.1 to 1.6)	0.006	0.1(−0.8 to 1)	0.9(0.6 to 1.2)	0.007
大腿四頭筋筋力	2.0(0.9 to 3.1)	5.4(4.4 to 6.4)	0.001	0.01(−1.2 to 1.2)	4.1(3.0 to 5.2)	0.001
大腿四頭筋筋力(体重比)	4.3(1.8 to 6.7)	10.2(8.5 to 11.8)	0.001	0.2(−2 to 2.4)	7.7(5.8 to 9.6)	0.001
運動耐容能						
6 分間歩行距離	16.2(7.1 to 25.4)	53.1(44.9 to 61.2)	0.001	−21.7(−30 to −13.4)	49.2(38.9 to 59.4)	0.001
ADL						
ADL スコア	1.1(0.8 to 1.3)	1.5(1.2 to 1.7)	0.04	0.5(0.2 to 0.8)	1.5(1.2 to 1.9)	0.001
SF-36 スケール						
身体機能	1.9(−1.1 to 5)	7.0(2 to 12)	0.163	−2.0(−5.4 to 1.4)	5.5(0.7 to 10.4)	0.007
日常役割機能(身体)	1.0(−1.6 to 3.6)	9.9(3.8 to 15.9)	0.002	−5.0(−10.3 to 0.3)	6.4(−0.9 to 13.7)	0.009
身体の痛み	−2.7(−8.2 to 2.7)	2.6(0.5 to 4.6)	0.03	−3.9(−8.3 to 0.4)	−0.3(−3 to 2.4)	0.251
全体的健康感	−0.2(−2.8 to 2.4)	6.0(0.1 to 11.8)	0.012	−4.2(−8.4 to −0.1)	3.9(−1.5 to 9.2)	0.035
活力	0.9(−1.9 to 3.6)	8.1(4.3 to 11.9)	0.014	−0.8(−4.5 to 2.9)	3.9(−0.5 to 8.2)	0.221
社会生活機能	−0.7(−3.2 to 1.8)	5.0(−0.3 to 10.3)	0.055	−5.0(−9.2 to −0.8)	2.4(−4.2 to 8.9)	0.086
日常生活役割(精神)	−0.9(−5.4 to 3.6)	7.3(1.4 to 13.1)	0.04	−3.9(−8.8 to 1)	5.6(−1.5 to 12.7)	0.014
心の健康	1.9(−1.1 to 5)	6.1(3.5 to 8.8)	0.019	−1.0(−3.9 to 1.9)	4.1(0.01 to 8.1)	0.043

値はベースラインと8 週間，ベースラインとプログラム後6 か月の間で得られた平均の差（95%信頼区間を括弧内に示す）．
プラスのスコアは，MRC のグレードを除いて改善されていることを示している．

TDI：Transition Dyspnea Index
文献 4）より引用

間質性肺炎の患者さんは運動誘発性低酸素血症（EIH）が COPD とく
らべて強く，EIH によりなかなか運動負荷をかけづらいものです．間質性
肺炎の患者さんに対するリハビリのコツとしては，

動作時には最低でも経皮的動脈血酸素飽和度（SpO$_2$）が 85% 以上
を維持できるように，安静時よりも積極的に酸素流量を増やして EIH
を抑えつつ，運動負荷量を確保する

患者さんによっては酸素流量の調整のみでは EIH をコントロールできな
いことも考えられます．このような患者さんでは**表 2** のような対応も良い
でしょう．酸素投与量の増加に加えてこういった対応を行い，いかに運動
時間を確保するかという視点で運動療法を展開することが重要です．

表 2　酸素流量の調整のみでは EIH のコントロールが困難な患者への対応例

インターバルトレーニング	1 回あたりの運動時間を抑えて，かわりに頻度を増やして対応する
歩行速度を落とす方法	歩行速度を通常よりも落として酸素消費量を抑え，その分歩行時間を増やして対応する
自転車エルゴメーター	負荷量を低く設定することもでき，歩行では 1 分もすれば EIH のために運動の継続が困難となる患者でも，自転車であれば数分間の運動が可能になることもある

●慢性呼吸不全患者さんへの作業療法の効果は？

　作業療法では，患者さんが呼吸困難のために制限されている ADL や家事，仕事といった作業に対して介入し，ADL の改善や社会参加を促すことで QOL の向上を図ります．

　とくに上肢の挙上や体幹の前屈，動作自体を立位で行うなどの呼吸に不利な動作を行っている患者さんも多いため，生活場面のなかで呼吸困難を生じる動作の有無を評価し，呼吸筋への負担の少ない動作指導を実施します（**図 1 〜 5**）．

　生活場面での EIH も評価し，低酸素血症による努力呼吸で呼吸困難を生じているようであれば，主治医に酸素流量について相談します．また，酸素流量の調整のみでなく，動作を連続して行う（二重負荷）ことで低酸素血症を生じていることもあるので，この場合は動作ごとに休憩を入れて行うように指導し，EIH の軽減を図ります．

　このような動作指導や環境設定を行い，患者さんの行動範囲の制限や QOL の低下が生じないようにかかわります．

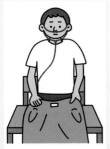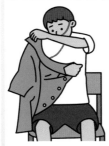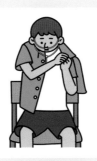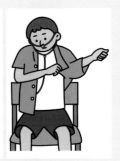

・着替えの衣類は畳や床には置かず，あらかじめ机や台の上に置く．
・片側の腕を体幹前面で通し，背面から対側へと回し，上肢を高く挙上しないように反対側の腕も通す．

図 1　更衣動作（前開きシャツ）のポイント
文献 3）を参考に作成

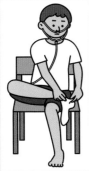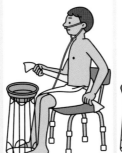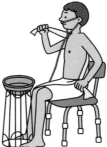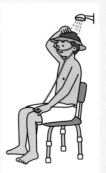

・着脱は椅子坐位で
　行う．
・体幹の前屈を避け
　るため片足を上げ，
　反対側の大腿の上
　に乗せて着脱する．

図 2　更衣動作
（靴下）のポイント

文献 3）を参考に作成

・低い椅子や床面に座って行うと，腹部が圧迫されるため，通常の浴槽椅子より
　座面の高い椅子（約 40cm）を使用する．
・前屈位を避けるため，洗面器は床ではなく台の上に置く．
・タオルを腰の高さで回し，両端を持ち，少しずつ場所を変えながら動かすこと
　で，上肢の挙上を避けて背中全体を洗うことができる．
・洗髪は軽く頸部を前屈し，片方ずつ上肢を挙上しながら行う．
・シャンプーハットを使用することで，顔に湯がかからず，息苦しさが軽減するこ
　とがある．

図 3　入浴動作（洗体，洗髪）のポイント
文献 3）を参考に作成

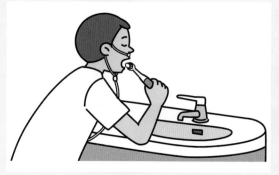

・電動歯ブラシが有効である.
・肘を張らず,小さい範囲で歯ブラシを動かす.
・洗面台の前に椅子を置き,肘を洗面台で支えながら行う.

図4 整容動作(歯ブラシ)
文献3)を参考に作成

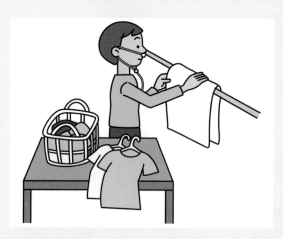

・洗濯ネットを使用することで,洗濯物を洗濯機から取り出しやすくなる.
・物干し竿の高さは,腕を上げずに干せるように低くする.
・洗濯物を干す際,洗濯かごは台などの上に置く.
・衣服は座ったままハンガーにかけ,まとめて干す.

図5 洗濯動作
文献3)を参考に作成

・**本症例の FITT**

F(Frequency):頻度	理想は毎日(最低でも週3回)
I(Intensity):運動強度	2.0km/ 時の速度(約 2METs)での歩行 SpO₂ ≧ 85%,修正 Borg スケール ≦ 4,心拍数:安静時+30bpm 以内で維持できる程度
T(Time):運動時間	有酸素運動はインターバル方式で 20 分を目標に徐々に増やしていく.筋力トレーニングも加えると1セッション 40 分程度
T(Type of exercise):トレーニングの種類	有酸素運動として歩行練習,筋力トレーニングも並行して実施

【設定の根拠】

　この患者さんは EIH による呼吸困難のために活動制限をきたしています．酸素流量は安静時よりも増やして対応していますが，まだ長距離の連続歩行は難しいので，休憩しながらセット数を増やして合計の運動時間を確保するように対応します（インターバル方式）．

　観察項目としては，低酸素血症による心負荷が懸念されるため，自覚症状はもちろんですが，心拍数の増加にも注意したいところです．

　また，歩行速度をあえて落とすことで負荷量を減少させ，その結果として運動時間を伸ばすことも期待できます．この患者さんの通常歩行速度（4.0km/時，約4METs）から 2.0km/時（約2METs）に落とすように指導して，運動持続時間を確保し，効率的な有酸素運動の実施を目標にしています．

引用文献
1. Nishiyama O et al：Quadriceps weakness is related to exercise capacity in idiopathic pulmonary fibrosis. Chest 127 (6)：2028-2033, 2005
2. Watanabe F et al：Quadriceps weakness contributes to exercise capacity in nonspecific interstitial pneumonia. Respir Med 107 (4)：622-628, 2013
3. 日本呼吸ケア・リハビリテーション学会ほか編：呼吸リハビリテーションマニュアル ―運動療法― 第2版. 照林社, 2012
4. Kozu R et al：Differences in response to pulmonary rehabilitation in idiopathic pulmonary fibrosis and chronic obstructive pulmonary disease. Respirology 81 (3)：196-205, 2011

　同調式で酸素投与を行ったところ，労作時には 4L/分でも SpO_2 の低下を認めたため，据え置きタイプの酸素濃縮器と高圧酸素ボンベが導入となった．酸素流量は連続式で安静時 1L/分，労作時 3L/分とした．機器の使用方法やトラブル対応，リハビリ方法について指導を行った．

　間質性肺炎に伴う慢性 I 型呼吸不全に対して在宅酸素療法（HOT）を導入した症例

- HOT の導入時には，その患者さんにどのようなメリットとデメリットがあるか，しっかり考えましょう．
- 酸素の流量設定は目標の SpO_2 を決めてしっかり行いましょう．また，機器選択は患者さんの状態や希望，生活スタイルに合わせて行いましょう．
- HOT 導入時には，機器の使用方法やトラブル時の対応をはじめとして，十分な指導を行うよう心がけましょう．
- 慢性呼吸不全の患者さんでは理学療法だけでなく，作業療法も重要です．

2. 呼吸ケアカンファレンスの実際

症例 **6**　慢性呼吸不全〜II型呼吸不全の考え方
　その① NPPV

　70歳男性．肺結核後遺症による慢性呼吸不全があり，もともと在宅酸素療法中（2L/分）．6か月前より徐々に労作時呼吸困難が増強しており，1か月前からは起床時の頭痛が強くなってきた．

　外来受診時の動脈血液ガスによりII型呼吸不全と判断．NPPVの導入目的で入院となった．

受診時の動脈血液ガス（鼻カニュラ2L/分）

- pH　7.38
- $PaCO_2$　78Torr
- PaO_2　68Torr

NPPVの設定

- モード：S/Tモード
- IPAP：$10cmH_2O$
- EPAP：$4cmH_2O$
- 呼吸回数：12回/分

使用機器概略：クリーンエア prismaVENT

COPDを中心とした閉塞性換気障害に対して，ほかの機種にはない機能を搭載している．COPD患者特有の波形の乱れによるオートトリガーを防止し，同調性を向上させている．

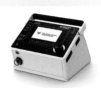

写真提供：フクダ電子

呼吸ケアカンファレンスの様子

呼吸器医師

　では，今日の症例を見てみましょう．肺結核後遺症による慢性II型呼吸不全の患者さんですが，症状の悪化と二酸化炭素の貯留をきたしたためにNPPVが導入されたということですね．

　動脈血液ガスでは$PaCO_2$の上昇が見られますがpHは正常範囲であり，代償されていることがわかります．

　ではB先生，この患者さんに長期NPPVを導入する目的を説明してもらえますか？

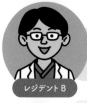

レジデント B

在宅酸素療法だけでは二酸化炭素が溜まってきていますので，二酸化炭素貯留を防ぐために長期 NPPV が必要かな，と思いました．

なるほど．確かに，溜まってきた二酸化炭素を下げるために NPPV が必要だというのはわかります．
でも，二酸化炭素を下げるためだけに NPPV を導入するというのは，患者さんも理解してくれないのではないですか？

そうなんです，患者さんも『こんな着けていてつらいもの，どうして使わないといけないんだ』と言っていて……．どう説明したらいいでしょうか．症状を改善させたり，予後を改善させたり，などでしょうか．

そうですね．予後を改善させるということは大事ですし，それ以外にも呼吸困難や QOL，運動耐用能を改善させたり，入院回数を減らしたりと，慢性呼吸不全の患者さんに対する長期 NPPV の効果として色々なことが示されています．
これらの効果をまずは患者さんにしっかり説明することが長期 NPPV 導入においては大事ですね．

長期 NPPV 導入時の注意点
・NPPV を導入することのメリットを患者に丁寧に説明する

わかりました．

では，この患者さんに長期 NPPV が必要と考えたのはなぜでしょう？
どんな人に長期 NPPV を導入したらいいかわかりますか？

二酸化炭素がどんどん溜まっていく人には必要そうですよね……．急性期のように，$PaCO_2$ が 60Torr 以上とかになると，何となく必要そうな気がします．

間違ってはないですが……，ちょっと頼りない感じかな？（笑）

すみません……．具体的な基準はわかりません．

 慢性期に NPPV を導入する基準は，ある程度決まっています．患者さん
の QOL に大きく影響する介入なので，なんとなくではなく，しっかり覚え
ておきましょう．
一般的には，このような拘束性胸郭疾患の患者さんでは，以下の場合に
長期 NPPV 適応となります．

> **日中の PaCO₂ ≧ 60Torr**
> ・自覚症状・他覚症状がなくても適応
> **日中の PaCO₂ ≧ 45Torr**
> ・以下のような症状がある場合に適応
> 　　自覚症状：労作時呼吸困難，起床時の頭痛
> 　　他覚症状：肺性心を示す頸静脈の怒脹，下腿浮腫
> **その他**
> ・夜間に SpO₂ 低下が見られる
> ・高二酸化炭素血症を伴う急性増悪を繰り返す

この患者さんは自覚症状がありますし，PaCO₂ も基準値以上ですから，
長期 NPPV の適応と考えられますね．

 なるほど……．そういう基準で考えればいいんですね．
ところで，この患者さんは夜間に使用するだけでいいんでしょうか．今は
日中も使用していて，1 日中使わないと効果が出ない気がするんですが
……．

 NPPV を 1 日中使っていたら，逆にまったく動けなくなってしまいますよ！

 確かに，退院してからはそうですね．

 この患者さんには，夜間を中心に使ってもらいましょう．適切に設定すれ
ば，夜間だけでも呼吸筋疲労の改善や二酸化炭素のセッティングの変化
などを通して効果が得られますよ．

わかりました．では，頑張って説明して，導入してみようと思います．1週間ほど NPPV を練習してもらって，ちゃんと使えていれば退院でいいでしょうか?

 確かに，ちゃんと使用できているかを確認することは大事です．ただ，効果が得られないと意味がありませんし，効果が得られるような設定に調整しましょう．
効果が得られているかは，以下の点で確認します．

NPPV 導入の効果確認のポイント
・呼吸困難や起床時の頭痛などの症状が改善しているか
・NPPV 使用時に平静な呼吸ができているか
・早朝の動脈血液ガス分析で $PaCO_2$ が低下しているか

 きちんと効果を確認することが重要なんですね．

 最近では，経皮的二酸化炭素モニターで夜間の二酸化炭素をチェックすることもありますね．それらをチェックしながら設定を調整し，適切に NPPV が使用できていれば退院としましょう．

 わかりました．頑張ってみます!

解説

● 長期非侵襲的陽圧換気療法（NPPV）は慢性Ⅱ型呼吸不全に対してどんな効果があるの？

1. 慢性Ⅱ型呼吸不全とは

慢性Ⅱ型呼吸不全とは，第 1 章で述べた換気不全の状態が長期間続いていることで，動脈血二酸化炭素分圧（$PaCO_2$）が高くなっている状態です（p.13 参照）．動脈血液ガスでは $PaCO_2$ は 45Torr 以上と高いですが，腎臓による代償がはたらくため pH は正常範囲内（7.35 〜 7.45）となっています．

慢性Ⅱ型呼吸不全の原因としては，換気不全を起こす疾患であれば何でも起こり得ますが，長期 NPPV の対象となることが多い疾患としては，慢性閉塞性肺疾患（COPD）と拘束性胸郭疾患（結核後遺症，後側彎症）や神経筋疾患があります．ただ，COPD ではそれだけではⅡ型呼吸不全とはならず，呼吸筋疲労が続くことによって $PaCO_2$ が悪くなるのでしたね．

慢性Ⅱ型呼吸不全は急性とは異なり，すぐに命にかかわるものではありません．しかし，$PaCO_2$ が高くなってくると，起床時の頭重感や倦怠感，労作時の呼吸困難などの症状が現れたり，肺高血圧から右心不全をきたしたり，また急性増悪を繰り返すことで予後が悪くなることが知られています．

2. 慢性Ⅱ型呼吸不全に対する NPPV の効果

NPPV のはたらきは，圧サポートによって換気量を増やし，呼吸筋の仕事を肩代わりすることでしたね．また，疾患によっては（COPD など）呼気終末陽圧（PEEP）を用いて呼吸仕事量を低下させる効果もあります．

換気量を増やすことで $PaCO_2$ を低下させるわけですが，急性Ⅱ型呼吸不全だけではなく慢性Ⅱ型呼吸不全に対しても，$PaCO_2$ 低下によりさまざまなメリットがあるのです（**表 1**）．

表 1　$PaCO_2$ 低下がもたらすメリット

・眠気，頭重感，呼吸困難などの症状の改善	・QOL の改善
・運動耐容能の改善　・急性増悪の減少	・予後の改善

● 慢性Ⅱ型呼吸不全の患者さんのなかで NPPV が必要な患者さんはどんな人？

長期 NPPV の適応となる患者さんは，疾患によって少しずつ基準は異

なるのですが，重要な点としては症状があることに加えて，

> ・日中の高二酸化炭素血症　　・夜間低換気　　・急性増悪を繰り返す

という3点があります．

　日中の高二酸化炭素血症は動脈血液ガスですぐにわかりますが，夜間低換気は夜間のモニター（パルスオキシメーターや経皮二酸化炭素モニター）が必要となるので，注意が必要です．

　疾患ごとの導入基準は**表2，3**のとおりです[1)2)]．

表2　拘束性胸郭疾患における長期NPPVの適応基準

(A)	自・他覚症状として，起床時の頭痛，昼間の眠気，疲労感，不眠，昼間のイライラ感，性格変化，知能の低下，夜間頻尿，労作時呼吸困難，体重増加・頸静脈の怒張・下肢の浮腫などの肺性心の徴候のいずれかがある場合，以下の (a)，(b) の両方あるいはどちらか一方を満たせば長期NPPVの適応となる 　(a)　昼間覚醒時低換気（$PaCO_2 \geqq 45Torr$） 　(b)　夜間睡眠時低換気（室内気吸入下の睡眠で $SpO_2 < 90\%$ が5分間以上継続するか，あるいは全体の10%以上を占める）
(B)	上記の自・他覚症状のない場合でも，著しい昼間覚醒時低換気（$PaCO_2 \geqq 60Torr$）があれば，長期NPPVの適応となる
(C)	高二酸化炭素血症を伴う急性増悪入院を繰り返す場合には長期NPPVの適応となる

文献1) より引用

表3　慢性閉塞性肺疾患のNPPV導入基準

1. あるいは 2. に示すような自・他覚症状があり，3. の①～③いずれかを満たす場合
1. 呼吸困難感，起床時の頭痛・頭重感，過度の眠気などの自覚症状がある
2. 体重増加・頸静脈の怒張・下肢の浮腫などの肺性心の徴候
3.
　① $PaCO_2 \geqq 55Torr$
　　　$PaCO_2$ の評価は，酸素吸入症例では，処方流量下の酸素吸入時の $PaCO_2$，酸素吸入をしていない症例の場合，室内空気下で評価する
　② $PaCO_2 < 55Torr$ であるが，夜間の低換気による低酸素血症を認める症例．夜間の酸素処方流量下に終夜睡眠ポリグラフ（PSG）あるいは SpO_2 モニターを実施し，$SpO_2 < 90\%$ が5分間以上継続するか，あるいは全体の10%以上を占める症例
　　　また，OSAS合併症例で，nCPAPのみでは，夜間の無呼吸，自覚症状が改善しない症例
　③ 安定期の $PaCO_2 < 55Torr$ であるが，高二酸化炭素血症を伴う増悪入院を繰り返す症例

文献2) より引用

● なぜ夜間にNPPVを使うだけで効果があるの？

　長期NPPVといっても，1日中NPPVを使用するわけではありません．
1日中NPPVを使っていると身体を動かせませんので，余計に弱ってしま

いますよね.

　ではどうするかというと，夜眠っている間に NPPV を使用するのです.
そうすれば，日中は身体を動かせますよね. ただ，慢性的に換気が不良
な患者さんに対して，NPPV を夜間のみ使用するだけで，どうして昼間の
$PaCO_2$ が低下したり症状や予後が改善したりするのでしょうか.

1. $PaCO_2$ のリセッティング

　1 つ目の理由は，「$PaCO_2$ のリセッティング（リセットすること）」です.
慢性 II 型呼吸不全の患者さんは常に $PaCO_2$ が高いので，呼吸中枢の化
学受容体の感受性が鈍くなっています. そのため，$PaCO_2$ が少し高くなっ
ても換気の刺激が起こらないので，$PaCO_2$ はさらに高くなっていきます.

　そこで，夜間に NPPV を使って $PaCO_2$ を下げることで，呼吸中枢の
$PaCO_2$ への感受性をリセット（テレビゲームの「リセットボタン」と同じ「リ
セット」です）してやれば，換気の刺激が起こりやすくなるのですね. と
くに睡眠中は呼吸筋が弛緩して $PaCO_2$ が高くなりやすいので，睡眠中に
使用すると効果が高いです.

2. 呼吸筋の休息

　2 つ目の理由は，「呼吸筋の休息」です. 慢性 II 型呼吸不全の患者さん
は呼吸仕事量が多くなっているので，呼吸筋疲労が起こり，換気がさらに
悪くなっていくのでしたね. NPPV を使うことで呼吸仕事量を減らすこと
ができます. 普段フル稼働して疲れている呼吸筋の仕事量を睡眠中くらい
は減らしてあげて呼吸筋疲労をとる，そんな効果が NPPV には期待でき
るのですね.

● 長期 NPPV ってどんなエビデンスがあるの？

　ここまで長期 NPPV がいかに有効かを述べてきましたが，では具体的
にどんなエビデンスがあるのか，少しご紹介しましょう.

1. 拘束性胸郭疾患に対する有効性

　拘束性胸郭疾患については，大規模な無作為化比較試験はありません
が，長期 NPPV 導入後に症状，QOL や予後が改善したという報告が多
数あります[3)~6)]. また，北欧での前向きコホート研究でも，在宅酸素療
法単独にくらべて NPPV を使用したほうが予後を大きく延長したことが報

告されています[7].

　日常臨床でも長期 NPPV の有効性を実感することは多く，「NPPV（非侵襲的陽圧換気療法）ガイドライン」でも強く推奨されています（推奨度 A）[8].

2. COPD に対する有効性

　COPD においては，最近までその有効性についてははっきりしたエビデンスがありませんでした．2014 年のメタ解析でも 3 か月間や 1 年間の使用で有意な効果は認められないことが報告されました[9].

　そんななか，2014 年にドイツで行われた大規模無作為化比較試験[10] の結果が発表され，初めて予後の改善が示されました．この試験では GOLD4 期で $PaCO_2 \geqq 7kPa$（約 52Torr）の COPD 患者 195 名を対象に，長期 NPPV 使用群と NPPV を使用しない通常治療群にランダムに分けて経過を見たところ，1 年死亡率が通常治療群では 33% であったのに対し，長期 NPPV 使用群では 12% と有意に死亡率が低下したのです．さらに，長期 NPPV 群のほうが QOL は良好であり，長期 NPPV の有効性が実証されました．

　しかし，対象患者の体格指数（BMI）中央値が 24.8 と肥満の患者さんが多く含まれていたり，症例⑦で解説しますが圧の設定がかなり高かったり（p.295 参照），結果の解釈には少し注意が必要です．こういった背景もあり，ガイドラインでは COPD に対して NPPV は「試みて良い（推奨度 C1）」という推奨になっています．

● 慢性 II 型呼吸不全に長期ハイフローセラピーって効果があるの？

　ハイフローセラピーは高流量システムであり，また死腔の洗い出し効果などによって呼吸仕事量を減少させるため，II 型呼吸不全の患者さんにも有効性があることは述べました．では，慢性 II 型呼吸不全の患者さんに長期で使用してもらうことは有効なのでしょうか．

　慢性 II 型呼吸不全におけるハイフローセラピーはいくつかの臨床試験においてその有効性が検証されており，COPD の患者さんに短期間ハイフローセラピーを使用することで，$PaCO_2$ の低下，呼吸回数の減少，一回換気量の増加などが見られたことが報告されています[11][12].

　また，在宅での長期間の使用についても，国内外で行われた COPD 患者さんに対する臨床試験で，$PaCO_2$ の低下や QOl の改善，COPD 増悪の減少などが報告されています[13][14].

　しかし残念ながら，現時点では在宅でハイフローセラピーは使用できません．なぜなら，ハイフローセラピーの保険適用は「急性呼吸不全の患者」に限定されているためです．

　将来的には在宅での使用が保険適用になる可能性もあるでしょう．しかし，まだエビデンスが不足していますし，実際の使用にあたっては，適応や精製水の調達方法など，解決すべき問題は多くあります．そのため，現時点では慢性II型呼吸不全に対しては NPPV を用いるのが一般的でしょう．

引用文献

1. 日本呼吸器学会 NPPV ガイドライン作成委員会：NPPV（非侵襲的陽圧換気療法）ガイドライン（改訂第 2 版）．p.116 ～ 117，南江堂，2015
2. 日本呼吸器学会 NPPV ガイドライン作成委員会：NPPV（非侵襲的陽圧換気療法）ガイドライン（改訂第 2 版）．p.121 ～ 122，南江堂，2015
3. Leger P, Bedicam JM, Cornette A et al：Nasal intermittent positive pressure ventilation. Long-term follow-up in patients with severe chronic respiratory insufficiency. Chest 105 (1)：100-105, 1994
4. Simonds AK, Elliott MW et al：Outcome of domiciliary nasal intermittent positive pressure ventilation in restrictive and obstructive disorders. Thorax 50 (6)：604-609, 1995
5. Clinical indications for noninvasive positive pressure ventilation in chronic respiratory failure due to restrictive lung disease, COPD, and nocturnal hypoventilation--a consensus conference report. Chest 116 (2)：521-534, 1999
6. Mehta S, Hill NS：Noninvasive ventilation. Am J Respir Crit Care Med 163 (2)：540-577, 2001
7. Jäger L, Franklin KA, Midgren B et al：Increased survival with mechanical ventilation in posttuberculosis patients with the combination of respiratory failure and chest wall deformity. Chest 133 (1)：156-160, 2008
8. 日本呼吸器学会 NPPV ガイドライン作成委員会：NPPV（非侵襲的陽圧換気療法）ガイドライン（改訂第 2 版）．p.69 ～ 71，南江堂，2015
9. Struik FM, Lacasse Y, Goldstein RS et al：Nocturnal noninvasive positive pressure ventilation in stable COPD: a systematic review and individual patient data meta-analysis. Respir Med 108 (2)：329-337, 2014
10. Köhnlein T, Windisch W, Köhler D et al：Non-invasive positive pressure ventilation for the treatment of severe stable chronic obstructive pulmonary disease: a prospective, multicentre, randomised, controlled clinical trial. Lancet Respir Med 2 (9)：698-705, 2014
11. Bräunlich J, Beyer D, Mai D et al：Effects of nasal high flow on ventilation in volunteers, COPD and idiopathic pulmonary fibrosis patients. Respiration 85 (4)：319-325, 2013
12. Vogelsinger H, Halank M, Braun S et al：Efficacy and safety of nasal high-flow oxygen in COPD patients. BMC Pulm Med 17 (1)：143, 2017
13. Nagata K, Kikuchi T, Horie T et al：Domiciliary High-Flow Nasal Cannula Oxygen Therapy for Patients with Stable Hypercapnic Chronic Obstructive Pulmonary Disease. A Multicenter Randomized Crossover Trial. Ann Am Thorac Soc 15 (4)：432-439, 2018
14. Storgaard LH, Hockey HU, Laursen BS et al：Long-term effects of oxygen-enriched high-flow nasal cannula treatment in COPD patients with chronic hypoxemic respiratory failure. Int J Chron Obstruct Pulmon Dis 13：1195-1205, 2018

では看護師さん，この患者さんでは長期 NPPV が開始されましたが，患者さんは NPPV に対してどのような思いをもっていましたか？

看護師

はじめは，『NPPV は必要ないと思う．そこまで重症じゃない．苦しいのは酸素が足りていないからではないか』と言われ，酸素の流量を上げてほしいと希望されました．
SpO2 を一緒に確認しながら酸素流量を上げても呼吸困難感は軽減しないことを伝えると，患者さん自身も SpO2 が高くなっても息苦しさが持続することは自覚されていました．

"NPPV が必要になるくらい病状が悪化している"ということを認めたくない，との思いがあったのでしょうか？

そうですね．お話を伺うと，NPPV について『そんな物つけてまで生きないといけないなんて』と人工呼吸器をつけなければならないということもですが，病状が悪くなっているのではないかという不安も同時に感じているようで，ショックが大きいようでした．

管理上のポイント
・NPPV 導入に対する不安
・病状が悪化しているのではないかという不安

NPPV の導入には操作の習得以上に，精神的なケアが必要かもしれませんね．
受け入れはなかなか難しそうですが，どのようなかかわりをしていますか？

病状の進行などに対する不安な思いなど，患者さん本人の思いを傾聴しました．
また，医師からも NPPV の効果については説明されていますが，できるだけポジティブなイメージをもってもらえるように，「機械によって生かされている」というイメージから「NPPV を使うことで日常生活が楽に過ごせるようになり，できることが増える」ということを具体的にお話ししました．

NPPV の効果については最初に説明しているのですが，やはりショックな思いが大きいと，なかなか受け入れるのは難しいですよね．
NPPV の導入はできそうですか？

NPPV が必要な状態だということを認めたくないとの思いはまだあるようですが，NPPV の必要性は理解しているようです．
はじめは圧の不快や圧迫感を訴えていましたが，休憩しながら短時間装着することで，患者さんのほうから『10 分休憩してからつける』と言われたりして，“自分でコントロールできる”という意識ができてきたんじゃないかなと思っています．

前向きに取り組んでくれているようですね．NPPV の操作は習得できそうですか？

操作手順はほぼ行えています．マスクフィッティングを練習中ですが，理解力も良好なので，慣れれば大丈夫だと思います．

ありがとうございます．長期 NPPV の観察ポイントを教えてもらえますか？

NPPV に慣れるまでは，
・安楽に装着できているか
・「これくらいなら大丈夫」と思える程度であるか
・NPPV の効果そのものより，患者さんが苦痛に感じていないか
をとくに注意して観察しています．
観察ポイント
・苦痛など，患者からの訴えはないか
・同調性はどうか
・喀痰できているか
・治療を継続できそうか

「苦痛に感じているか」というのは，どのように評価しましたか？

患者さんから「息を吐きにくい」との訴えがありました．医師に相談し，EPAP を下げたところ，気にならなくなったとのことでした．
休憩しながら装着し，入眠できていたので，許容できる範囲と判断しました．

機械から得られる情報も大切ですが，患者さんの訴えでしかわからないこともあるので，しっかり聞き取っていくことが大切ですね．
設定を変更して良かったみたいですが，同調性はどうですか？

この患者さんは胸郭の動きがわかりにくいため，触診や聴診しながら確認していますが，同調できていました．

痰が多くなっていたようですが，痰は出せていますか？

痰の時には呼んでくれていましたが，マスクの着脱ができるようになってからは自分でマスクを外してしっかり出せています．
合併症に注意しながら見ていきます．

NPPV に期待される効果は大きいですが，リスクもある治療なので，異常の早期発見は重要ですね．継続して使用できそうですか？

労作時の呼吸困難と起床時の頭痛を自覚されていましたが，2〜3 日で症状が軽減したと，NPPV の効果を実感できているようです．
身体が慣れてきて，苦痛よりも症状の軽減を感じられるようになれば，継続できるのではないかと思います．

引き続きお願いします．

解説

● 長期非侵襲的陽圧換気療法（NPPV）の導入にあたって気を付けることは？

1. 患者さんの思いを傾聴する

　人工呼吸器をつけなければならないということは，患者さんや家族にとってショックが大きく，「NPPV がないと生きていけないほど，病状が悪化しているのではないか」という不安も同時に感じていることが多いです．そのため，NPPV に対してどのように感じているか，患者さんの思いを傾聴することが大切です．

　NPPV にネガティブなイメージをもっている場合はできるだけポジティブなイメージをもってもらえるように伝えます（**表 1**）．

表 1　NPPV をポジティブに受け取ってもらえるような伝え方の工夫例

・NPPV の使用は夜間に限られるため，日中の生活に影響はなく，人目も気にしなくて良い
・NPPV は，視力が低下したらメガネをかけるように，呼吸筋の負担を軽減してくれるものである
・夜間に NPPV を使用して呼吸筋を休ませることによって，日中の息苦しさや頭痛が軽減し，
　日中の生活が過ごしやすくなる効果が期待できる

2. 導入時につまずかないように気をつける

　NPPV 導入時に苦痛や不安を強く感じると，その後設定を調整しても同調できない，眠れないなど，導入が困難となることがあります．導入時にとくに注意する点を**表 2** に示します．

表 2　NPPV 導入時の注意点

・苦しくなったら，いつでもマスクを外して休憩できることを伝える
・マスクからどの程度の圧が出るのかを感じてもらってから，実際にマスクを顔に当てる
・マスクを当てた後，呼吸が整うまでは固定しない
・マスクを強く締めすぎない
・呼吸が同調してきたら，上手に装着できていることを伝える
・最初は圧などの不快を強く感じることが多いが，数日〜 1 週間以内には慣れてくるため，できる限り不快感を軽減できるようにしていくことを伝える
・自覚症状のない患者では NPPV の効果を感じにくいため，動脈血液ガスの数値などわかりやすく評価できるもので効果を伝える

3. 長期にわたる治療への対策

　長期の管理では，家族やサポートしてくれる人がいない高齢独居の患者さんでは，すべての管理を一人で行わなくてはなりません．そのため，マグネット式のものなど装着しやすいマスクの選択，アラーム対応，手入れなど，より細やかな指導を要します．

　協力の得られる家族がいる場合にも，家族が不安に感じている場合や，機械の音やアラームで家族が寝られないのではないかと患者さんが気にすることもあるため，家族にも指導だけでなく，思いを傾聴し，在宅での生活で不安なことがないかを確認します．

● 長期 NPPV の観察ポイントは？

　長期 NPPV における観察のポイントを「NPPV のモニタリング」「呼吸状態のモニタリング」「合併症」「忍容性」の観点から以下に示します．

1. NPPV のモニタリング
・設定，回路
・医師の指示通りに設定されているか，酸素チューブがきちんと接続されているか確認する．

・アラーム
・機種によっては，モードの変更によりアラーム設定が解除されるものもあるため，アラーム設定も同時に確認する．
・アラームの情報は回路の外れなど危険を知らせてくれるうえでも重要だが，リーク量の増加や一回換気量の減少など効果的に NPPV を使用できていないことも知らせてくれるため，どのようなメッセージが出ているか，原因は何かを確認する．

・リーク量
・リーク量が多すぎる場合には，補正され正確な値ではないこともあるため，リーク量が許容範囲かを確認する．
・リーク量の許容範囲は機種によって異なるため，使用している機種の許容量を確認し，多すぎる場合にはマスクフィッティングを見直す．
・リークを気にするあまりバンドを強く締めすぎることがあり，皮膚損傷の原因となるため注意が必要である．

2. 呼吸状態のモニタリング

・同調性

・実際の吸気・呼気ではないタイミングで送気されることもあるため，モニターだけではなく，胸郭の動きや呼吸音も確認する.

・患者さんからの主観的な情報

・患者さんからの主観的な情報も，NPPV が効果的な設定であるかを知る重要な手がかりである.

・具体的な言葉で聞き取るようにする.

・NPPV のモニタリングと主観的な情報をあわせて確認することで，最適な設定の調整が可能となるだけでなく，患者さん自身も自分の症状を伝えることで快適な設定となれば，NPPV の治療に主体的にかかわる体験となる (**表 3**).

表 3　患者の主観的な情報への対応例

呼吸が合わない	リークやトリガーエラーが原因と考えられるため，マスクフィッティングや EPAP を上げる
空気が足りない 空気が入ってこない	換気量が少ない，ライズタイムが長い，吸気の途中で EPAP に切り替わるなどの原因が考えられるため，IPAP を上げる，ライズタイムを短くする，最大吸気時間を長くするなどの設定を調整する

3. 合併症

・誤嚥性肺炎

・痰が多い患者さんでは，NPPV 装着により喀痰しにくくなることで誤嚥性肺炎のリスクが高まる.

・喀痰状況，痰の貯留音を確認し，排痰を促す.

・発熱などバイタルサインの変化にも注意が必要である.

・気胸

・胸痛や胸部の違和感，呼吸困難，経皮的動脈血酸素飽和度 (SpO_2) の急な低下が見られる時には気胸が疑われるため，すみやかに医師へ報告し，対処する.

4. 忍容性

・患者さんのストレス

・NPPV の装着はできていても，まったく眠れていないことがある．

・我慢して装着することで，ストレスなどからせん妄症状が見られることもある．

・NPPV に慣れるまでは，安楽に装着できているか，眠れているかはとても重要である．

・意識レベルや表情，言動から，過度な緊張やストレスを感じていないか，入眠状況やせん妄などの症状はないか観察する．

・適宜休憩を入れるなど，できる限り患者さん本人の希望に沿いながら，徐々に装着時間や圧を目標値に近づけていく．

・患者さんの不安

・NPPV 装着は患者さんにとって初めての経験のため，効果的に装着できているか不安に感じていることがある．

・「上手に呼吸できていますよ」「昨日より長く装着できていますね」など，ポジティブ・フィードバックを行うようにする．

・長期 NPPV の導入には，患者さん本人の協力と主体的なかかわりが不可欠となるため，できていることを認めることによって，患者さん自身でコントロールできていると感じてもらうことが重要である．

では次に臨床工学技士さん，この患者さんではクリーンエア prismaVENT を使用していますが，この機種のどういった点がこの患者さんに良いのでしょうか？

クリーンエア prismaVENT は在宅を中心に使用される酸素流量計タイプの NPPV です．今回は肺結核後遺症による慢性II型呼吸不全がベースにあるので，長期化を想定して選択しました．

確かに長期化が想定されるので，良い選択だと思います．

とくに拘束性換気障害では吸気時間が短くなりやすく，換気量が保てないことがありますが，クリーンエア prismaVENT は最小吸気時間が設定できるので，その点でも良い選択だと思います．

なるほど．確かに，肺コンプライアンスの低くなりやすい肺結核後遺症では，吸気時間の確保は重要な要素ですからね．最小吸気時間の設定ができるのは良いですね．
何かほかにもおすすめのポイントはありますか？

そうですね．ほかにもエアートラップコントロールやトリガーロックアウトなど特殊な機能がついているので，COPD などの閉塞性換気障害がある患者さんに適しています．

なるほど，そのような機能もついているのですね．

この患者さんは肺結核後遺症ですが，もし閉塞性換気障害も伴っているようであれば試してみても良いかもしれません．

次にマスクですが，この患者さんではネーザルマスクで開始したのですが，口からのリークが気になるようです．

口からのリークが気になるのであれば，チンストラップを用いるか，フルフェイスマスクに変更してみるのはどうでしょうか．
今後さらにサポート圧を上げていく可能性もあるので，そうするとネーザルマスクでは厳しいかもしれません．

トータルフェイスマスクはいかがですか？

トータルフェイスマスクは，死腔量が多くなるので，この患者さんのように II 型呼吸不全の患者さんには適していません．

では，フルフェイスマスクに変更してみましょうか．ただ，この患者さんは就寝時だけでなく日中にも使用することがありそうなのですが，その場合もフルフェイスマスクで良いでしょうか．

もちろん，フルフェイスマスクでも問題ないですが，口も覆うタイプのマスクは飲食や会話に不便を覚えることもあるので，日中はネーザルマスクを検討しても良いと思います．

そうですね．使い分けるのも良いですね．

患者さんのライフスタイルを考えながら，いくつかのマスクをローテーションさせるのが良いと思いますよ！

解 説

● 在宅で使用される非侵襲的陽圧換気療法（NPPV）機種の種類と使い分けって？

　在宅で使用される NPPV 機種の BiLevel PAP（二相性気道陽圧換気）タイプは，メーカーごとに違いがあります．

1. NIP ネーザル®V-E (タイプ名)（帝人ファーマ）

搭載モード	S，S/T，T，PAC，CPAP，iVAPS
重　さ	2.1kg
バッテリー	内部バッテリー 2 時間
特　徴	肺胞換気量を維持する iVAPS モードや Vsync® など在宅用 NPPV の代表

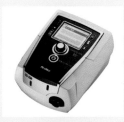

・適応は NPPV のみで，挿管患者・気管切開患者には使用できない．
・AutoPEEP：舌根沈下などで気道閉塞した際に，設定した最小呼気気道陽圧（EPAP）から最大 EPAP の範囲内で圧が段階的に上昇し，気道閉塞を改善する．上気道閉塞にも対応可能である．
・Vsync®：回路のリークを常に監視し，急激なリークの変化に対応しつつも高い感度を誇る．
・ログデータを解析することで，波形の読み取り，設定の確認，患者状態の確認などができるため，一般病棟や在宅で使用する患者に最適である．

2. BiPAP A40 システムシルバーシリーズ（フィリップス・ジャパン）

搭載モード	S，T，S/T，CPAP，PC，AVAPS-AE
重　さ	2.9kg
バッテリー	3 時間（着脱式）
特　徴	S，S/T，PC，T には AVAPS を設定可能

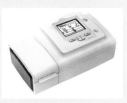

・適応は NPPV のみで，挿管患者・気管切開患者には使用できない．

- AVAPS-AV (average volume assured support-auto EPAP)：VAPS 機能＋気道抵抗に応じて EPAP を自動で上下させる．閉塞性睡眠時無呼吸症候群の合併にも対応できる．
- Bi-Flex：S モードで吸気終了から呼気開始時に圧を一時的に下げることで，楽に呼出できるようにする．
- Digital Auto-Trak：シェイプシグナル（呼吸予測パターンから逸脱した点）を吸気・呼気として認識し，高い同調性を誇る．

3. クリーンエア ASTRAL（フクダ電子）

搭載モード	ST, S, T, PC, PAC, CPAP, iVAPS
重 さ	3.2kg
バッテリー	内部バッテリー 8 時間/外部バッテリー 8 時間
特 徴	気管切開にも対応した汎用機．在宅用としては高機能タイプだが，やや大きく重い

- IPPV/NPPV 汎用型人工呼吸器で重量が 3.2kg と非常に軽量である．
- 挿管患者・気管切開患者において，iVAPS モードが使用可能なうえ，回路タイプの組み換えによりさまざまなパターンに対応可能である．
- バッテリー駆動時間が非常に長く（内蔵バッテリー 8 時間＋外部バッテリー 8 時間），搬送にも便利である．
- 吸気・呼気のトリガー感度を細かく調整できるため，患者の呼吸状態と同調させやすい．

4. クリーンエア prismaVENT（フクダ電子）

搭載モード	CPAP, S, ST, autoST, T, APC
重 さ	3.1kg
バッテリー	内部バッテリー12 時間
特 徴	エアートラップコントロール，トリガーロックアウトなど COPD に特化した機能を多く備えている

- 慢性閉塞性肺疾患（COPD）を中心とした閉塞性換気障害に対して，ほかの機種にない機能を搭載している点が特徴である．

・エアートラップコントロール：最大 0.8 秒呼気を延長することができる. 閉塞性換気障害による呼気の延長にも対応でき，エアートラップとオート（内因性）PEEP を防ぐ.

・トリガーロックアウト（ノイズによるオーバーセンシングを防ぐ）：吸気トリガーを無視する時間を設定することができる. 誤ったトリガーを防止し，換気の安定化を図る.

・呼気圧ランプ：段階的な呼気圧への移行により，呼気開始時の気道内圧を上げ，呼気の吐き出しをサポートする.

● 在宅で使用される NPPV マスクの種類と使い分けって？

在宅で使用される NPPV マスクは形状タイプによっていくつかの種類があり，使い分けは患者さんの好みや背景，顔の形状，管理者の手技などさまざまです（**表 1**）.

表 1　在宅 NPPV マスクの種類と使い分け

種類	ネーザルマスク	フルフェイスマスク (under the nose)	マウスピース	ピローマスク
特徴	・鼻だけを覆う ・マスクが小さいため死腔量が最も少なく，軽量である ・患者の認容性が最も高い	・鼻梁部に接触しないフルフェイスマスクである	・必要時に口にくわえて使用する	・鼻腔に専用のピローを当てる
対象	・慢性期で安定して鼻呼吸ができる患者 ・睡眠時無呼吸症候群	・口呼吸をしてしまう患者	・必要時のみ吸気補助が必要な患者	・慢性期で安定して鼻呼吸ができる患者 ・睡眠時無呼吸症候群
メリット	・マスク装着中に飲食が可能である ・痰が出しやすい ・圧迫感・装着感が少ない	・口が開いてしまう患者に良い ・多くの種類が販売されている ・高い圧でも使用可能である	・必要時のみの使用のため，マスク不快や圧不快が少ない ・ADL の拡大につながる	・マスク装着中に飲食が可能である ・痰が出しやすい ・圧迫感・装着感が少ない ・褥瘡が少ない
デメリット	・開口するとリークが増え，換気量が安定しない	・開口時にリークが多い ・飲食や吸引時にはマスクを外す必要がある ・褥瘡ができやすい	・MPV（マウスピースベンチレーション）モード搭載の機種しか使用できない	・開口するとリークが増え，換気量が安定しない
注意点	・開口によるリーク量に注意する	・マスクフィッティングを行い，褥瘡ができないように注意する	睡眠時は使用できない	・開口によるリーク量に注意する

1. ネーザルマスク

・慢性期で呼吸状態が安定している患者や鼻呼吸が確立している患者に使用される.

・マスクが小さいことから死腔量が少なく，患者の忍容性が高いことが特徴である.

・マスク装着中でも飲食が可能なことや，喀痰しやすい点がメリットである.

・日中も使用する必要がある患者に適している.

・開口がある患者では口からのリークが増えて換気量の確保が難しいことがある.

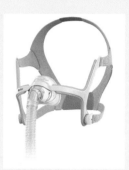

AirFit™ N20 マスク
写真提供：帝人ファーマ

・とくに高い圧でのサポートが必要な場合は，ほかのマスクへの切り替えが必要な場合が多い.

2. フルフェイスマスク（under the nose）

・フルフェイスマスクのなかでも under the nose タイプのものは鼻梁部に接触しないため，褥瘡予防にもつながり，額当てがないため視界が広く快適性が高いことが特徴である.

・over the nose タイプのものとくらべて開口時にリークが発生しやすい点に注意が必要である.

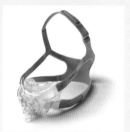

アマラビュー フルフェイスマスク
写真提供：フィリップス・ジャパン

3. マウスピース

・口でくわえるタイプのデバイスである.

・吸気を補助したい時はくわえる，呼吸の補助が不要な時は外す，と装着や休止の切り替えが容易なことが特徴である.

・神経筋疾患患者では ADL 向上に有用である.

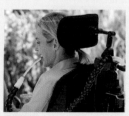

写真提供：フィリップス・ジャパン

・睡眠時には使用できない.

・使用時は専用のマウスピースベンチレーションモード（MVP）搭載の人工呼吸器〈トリロジーシリーズ（フィリップス・ジャパン）など〉を準備

する必要がある.

4. ピローマスク

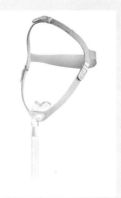

・ネーザルマスクのバリエーションの1つで,「ピロー」と呼ばれる専用の鼻プラグを鼻腔に当てて換気する.

・皮膚との接触部位が非常に少なく, 褥瘡のリスクも低いことが特徴である.

・マスクのなかで最も死腔量が少ないこともメリットである.

・額当てもなく視界も良好なため, 睡眠時だけでなく日中にも使用できる.

ニュアンス ジェルピローマスク ジェル
写真提供：フィリップス・ジャパン

患者さんも頑張っていましたが，NPPV導入となりましたね．リハビリの進展はありますか？

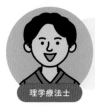
理学療法士

四肢の筋力は保たれているので，患者さんの希望に合わせてトイレまで10mの歩行を行っています．ただ，歩いた後の呼吸困難がかなり強い状態です．

そうなのですね……．具体的なリハビリ環境と，動いた時の自他覚所見について教えてください．

本日は，もともと使用していた在宅酸素療法に合わせて鼻カニュラ2L/分で行いました．坐位まではまだ良かったのですが，歩行になるとSpO$_2$は90%，呼吸回数が30回/分から50回/分まで上昇し，浅速呼吸パターンで肩呼吸や胸鎖乳突筋の過緊張が見られました．
あわせて修正Borgスケールで7（かなりきつい）程度の呼吸苦も出現しました．

なるほど，この患者さんの呼吸筋についてはどうでしたか？

患者さんに聞いてみると，動いた時の呼吸困難は入院前からあったようで，無理をしてでも動いていたようです．肺結核後遺症も背景にあり，呼吸筋疲労が続いていたと考えています．

慢性の経過をたどるなかで，呼吸筋疲労が少しずつ溜まっていたのかもしれませんね．

はい……．リハビリとしてはアップしていきたいところなのですが，このまま続けていくことで呼吸筋疲労を助長してしまいそうで，悩んでいます．

二酸化炭素の貯留もありますし，鼻カニュラだけでリハビリ中の呼吸をサポートするのは厳しいかもしれませんね．

リハビリでも NPPV を使用することについてはいかがでしょうか？ NPPV を用いることで呼吸筋疲労の緩和から，動いた時の呼吸苦の軽減がより期待できます．

NPPV を使用することで，動作の練習は行いにくくなりませんか？

最初はステップやレジスタンストレーニングなどといったベッドサイドが中心の内容になりますが，NPPV を使用することで，運動負荷による新たな呼吸筋疲労を予防しながら，リハビリの時間を伸ばしていけると思います．
継続することで呼吸困難が軽減していけば，通常の酸素療法に戻して歩行練習を目指していきます．

呼吸筋疲労に対して NPPV を用いることで，運動負荷を加えたり，離床の時間を伸ばしたりすることが期待できるわけですね．
NPPV を使用したリハビリでのリスクについてはどうでしょうか？

動くと容易に呼吸回数が増加するので，まずは同調性を考慮します．呼吸不全がある場合の自発呼吸は，呼気時間が短縮することで吸気時間も短縮して一回換気量が減少したり，呼吸回数が多くなって呼吸サイクル全体が短縮したりすることがあります．

この患者さんは大丈夫ですか？

この患者さんは理解が良好なので，呼吸法の指導ができそうです．ゆっくりとした呼吸パターンや呼気延長を促して，NPPV と同調しやすいようにコンディショニングを行うことが必要です．

わかりました．検討していきましょう．

● 拘束性胸郭疾患の患者さんにおけるリハビリの ポイントは？

1. 拘束性胸郭疾患の呼吸障害の特徴

　肺結核後遺症や側彎症などの拘束性胸郭疾患は，Ⅱ型呼吸不全を合併する代表的な疾患です．肺結核後遺症における呼吸障害の特徴として，低酸素血症に胸膜病変や胸郭形成術などの影響が加わることで呼吸筋疲労が生じ，換気不全から高二酸化炭素血症を合併します．

　本症例のように，呼吸補助筋の過緊張や頻呼吸の所見を認める場合，原疾患そのものによる胸郭コンプライアンスの低下に加えて，呼吸筋疲労が合併することで換気障害は助長され，呼吸困難が進行することで運動耐容能が低下し，最終的には ADL や QOL の低下が予測されます．

2. リハビリのポイント

　拘束性胸郭疾患の患者さんに対するリハビリでは呼吸回数を増やしたり，新たな呼吸筋疲労を起こしたりすることなく，運動量を確保していくことが大切です．そのため，低負荷の有酸素運動に加えて，呼吸筋のリラクセーションや深くてゆっくりとした呼吸法の指導，呼吸筋トレーニングなどといったコンディショニングを並行して行います．

　これらから構成された呼吸リハビリテーション（PR）を肺結核後遺症の患者さんと，年齢や1秒量をマッチングさせた慢性閉塞性肺疾患（COPD）の患者さんに対して行ったところ，COPD の患者さんと同様の改善が得られたとの報告があります[1]．

　加えて，うまく喀痰できない患者さんであれば，坐位になってもらって咳嗽力を上げたり，腹圧を利用するなど排痰の指導も必要です．

＊

　日常の診療において，呼吸困難を我慢して，努力呼吸をしながら動いている患者さんを目にする機会は少なくありません．私たちは，そのような患者さんの運動面だけに着目するのではなく，呼吸筋や呼吸回数が示している SOS のサインを見つけ出し，アプローチしていくことが重要となってきます．

● 非侵襲的陽圧換気療法（NPPV）を使用している患者さん に関するポイントは？

1. リハビリ時の NPPV 使用の効果

　拘束性胸郭疾患の患者さんを対象に、「室内気自発呼吸と室内気 NPPV」「酸素吸入」「酸素吸入＋ NPPV」のそれぞれの群で自転車エルゴメーターを用いた運動負荷を行うと、酸素吸入のみでは呼吸困難や運動耐容能は改善せず、NPPV のみでは呼吸苦と運動耐容能の改善を認めましたが、酸素吸入＋ NPPV で最も有意に呼吸困難が軽減し、運動持続時間が延長したことが報告されています（**図 1**）[2]．

　また、運動耐容能の改善と呼吸困難の軽減には相関がありました．第 2 章で述べているように、酸素吸入は酸素化を改善させるのみで換気は改善されません．換気の改善には圧サポートによる換気の補助を利用して、呼吸筋の負担を肩代わりして呼吸仕事量を軽減したり、換気量を増やしたりして動脈血二酸化炭素分圧（$PaCO_2$）を低下させることが必要となります．

　また、このような改善はより重症な拘束性胸郭疾患に認められ、コンプライアンスの低い肺ほど換気の補助による呼吸仕事量の軽減や虚脱の予防が効果的であることが示されています[3]．

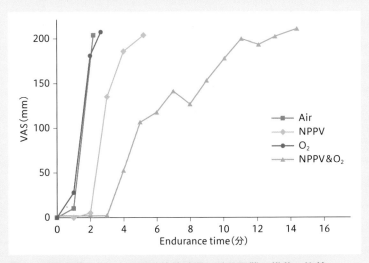

図 1　運動負荷テスト中の運動持続時間と呼吸困難の推移の比較

文献 2）より引用

2. リハビリに応じた設定の変更

　患者さんの頻呼吸が著明な場合は，NPPVとの同調が得られず，圧サポートによる不快感を助長することもあるので，NPPVの設定の変更を検討することがあります．

　具体的には，立ち上がり時間（ライズタイム）や吸気時間を短くしたり，呼気時間を長くしたりといったように，設定を変更して頻呼吸に対応できるような環境を整えることが重要です．

＊

　もちろん，NPPVを用いるうえでアドヒアランスや理解度が良好であるなどの条件はありますが，本症例のように拘束性胸郭疾患が背景にあり，呼吸困難や呼吸筋疲労を呈することでリハビリが思うように進まない患者さんへの選択肢の1つとしてNPPVが有用である可能性があります．

引用文献

1. Ando M, Mori A, Esaki H et al：The effect of pulmonary rehabilitation in patients with post-tuberculosis lung disorder. Chest 123(6)：1988-1995, 2003
2. Tsuboi T, Ohi M, Chin K et al：Ventilatory support during exercise in patients with pulmonary tuberculosis sequelae. Chest 112(4)：1000-1007, 1997
3. Borel JC, Wuyam B, Chouri-Pontarollo N et al：During exercise non-invasive ventilation in chronic restrictive respiratory failure. Respir Med 102(5)：711-719, 2008

参考文献

1. 日本呼吸器学会NPPVガイドライン作成委員会：NPPV（非侵襲的陽圧換気療法）ガイドライン（改訂第2版）. 南江堂, 2015

症例の経過

　NPPV（クリーンエア prismaVENT）の使用を開始し，3 日目の時点で起床時の頭痛は改善傾向にあり，7 日目には労作時呼吸困難も改善傾向にあった．NPPV に対しても徐々に慣れてきたため，4 日目には IPAP を 12cmH$_2$O に変更した．8 日目の早朝の動脈血液ガスでは pH 7.39，PaCO$_2$ 52Torr と改善を認めたため，9 日目に退院となった．今後自宅で NPPV を継続する予定となっている．

まとめ

肺結核後遺症による慢性 II 型呼吸不全に対して長期 NPPV を導入した症例

- 慢性 II 型呼吸不全に対しての長期 NPPV の有用性やその適応について理解しておきましょう．
- 長期 NPPV を導入した際には，呼吸状態だけでなく合併症や忍容性にも注意しましょう．
- 在宅で使用する NPPV には機種ごとに特性があります．それぞれの特性を理解し，患者さんごとに使い分けましょう．
- リハビリでは呼吸筋疲労を起こさないように運動量を確保していくことが大事です．

2. 呼吸ケアカンファレンスの実際

症例❼　慢性呼吸不全〜II型呼吸不全の考え方
その②　NPPV

　77歳男性．10年前にCOPDを指摘され加療されていたが徐々に増悪傾向にあり，2年前に在宅酸素療法（1L/分）が導入された．5日前より感冒症状が始まり，2日前から労作時呼吸困難が増強し，受診当日の朝より意識状態が悪くなったため救急搬送となった．

動脈血液ガス（酸素吸入3L/分）：pH 7.22，$PaCO_2$ 86Torr，PaO_2 54Torr

　II型呼吸不全を伴うCOPD増悪と診断され，NPPVが開始された．

設定：S/Tモード，IPAP 10cmH₂O，EPAP 4cmH₂O，呼吸回数12回/分，FiO_2 30%

　5日後には呼吸状態は改善し，NPPVは中止となった．しかし，その後徐々に労作時の呼吸困難が強くなり，入院2週間後の動脈血液ガスでは$PaCO_2$の上昇を認めた．

動脈血液ガス（鼻カニュラ1L/分）：pH 7.41，$PaCO_2$ 62Torr，PaO_2 72Torr

　慢性II型呼吸不全のため長期NPPVが必要と判断され夜間のみNPPVを再開したが，NPPVに対する不快感が強く，$PaCO_2$の低下はあまりみられていない．

設定：S/Tモード，IPAP 10cmH₂O，EPAP 4cmH₂O，呼吸回数12回/分，FiO_2 25%

NPPVをはずした後の早朝の動脈血液ガス（鼻カニュラ1L/分）

：pH 7.43，$PaCO_2$ 60Torr，PaO_2 75Torr

使用機器概略：NIP ネーザル®V-E（タイプ名）

　NIP ネーザル®V-E（タイプ名）は，呼吸不全などの患者に対し，マスクを介して陽圧換気補助を行うことを目的とした医療機器である．設定した目標肺胞換気量に近づけるようサポート圧を調整するモード（iVAPS）や，上気道の閉塞に反応し，EPAPを自動調整する機能（Auto EPAP）がある．

写真提供：帝人ファーマ

呼吸ケアカンファレンスの様子

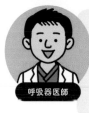

呼吸器医師

では，今日のカンファレンスを始めますね．
今日の症例は，慢性呼吸不全の急性増悪後に高二酸化炭素血症が持続しているようですね．ただ，入院2週間後の動脈血液ガスでは，pHは正常範囲内なので代償されているようです．
A先生，この患者さんって長期NPPVを導入したほうがいいでしょうか？

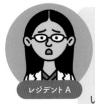

急性期の状態が落ち着いて，一旦 NPPV を中止したんですが，その後も $PaCO_2$ が高いので，長期 NPPV の適応かなと思いました．
でも，急性増悪の直後だから $PaCO_2$ が高いのも仕方がないと思いますし，患者さんの不快感も強いので，本当に NPPV が必要なのか悩んでいます……

なかなか判断が難しいですよね．
確かに，入院 2 週間後の状態だけで考えると，自覚症状があって $PaCO_2$ も高いので，長期 NPPV をしたほうが良いようにも考えられますが，急性増悪の影響かもしれませんよね．

もう少し様子を見てから，長期 NPPV を始めるか考えたほうがいいでしょうか？

様子を見るのも 1 つですが，様子を見ているうちにまた急性増悪を起こしてしまうかもしれませんよね．
急性増悪から 2 週間経っていますし，再増悪を防ぐ目的でも，このタイミングで長期 NPPV を導入してもいいと思いますよ．

わかりました．まずは NPPV を導入できるよう頑張ってみます．
でもこの患者さん，NPPV を開始してからもいまいち効果を感じられないんですよね．設定が問題なんでしょうか？

IPAP 10cmH$_2$O，EPAP 4cmH$_2$O という設定はあまり十分な圧とは言えませんね．慣れてくるまでの間はこれでもいいかもしれませんが，まだ $PaCO_2$ は下がっていませんし，症状の改善もなさそうです．
もう少し IPAP を中心に上げていってはどうでしょうか．

IPAP を上げたいところなんですが，患者さんは NPPV を開始してから『マスクが痛い』とか『不快感で寝られない』とか，あまり受け入れが良くないんですよね．

確かに NPPV は患者さんにとってすごく負担のかかる治療であることは間違いないですからね．ただ，うまくいくと症状は改善しますし，不快感も慣れてくることが多いです．しっかり時間をかけて調整していきましょうね．NPPV を開始しても症状や $PaCO_2$ が改善しない場合には，必ずその原因を考えましょう．しっかりと身体所見や NPPV のログデータからその原因を考えることが大事です．

VAPS モードなどモードの変更を行っても良いかもしれませんね．

症状や $PaCO_2$ が改善しない原因の例
・IPAP が不足している
・閉塞性睡眠時無呼吸を合併している
・自発呼吸と NPPV の同調性が悪い

なるほど……，頑張ってみます．
しっかり症状や $PaCO_2$ を改善させるように NPPV の設定を調整していったほうがいいことはわかったんですが，高い圧にすると気胸が起こらないか怖いんですよね……．

確かに気胸は怖い合併症ですよね．でも，実際 COPD の患者さんで NPPV を開始したことで気胸が起こったという経験はあまりありません．気胸を恐れて低い圧にして効果が出ないのも良くないですよね．
この患者さんでは気胸の既往もありませんし，とくにブラも大きなものはなさそうです．それほど気胸のリスクは高くないと思いますし，まずは頑張って NPPV を調整してみましょうか．

わかりました．患者さんと相談しながら NPPV を調整してみようと思います！

● 慢性 II 型呼吸不全の急性増悪後に長期非侵襲的陽圧換気療法（NPPV）を導入することは効果があるの？

　慢性閉塞性肺疾患（COPD）や拘束性胸郭疾患など慢性呼吸不全の患者さんはしばしば急性増悪を起こし，呼吸困難が強くなり，場合によっては動脈血二酸化炭素分圧（$PaCO_2$）が高くなり（II 型呼吸不全）意識障害が見られることもあります．こうした状態に対して，急性期に NPPV を行う有効性については症例④で解説しました（p.193 参照）．

　ただ，急性増悪後に，もともとの肺機能や呼吸筋力がさらに低下することによって慢性 II 型呼吸不全の状態になってしまったり，また，もともと慢性 II 型呼吸不全がある患者さんではそれがさらに悪化してしまうことがあります．

　では，このような慢性 II 型呼吸不全の患者さんにも長期 NPPV を導入したほうが良いのでしょうか．

1. 慢性 II 型呼吸不全の症状

　慢性 II 型呼吸不全の患者さんでは症例⑥でも説明したように，さまざまな症状が起こります（p.265 参照）．労作時の呼吸困難，起床時の頭痛や倦怠感，また肺高血圧から右心不全をきたすことがあります．そういった状態に対して長期 NPPV を使用することで，それらの症状が改善することが期待できます．

2. 慢性 II 型呼吸不全の患者の予後

　症例のように，急性増悪後も慢性 II 型呼吸不全が続く患者さんは，その後も急性増悪を繰り返し，予後もかなり厳しいことが知られています．この状態で長期 NPPV を導入することで，死亡につながる急性増悪を減らすことができます．

　イギリスで行われた臨床試験（HOT-HMV）[1]では，II 型呼吸不全を伴う COPD 増悪を起こして，呼吸性アシドーシスが改善してから 2 ～ 4 週間経過しても II 型呼吸不全（$PaCO_2 > 53Torr$）が続いている患者さんを対象に，長期 NPPV の効果を検証しました．その結果，長期 NPPV は再入院や死亡を減らすことが示されたのです（再入院もしくは死亡までの

期間：長期 NPPV 群 4.3 か月 vs. 在宅酸素療法のみ群 1.4 か月）．

　ここで，呼吸性アシドーシスが改善してから 2 〜 4 週間の時点で長期 NPPV 導入の判断をしているのがミソです．つまり急性増悪から判断するまでの期間が短すぎると，pH が低下していてもそれが急性増悪の影響なのか，慢性的なものなのかはっきりしません．逆に期間が長すぎると，その間に次の急性増悪が起こってしまって，また悪化してしまいかねません．

　急性増悪から数週間しても II 型呼吸不全があるという場合に，長期 NPPV を導入するかを判断することが大事なのですね．

ココ重要です！

● 設定圧やモードの調整方法は？

　慢性 II 型呼吸不全の患者さんでは，長期 NPPV が有効だということをこれまで説明してきました．NPPV はモードや設定を調整していく必要があり，ここが難しい点であり，また成功のカギといってもいいでしょう．

1. モード

　モードは，第 2 章で説明したように，NPPV の場合には S/T モードを使用することが多いです（p.51 参照）．ただし，一部の患者さんでは T モードや VAPS モードなどが好まれることもあります．

T モード

　T モードはすべて調節換気ですので，患者さんが NPPV からの送気に合わせて吸気を行います．呼吸筋疲労が強く，トリガーとなる吸気を始めることすらも負担となるような患者さんでは，このモードが合うことがあります．

　ただし，患者さんが合わせやすい呼吸数を調整する必要があるため，少しコツがいるモードといえます．

VAPS モード

　VAPS モードは基本的にはサポート換気が中心のモードです．設定した時間が経過しても自発呼吸が出現しなければ，強制換気（調節換気）を行うという点では S/T モードと同じです．

　ただし，S/T モードでは決まった圧（IPAP と EPAP が一定）をかけるのに対して，VAPS モードでは換気量（機種によって一回換気量と分時換気量のいずれかを設定します）が一定になるよう吸気気道陽圧（IPAP）

が変動します．つまり，自発呼吸の換気量が減れば IPAP が自動的に高くなり，換気量が増えれば IPAP が自動的に低くなります．このモードを使うメリットや対象については後述します．

2.　圧

圧の設定は，IPAP と呼気気道陽圧（EPAP）に分けて考えます．

ココ重要です！

IPAP

IPAP は，高く設定すると呼吸仕事量が減り，また換気量が増えるので $PaCO_2$ も低下します．ただあまりにも高くしすぎると，患者さんの不快感が強くなりますし，肺の過膨張を引き起こしてしまうこともあります．

・身体所見

IPAP の設定でまず大事なことは，身体所見です．第 3 章で換気に問題がある時の身体所見について説明しました（p.62 参照）．呼吸回数の増加，胸鎖乳突筋や斜角筋など呼吸補助筋の使用，奇異呼吸などがあるのでしたね．NPPV 装着時にそういった身体所見が軽減したり消失すれば，NPPV がうまくはたらいていると考えることができます．

IPAP が低いとそういった身体所見が残ってしまうことがあり，もう少し IPAP を高くしたほうが良いと判断することができます．

・$PaCO_2$ 値

NPPV を開始した後の $PaCO_2$ の値もとても重要です．症例⑥でドイツで行われた慢性閉塞性肺疾患（COPD）に対する長期 NPPV の無作為化比較試験[2] について解説しましたが（p.268 参照），この試験では $PaCO_2$ が NPPV 使用前とくらべて 20% 以上低下するように設定されました．もともとの $PaCO_2$ が 60Torr だと 48Torr 以下まで，75Torr だと 60Torr 以下まで低下させることを目標に IPAP を上げるのです．ちなみに，先ほど出てきたイギリスで行われた HOT-HMV 試験では夜間の経皮的二酸化炭素分圧（$PtcCO_2$）を 5 〜 10Torr 低下させることを目標にしています．

これらのエビデンスからは，患者さんの予後を改善させるためには $PaCO_2$ をある程度低下させるように IPAP を調整することが重要だとわかりますね．

・IPAP の適正値

では具体的に，IPAP は何 cmH_2O にすれば良いのかというと，それは患者さんによってとても個人差があります．たとえば，先ほどの海外の臨床試験では前述の目標に向けて調整したところ，IPAP が 20 〜 24cmH_2O 必要でした．

ただ，20cmH_2O 以上の IPAP を使用すると不快感は当然強くなりますし，食道に空気が入ってしまうこともあります．また，海外の臨床試験の対象となっているのは肥満の患者さんが多く，痩せ型が多い日本人の患者さんに対して同じ程度の IPAP が必要なのかはわかっていません．

患者さんごとに必要な IPAP はかなり差がありますので，先ほどの目標に向けて調整していくことが大事です．

EPAP

EPAP の設定は，なかなか難しいです．慢性呼吸不全の患者さんで EPAP をかけるのは，COPD など気道が虚脱する疾患に対して，気道抵抗を下げて呼吸仕事量を減少させるためなのでした．

では，具体的にどの程度の EPAP が良いのか，何を指標に EPAP を調整するのか，が大事ですが，これがなかなか難しいのです．

・身体所見

まず，何を指標に EPAP を調整するかですが，やはりここでも身体所見が大事です．EPAP を変化させてみて，身体所見が改善するかどうかを見ます．

とくに EPAP が低い時に特徴的な所見が，吸気の開始と NPPV からの送気の開始のタイミングのずれです．EPAP が低くオート（内因性）PEEP が残ってしまっている時，そのオート PEEP を打ち消すだけの吸気努力がないと，空気の流れは起こらずトリガーがかかりません．その結果，患者さんが吸気を始めるタイミングと NPPV から送気が始まるタイミングにずれが起こってしまうのです．

ココ重要です！

・グラフィック波形

もう 1 つの指標はグラフィック波形です．オート PEEP が残っているか，グラフィック波形を見て判断するのです．グラフィック波形でのオート PEEP の見つけ方については症例④で解説しています（p.219 参照）．

・EPAP の適正値

　では具体的に，どの程度の EPAP が良いのかですが，COPD では 4 〜 8cmH$_2$O 程度で設定します．その範囲で身体所見やグラフィックモニターを指標にして調整します．

　拘束性胸郭疾患では EPAP を高くする理由があまりないので，通常は 4cmH$_2$O で設定します．

＊

　慢性 II 型呼吸不全に対する IPAP と EPAP の調整方法について説明しましたが，実際の設定時に一番ネックになるのが患者さんの不快感です．とくに最初から高い圧に設定しようとすると，不快感はとても強く，患者さんに拒否感をもたれてしまいます．

　最初は IPAP 8cmH$_2$O，EPAP 4cmH$_2$O など，低い圧で設定し，徐々に目標に向けて調整していくことが大事です．調整の期間もかなり個人差がありますが，2 週間〜 1 か月程度を目安に行うのが良いでしょう．

● 設定を高い圧にすると気胸の心配はないの？

　人工呼吸器の陽圧による合併症の 1 つとして，気胸があります．とくに陽圧換気中に気胸を起こすと，「緊張性気胸」といってショックを合併することがあるので注意が必要です．

　では，慢性 II 型呼吸不全の患者さんに NPPV を行う際，とくに IPAP や EPAP を高く設定する際に，気胸の心配はないのでしょうか．

1. NPPV 装着中の気胸の因子

　NPPV 装着中の気胸に関連する因子として，

　　・肺尖部や肺底部の気腫

　　・陽圧換気のタイミングや同調性

　　・高い気道内圧

が報告されています[3]．

　また，NPPV 下での気胸合併例の検討において，気胸を発症した 5 名のうち 3 名に間質性肺炎があり，気胸発症時の NPPV の設定は平均で IPAP 10.6cmH$_2$O，EPAP 4cmH$_2$O であったという報告もあります[4]．

　これらの報告を見ると，高い気道内圧も確かに問題ですが，それだけ

ではなく，もともとの気胸のリスクや NPPV との同調性が気胸の発症に
はかかわっていそうです．実際，NPPV 装着中の COPD の患者さんで，
圧を上げたことで気胸を起こしたということはあまり経験しませんし，前
述のドイツやイギリスでの無作為化比較試験でも IPAP 20 〜 24cmH₂O
というとても高い圧をかけていますが，気胸の発症は報告されていません．

2. 気胸発症リスクの評価

　もちろん気胸の発症には注意しないといけませんが，気胸を恐れすぎて
低い圧に設定し，NPPV の効果が出ないのも良くないですよね．

　また，もともとの気胸のリスク（気胸の既往，巨大なブラ，間質性肺炎
など）をしっかりと評価したり，患者さんの呼吸と NPPV の同調性にも気
を付けるということが気胸の発症を防ぐためには大事です．

● 長期 NPPV の効果を感じられなかった場合にはどうしたら いいの？

　長期 NPPV を開始しても，あまり効果が感じられないことはしばしば
あります．何日か NPPV を装着しても，症状も改善しないし PaCO₂ も低
下しないと，患者さんも医療者も「NPPV はあまり意味がないじゃないか」
とやめてしまいたくなるかもしれません．

　ただそれは，本当に NPPV に効果がないから，症状や PaCO₂ が改善
しないのでしょうか．

1. 設定を見直す

　NPPV がうまくいかない場合，実は設定に問題があるということがしば
しばあります．

　まずは IPAP と EPAP です．IPAP，EPAP はある程度高い設定にして
呼吸仕事量を減少させたり，換気量を増やして PaCO₂ を低下させること
が大事だと先述しました．つまり IPAP や EPAP が足りないと，患者さん
も効果を実感できず，やめてしまいたくなります．そう言うと「低い圧のほ
うが，患者さんが楽に NPPV をつけられる」と思うかもしれませんが，
楽につけられても効果がなければ意味がないですよね（「毒にも薬にもな
らない」と言えるでしょうか）．

　そのため，IPAP や EPAP の設定は，しっかりと目標に向けて上げてい
くべきなのです．ただ前述のように，あまり急に上げていくと患者さんの

不快感が強くなるので，時間をかけて調整していきましょう．

2. NPPV との同調不良

　ほかに効果が出ない原因として，NPPV との同調不良があります．患者さんの自発呼吸と NPPV の送気が合わないことによって，患者さんの不快感が強くなり効果も出ませんし，前述の気胸のリスクも高くなります．

　NPPV との同調では，ライズタイム，吸気時間，吸気感度，呼気感度などが大事です．これらの設定については症例④を参照して下さい（p.213）．

　また，マスクからのリークが多いことも同調不良につながり，NPPV の効果が発揮できない一因となります．

3. 閉塞性睡眠時無呼吸

　NPPV の効果が出ない理由として，意外に多いのが閉塞性睡眠時無呼吸の合併です．眠っている間に上気道が狭くなってしまい，呼吸が浅くなったり止まってしまう状態のことです．閉塞性睡眠時無呼吸があると，NPPV で陽圧をかけても肺に空気がスムーズに入っていかないため，NPPV の効果が出ません．

　そのため，もともといびきをよくかくという患者さんは要注意です．睡眠中に呼吸が止まる，熟眠感がない，日中眠気が強い，などの症状も重要です．

　閉塞性睡眠時無呼吸の合併が疑われる場合には，終夜睡眠ポリグラフ（PSG）によって診断します．ただ，すでに NPPV が開始されていたり，閉塞性睡眠時無呼吸をこれまであまり疑われていなかったりすると，評価が難しいことがあります．

　NPPV を開始してから身体所見（いびき，胸部は動いているのに呼吸が始まらない，など）やログデータから閉塞性睡眠時無呼吸の合併が疑われる場合には，EPAP の設定を上げて気道の狭窄を改善させることが大事です．また最近では，NPPV が気道の閉塞を感知して自動で EPAP の設定を調整してくれるモードを搭載した機種もあるので，疑わしい場合には使用を検討しましょう．

引用文献
　1. Murphy PB, Rehal S, Arbane G et al：Effect of Home Noninvasive Ventilation

With Oxygen Therapy vs Oxygen Therapy Alone on Hospital Readmission or Death After an Acute COPD Exacerbation: A Randomized Clinical Trial. JAMA 317 (21) : 2177-2186, 2017

2. Köhnlein T, Windisch W, Köhler D et al : Non-invasive positive pressure ventilation for the treatment of severe stable chronic obstructive pulmonary disease: a prospective, multicentre, randomised, controlled clinical trial. Lancet Respir Med 2 (9) : 698-705, 2014

3. Choo-Kang LR, Ogunlesi FO, McGrath-Morrow SA et al : Recurrent pneumothoraces associated with nocturnal noninvasive ventilation in a patient with muscular dystrophy. Pediatr Pulmonol 34 (1) : 73-78, 2002

4. 福島一雄, 丸田佳代, 清藤千景ほか : 非侵襲的陽圧換気療法患者における気胸合併の実態と背景の検討. 日本呼吸器学会誌 46 (11) : 870-874, 2008

この患者さんは長期 NPPV が導入になりました．在宅で NPPV を使用することになりますが，マスクや機械の使用は問題ないでしょうか？

看護師

最初にマスクを装着してもらった時は，なかなか手順がわからず，難しそうでした．そのため，まずは看護師と一緒に手順を覚えてもらいました．
　今は鏡を見ながらマスクの装着練習を行っていますが，やはりまだ手順を間違えることが多いです．機械のボタン操作もまだ難しそうですし，もう少し時間がかかりそうです．

ありがとうございます，なかなか難しそうですね．作業療法士さんとも協力して練習していきましょうか．

そうですね，作業療法士さんと情報を共有して，色々工夫をしてみたいと思います．

よろしくお願いします．
長期 NPPV の場合，COPD や間質性肺炎などの進行性の病気では，状態が悪くなる前からどこまでの治療を行うのか決めておくことも大事なことです．
いざ状態が悪くなった時にどこまでの治療を行うかということになっても，なかなか決められないですからね．これを「Advanced Care Planning（ACP）」と言いますが，どんな感じで進めていますか？

この患者さんの場合は，私がベッドサイドを訪れた際に『治る病気ではないことはわかっていたけど，これ以上悪くなった時はどうなるのだろう』といった発言が聞かれていたので，今が ACP を行うタイミングではないかと考えました．
そこで，主治医の先生に相談して，今後予測される病気の進行についてと，行うことができる治療について，説明する場を設けてもらいました．

患者さんやご家族の反応はどうでしたか？

今まで状態が悪化した場合の対応については説明を受けたことはあったようですが，まだ自分には関係ないと思っていたようで，ショックを受けたようでした．
患者さんやご家族に，状態が悪化する前から今後行うことができる治療について，メリット・デメリットを理解したうえで，
・望む治療は何か
・もしくは，してほしくない治療は何か
をあらかじめ皆で話し合い，意思表示することが大切であることを説明しました．
事前にそのような話し合いができていない場合，ご家族に方針を決めてもらうことになりますが，それはご家族にとってとてもつらいことであるため，患者さんご自身のためだけでなく，ご家族の精神的な負担を軽減するためにも必要であることもあわせて説明しました．

なるほど．その後，患者さんやご家族はどこまで治療を望まれましたか？

一度気管挿管すると，状態によっては抜管できない可能性があることや，ご家族と話ができないことが患者さんやご家族にとっては抵抗があったようで希望されず，今行っている NPPV は頑張って続けていきたいとのことでした．
今回，患者さんの思い・ご家族の思いを表出する場を設けたことで，ご家族で一緒に今後も頑張ろうという気持ちになったようです．

それは良かったです．患者さんやご家族は今回気管挿管しないことを選択されたようですが，経過のなかで思いが変化していくこともありますよね．
今後も皆で情報を共有しながら，患者さんやご家族の思いに沿った医療が提供できるよう，繰り返し話し合いを重ねていきましょう．

解 説

● 在宅での非侵襲的陽圧換気療法（NPPV）マスク調整は どうしたらいいの？

　在宅での NPPV マスクは，院内とは異なり医療者が装着を手伝ったり，状況を観察したり，マスク調整を行うことができません．そのため，NPPV 導入時に患者さんやご家族に十分指導を行う必要があります．

　また，前述の医療関連機器圧迫創傷（MDRPU）についても，在宅での NPPV の使用は夜間のみが多いとはいえ長期間に及ぶので，当然注意が必要です（p.207 参照）．

1. マスクの選択

　急性期と同様に，まずは使用する NPPV マスクの選択を行います．ただし，在宅でのマスク選択は院内のように自由にできるわけではありません．処方した在宅 NPPV 機種ごとに使用できるマスクが限られているので，そのなかから選択します．

2. マスク装着の指導

　マスクの装着方法が適切か確認します．在宅では院内と異なり，患者さん自身にマスクを毎日装着してもらうことになります．そのため，手順書などを作成し，装着手順が理解しやすいようにすると良いでしょう．

　鏡を見ながらマスクの装着練習を行います．また，ストラップの調整が難しい場合には，患者さんに適した位置でストラップが締められるように目安になる印をつけるなど工夫します．手の力が弱くストラップをうまく装着できない場合には，ストラップをマジックテープで留めるものから磁石タイプのものへ変更するなどの調整も行っていきます．

　患者さんがマスク装着時にどのようなことに困っているかを聞き，ご家族の協力も得ながら，在宅でも正しい方法でマスクが継続して装着できるよう，指導を行っていきましょう．

3. MDRPU 発生予防

　MDRPU 発生予防のためには，外力軽減ケアも必要な場合があります．在宅での NPPV 導入の場合は，被覆材を頻回に新しいものと交換する

と，患者さんの金銭的な負担が増えてしまいます．そのため，被覆材の劣化がない場合には，毎日のマスクの手入れの際に，被覆材も少量の中性洗剤を溶かした水で洗浄し，乾燥させて繰り返し使用するといいでしょう．

　マスクや被覆材に皮脂が付着していると，マスクのズレやリークの原因となるので，可能な範囲で手入れをするよう指導しましょう．顔面には皮脂腺が多数あり不潔になりやすいため，洗顔料を用いた洗浄や拭き取りタイプの皮膚洗浄剤を用いた清拭を行い，清潔に保つことも大切です．

●Advanced Care Planning（ACP）ってどうしたらいいの？

1. ACPとは

　「人生の最終段階における医療・ケアの決定プロセスに関するガイドライン」[1]では，ACPとは「人生の最終段階の医療・ケアについて，本人が家族等や医療・ケアチームと事前に繰り返し話し合うプロセス」であるとしています．そして，「本人の意思は変化しうるもの」であることや，「本人が自らの意思を伝えられない状態になる可能性があることから，家族等の信頼できる者も含めて，本人との話し合いが繰り返し行われることが重要である」としています．

　ある程度予後を予測できる癌などの悪性疾患とは異なり，慢性呼吸不全の場合は予後の予測が難しいことから，ACPを行うタイミングも難しいのが現状です．

　この症例では，状態悪化によって入院したタイミングで行っていますが，個室でゆっくりと話ができる看護外来などを活用することも良いでしょう．患者さんやご家族が今まで歩んできた人生のなかで培った価値観を尊重できるよう，まずは患者さんやご家族と関係性を築いていきながら，話を進めていきましょう．

2. ACPの実際

　患者さんやご家族が医師からの説明を正しく理解できているのか，どのように受け入れているのかを確認します．そして，人生の最終段階をどのように過ごしたいと考えているのかを把握したうえで，具体的に話を進めます．

　状態が悪化した際は気管挿管するのか，NPPVは装着するのかなど，Do-not-intubateについても患者さんとご家族の思いを確認していきます．

　とくに状態悪化時の具体的な話になると，説明を聞いているだけでは患者さんやご家族も理解が難しいので，実際に気管挿管されている写真などを見てもらうなど，イメージできるようにサポートするようにしましょう．患者さんやご家族の受け入れ状況を確認しながら，衝撃を与えないように注意して行いましょう．

3.　ACP 実施のポイント

　慢性呼吸器疾患は急性増悪と改善を繰り返しながら徐々に状態が悪くなっていくことが多いため，療養生活が長くなることもあります．その間で患者さんやご家族の思いが変化することもあるので，ACP は 1 度だけでなく，何度も繰り返し行うことが大切です．

ココ重要です！

　患者さんやご家族も，人生の最終段階の医療やケアについて自分の意思を示すことには不安もあると思います．その不安を具体的に確認しながら，いつでも意思を変更することができることを患者さんやご家族に伝えましょう．

　患者さんごとに年齢や生活環境，家族背景などはさまざまなので，患者さんやご家族それぞれに応じた ACP を進めていきましょう．

引用文献
1. 人生の最終段階における医療の普及・啓発の在り方に関する検討会：人生の最終段階における医療・ケアの決定プロセスに関するガイドライン 解説編（平成 30 年 3 月改訂）
https://www.mhlw.go.jp/file/04-Houdouhappyou-10802000-Iseikyoku-Shidouka/0000197702.pdf より 2020 年 9 月 9 日検索

臨床工学技士さん，夜間のログデータ解析を依頼しておきましたが，いかがでしょうか？

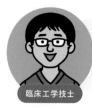 ログデータからは，夜間の低換気やバックアップ換気の作動が確認されました．リーク量は許容範囲内だったので，リークが原因によるトリガー不全ではなさそうですね．

 そうですか．そうすると，トリガー不全以外で低換気の原因となりそうなものは何かありますか？

 非同調であれば，吸気トリガーや呼気トリガーの調整で改善できますが，今回はトリガー不全よりも夜間低換気の可能性が高いと思われます．

 夜間低換気が発生するのであれば，IPAP を高くしたほうが良さそうですね．

 IPAP を上げるのも１つですが，患者さんは圧不快を訴えているので，VAPS モードを使用してみてはどうでしょうか．

 確かに，VAPS モードを選択してもいいかもしれないですね．

 VAPS モードって何ですか？

 VAPS モードは，圧規定換気（PCV）と量規定換気（VCV）の両方の特徴を活かしたモードです．
設定した換気量を目標にサポート圧（PS）を自動調整するので，入眠するまでの覚醒時など，換気量が保たれている時には IPAP は低くなりますし，夜間低換気など換気量が減少すれば，IPAP を高くして換気量を確保してくれます．

 なるほど．そうすると入眠するまでの不快感と，夜間低換気への対策がVAPS モードでできそうですね．
VAPS モードの設定で何か提案はありますか？

まず，目標換気量の設定が必要になりますが，NIPネーザル®V-E (タイプ名) では設定方法は 2 種類あります．

目標換気量計算	身長，呼吸回数，換気量を入力すると，目標換気量を自動的に計算する
iVAPS 測定モード	患者の自発呼吸をもとに，目標換気量およびサポート呼吸回数を自動的に計算する

今回は『目標換気量計算』を使ってみましょうか．この患者さんはS/Tモードを使用していた時の平均の一回換気量が 470mL，呼吸回数が 15 回/分だったので，それと身長175cm を入力すると，目標肺胞換気量は 5.2L/分となります．

わかりました．換気量設定については，それでいきましょう．VAPS では最大サポート圧 (PS max) や最小サポート圧 (PS min) も重要ですよね．設定はどうしましょうか？

この患者さんの場合，IPAP 10cmH$_2$O で不快感を訴えているので，まずはPS min を4cmH$_2$O，PS max を8cmH$_2$O で設定してみてはどうでしょうか．
患者さんがそれに慣れてきたら，ログデータも参考にしながら，目標肺胞換気量や PS max・min を変更していくのがいいと思います．

なるほど．確かに，その設定なら覚醒時は今より低いサポート圧ですが，夜間低換気が発生した場合に今よりもしっかりしたサポート圧がかかりますね．

では，その設定で一度試してみます．

設定変更後の動作状況は，再度ログデータを解析しましょう．

● VAPS モードって何？　どうやって使うの？

1. VAPS モードの特徴

VAPS（Volume Assured Pressure Support）モードとは，比較的最近登場したモードで，圧規定換気（PCV）と量規定換気（VCV）の特徴を活かした hybrid な設定です．

・サポート圧が変化する

S/T モードなどの吸気気道陽圧（IPAP）が固定されている設定では，夜間睡眠時などの努力呼吸の低下，睡眠ステージの変化，体位などによる患者の状態変化によって換気量減少が発生する可能性があります．

一方，VAPS モードでは換気量を一定に保つようにプレッシャーサポート（PS）を最大サポート圧（PSmax），最小サポート圧（PSmin）の範囲内で変化させることができるので，夜間の低換気が起こっても，圧が自動的に上がることで対応することができます．

また，入眠までの間は患者さんは覚醒しており，比較的換気量は保たれています．VAPS モードでは換気量が多いと圧力は自動的に下がりますので，患者さんが入眠までの圧による不快感を訴える場合には軽減させることができます．

ココ重要です！

VAPS モードにはこのような特徴があるため，S/T モードなどの吸気圧が固定されている設定では夜間低換気によって治療効果が得られない場合や，入眠までの圧による不快感が強い場合に使用を検討しても良いでしょう．

・機種ごとに名称や設定方法が異なる

VAPS モードは使用される機種により名称や設定方法が異なるので注意が必要です．**表1**に挙げたものはすべて VAPS モードに当たります．**表2**にそれぞれの特徴を示します．

2. VAPS モードの使用方法

VAPS モードは有効な設定ですが，リーク量が多いと効果が下がるというデメリットがあります．リーク量が多くなると，機械は「換気量が多く

表1　VAPS モードのさまざまな名称

iVAPS	intelligent Volume Assured Pressure Support
AVAPS	Average Volume Assured Pressure Support
TgV	Target Volume
AVAPS-AE	Average Volume Assured Pressure Support-Auto Expiratory positive airway pressure
Auto ST with TV	Auto ST with Target Volume

表2　それぞれの VAPS モードの特徴

	iVAPS	AVAPS	TgV	Auto ST with TV
モード設定	iVAPS モードのみ	S，S/T，T，PC に設定可能 ※トリロジーシリーズはパッシブ回路のみ可能	PSV・PCV モードに設定可能	CPAP 以外のモードに設定可能
換気量設定（範囲）	分時肺胞換気量（1 ～ 30L/分）	一回換気量【トリロジーシリーズ】（50 ～ 2000mL）【A40 シリーズ】（200 ～ 2000mL）	一回換気量（100 ～ 2,500mL）	一回換気量（100 ～ 2,000mL）
最大吸気圧	0 ～ 30cmH₂O ※ Auto EPAP ON 時は 8 ～ 30cmH₂O	【トリロジーシリーズ】4 ～ 50cmH₂O ※ Auto EPAP ON 時は 2 ～ 40cmH₂O 【A40 シリーズ】4 ～ 40cmH₂O ※ Auto EPAP ON 時は 2 ～ 36cmH₂O	4 ～ 50cmH₂O	0 ～ 36cmH₂O
最少吸気圧	0 ～ 20cmH₂O	【トリロジーシリーズ】4 ～ 50cmH₂O ※ Auto EPAP ON 時は 2 ～ 40cmH₂O 【A40 シリーズ】4 ～ 40cmH₂O ※ Auto EPAP ON 時は 2 ～ 36cmH₂O	4 ～ 50cmH₂O	0 ～ 36cmH₂O
吸気圧の自動調整	あり	なし	なし	なし
Auto EPAP	あり（2 ～ 25cmH₂O）	あり（4 ～ 25cmH₂O）※ AVAPS-AE モードを選択する	なし	あり（4 ～ 25cmH₂O）
圧の作動	呼吸ごとに吸気圧の調整	AVAPS rate で吸気圧の調整	呼吸ごとに吸気圧の調整	3 段階の設定で 1, 5, 8 呼吸ごとに吸気圧の調整
バックアップ呼吸	iBR	設定された呼吸回数 ※ AVAPS-AE モードは Auto あり	設定された呼吸回数	Auto F
搭載機器	NIP ネーザル®V-E(タイプ名)	トリロジーシリーズ BiPAP A40 システム シルバーシリーズなど	VIVO® シリーズ	クリーンエア prismaVENT

なった」と誤った認識をしてしまい，圧が自動的に下がってしまうということがあります[1]．そのため，マスクフィッティングなどでリークを抑えることがより大事になります．

・使用の実際（iVAPS モードの例）

　VAPS の一例として，iVAPS モードの動作様式を見ていきましょう．iVAPS モードでは，換気量設定は「目標肺胞換気量（L/分）」という項目になります．肺胞換気量を経時的に測定しながら，あらかじめ設定された目標肺胞換気量に近づけるように，PS を設定された PSmax と PSmin の範囲で 1 呼吸ごとに自動調整します（**図1**）．

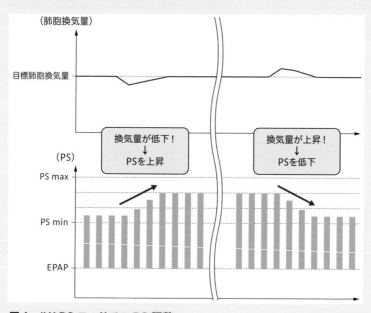

図1　iVAPS モードでの PS 調整

　また，設定した呼吸回数を上限として，バックアップ回数の調整を自動で行います（**図2**）．バックアップ回数の調整は，iBR (intelligent backup rate) 機能といって，あらかじめ設定されたサポート呼吸回数を上限値として，呼吸回数を自動で調整することです．患者さんの自発呼吸がある場合は，バックアップ呼吸回数はサポート呼吸回数の 2/3 に設定されます．自発呼吸を検知できなければ，バックアップ呼吸回数をサポート呼吸回数まで徐々に増やしていきます．

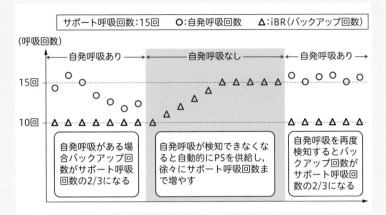

図 2　バックアップ回数調整（iBR）のアルゴリズム

3. VAPS モード使用時の注意点

　ここまで述べてきたように，VAPS モードは圧や呼吸回数を自動的に調整してくれる非常に便利なモードです．ただし，自動だからといって機械に頼りすぎてしまってはいけません．VAPS モードを使用する時には，「目標の換気量を本当に達成しているのか」は常に気をつける必要があります．

　達成していない場合には，PS の上限（PSmax）や下限（PSmin）が適切か，呼吸回数が適切か，吸気時間やライズタイムは適切か，リークは発生していないか，などをチェックする必要があります．

　これらのチェックは機械が自動的にはしてくれないので，やはり医療スタッフがしっかりと管理する必要があります．そのツールとして，後述するログデータは非常に便利ですので，見方を勉強していきましょう．

●非侵襲的陽圧換気療法（NPPV）のログデータってどう見るの？

　最近の NPPV は，モニタリング機能が充実していて，呼吸の同調性や換気量，リークなどが把握できるようになっています（**表 3**）．たとえばログデータで換気量を確認することで，睡眠時の低換気がどの程度起こっているのかが確認できます．また，VAPS モードを使用している場合には，PS がどのように変動しているかが評価できます．

　こういった詳細な呼吸状態を評価することで，患者さんに合わせた至適設定の調整ができるのです．

表3 NPPV 機器より確認できる項目（NIP ネーザル®V-E(タイプ名)）

項目	表示内容
リーク 分時換気量 一回換気量 呼吸回数 I:E 比 PS SpO2	5th%，中央値，95th% X^{th}%：データの値を大きさの順に並べ，値の低いほうから数え，全体の X パーセントの位置に該当するデータの値 中央値：データの値を大きさの順に並べ，全体の中央の位置に該当するデータの値
AHI	AHI（無呼吸低呼吸指数），AI（無呼吸指数）
使用時間	平均：1 週間の平均使用時間 最小：1 週間のうちで，最も短い使用時間 最大：1 週間のうちで，最も長い使用時間 累計：治療を開始してからの使用時間の累計

　ログデータでは換気量やサポート圧，リーク量などの中央値，5th%，95th%などを解析するとともに，値の変化をグラフとして表示できます．時間軸に沿って確認することで，より詳細な評価と対策を検討することが期待できます．

　図3 は VAPS モードの患者さんのログデータですが，分時換気量が増加したため PS を低下（➡）させていますが，リークによる換気量増加の誤検出の可能性が考えられます．マスクフィッティングや，マスクのサイズ・種類の変更を検討する必要があるかもしれません．

　図4 は別機種のログデータです．設定は S/T AVAPS，一回換気量450mL，IPAP 最大圧 13cmH2O です．最大圧までかかっているにもかかわらず，設定換気量に到達しないため，最大圧を上げる必要があります．

引用文献
1. Luján M, Sogo A, Grimau C et al：Influence of dynamic leaks in volume-targeted pressure support noninvasive ventilation: a bench study. Respir Care 60(2)：191-200, 2015

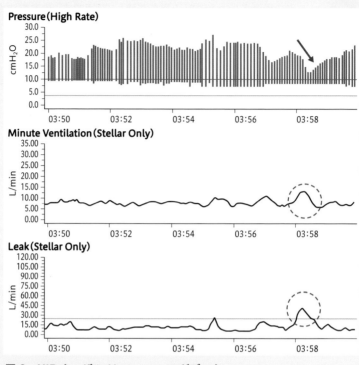

図 3 NIP ネーザル®V-E (タイプ名) ログデータ

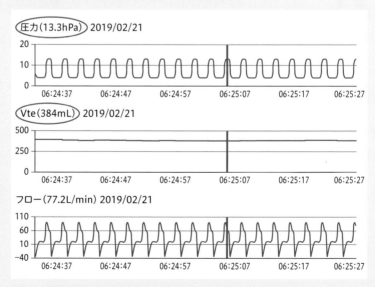

図 4 BiPAP A40 システム シルバーシリーズ ログデータ

この患者さんは NPPV の操作が難しいようです．作業療法士さんにも介入してもらっていますが，どんな感じでしょうか？

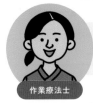

作業療法士

NPPV の操作に関して評価したところ，この患者さんは身体機能と認知機能の両方の影響がありそうですね．

そうなんですね．割と ADL は良いようには見えたのですが，認知機能にも問題がありますか？

マスクを装着する際の手順に混乱が見られ，機械のボタンの位置もなかなか覚えられない様子があります．
実際にスクリーニング評価を行った結果，前頭葉機能，短期記憶の低下がみられました．

そうですか．認知機能の低下には気づきませんでしたね．

基本的な日常生活能力は保たれているのですが，管理能力などが低下する，軽度認知障害（MCI）に当たると思います．
一見わかりにくいので，しっかりと認知機能評価を行う必要があります．

わかりました．色々看護師さんにも工夫して教育をしてもらっていますが，どんな介入を行っていけば良いでしょう？

この患者さんの場合，前頭葉機能の低下による注意機能，遂行機能などの低下が見られます．
たとえば，装着を丁寧に行えなかったり，確認事項の見逃しがあったり，一連の手順を効率よくできない可能性があります．

そのような場合はどうしたらいいのですか？

そのような場合は，手順を小分けにし，段階づけで一つ一つ練習を繰り返すのがいいと思います．

 なるほど．

 それと，短期記憶の低下もみられますので，手順書を渡されていたのはすごくいいと思います．

 認知機能評価によって，指導内容も変わってくるのですね．看護師さんとも連携して，ぜひ指導をよろしくお願いします．

 わかりました．

 身体機能はどんな問題がありますか？

 マスクの装着には，上肢筋力と手指の巧緻機能の低下が影響していそうでした．とくに，指先でストラップを固定する場面でのミスが多く，時間がかかります．

 リハビリの内容は，筋力訓練や細かい作業の練習などですか？

 はい．上肢筋力訓練と巧緻動作の練習に加えて，NPPV マスクのストラップにリングを付けることで，マスクの付け外しを行いやすいようにしました．

 そのような工夫もしてるのですね．

 患者さんの機能の向上を目指すだけではなく，患者さんの能力を最大限に発揮できるように，周囲の環境にも注目して介入しています．

 退院に向け準備が大変ですね．ありがとうございました．

● 長期非侵襲的陽圧換気療法（NPPV）を必要とする認知機能 低下のある患者さんでは，どのように介入したら良いの？

　長期 NPPV では，患者さんに自分で NPPV の操作や，マスクの着脱をしてもらう必要があります．しかし，長期 NPPV が必要な患者さんは高齢であることも多く，そういった操作に習熟してもらうことが難しいことがあります．

　また，慢性閉塞性肺疾患（COPD）などの慢性肺疾患は，認知機能障害発症のリスクとなります．慢性肺疾患が進行すると低酸素血症になることがありますが，認知機能とかかわりの深い前頭皮質や海馬といった脳領域は低酸素血症に非常に弱いです[1]．COPD 患者さんの約 3 〜 4 割が認知機能障害を呈するとの報告もあります[2]．認知機能障害のある患者さんに NPPV を導入する場合，どのような工夫をしていけばいいのか，ここでは作業療法的アプローチで考えたいと思います．

スクリーニング評価

　認知機能が低下している場合，「低下している」と判断するだけでは不十分です．スクリーニング評価を用い，低下している機能を明らかにして，それによってアプローチ方法を変える必要があります．

1. 全般的な認知機能

　まず，患者さんの全般的な認知機能を把握するために，Mini Mental State Examination（MMSE）[3]，または長谷川式簡易知能評価スケール（HDS-R）[4]を用います．

　軽度認知障害（MCI）の鑑別には，最近は Japanese version of Montreal Cognitive Assessment（MoCA-J）[5]という，MMSE と HDS-R よりも難易度が高く，認知機能を多面的に評価することができる評価ツールがよく用いられます．

　また，簡便に前頭葉機能の評価ができる Frontal Assessment Battery（FAB）[6]も有用です．

2. 記憶，注意機能

患者さんの全般的な認知機能を把握した後，必要に応じて，記憶，注意機能などをさらに詳しく評価します．

記憶には三宅式記銘力検査，ウエクスラー記憶検査（WMS™-R）[7]，注意機能には Trail Making Test（TMT）[8]，Clinical Assessment for Attention（CAT）[9]などがよく用いられます．

・記銘力低下

記銘力が低下している場合には，視覚的に思い出せるようにメモを用意する，手順書を作成し自宅でもその都度確認できるようにする，などの工夫が有効です．

手順書はできるだけシンプルに，イラストも用いて作成すると良いでしょう．

・注意機能低下，遂行機能低下

注意機能，遂行機能などの前頭葉機能が低下している場合には，マスクの装着を丁寧に行えなかったり，確認事項の見逃しがあったり，一連の手順を効率良くできない可能性があります．自宅の冷蔵庫や机など，目につきやすい場所に注意事項を貼るなどの工夫が考えられます．

効率良く手順が行えないと，時間がかかって患者さんが余計に焦ってしまい，ますます努力呼吸が増えてしまうということもあります．そのような患者さんに対しては，手順を小分けにし，段階づけて一つ一つ練習を繰り返す必要があります．

・視空間認知能力

視空間認知能力が低下している場合は，ストラップを合わせることが上手にできなかったり，鏡を見てもそれが代償できなかったりする可能性があります．

その場合は，ストラップに目印をつけたり，ストラップの一部分をつまみやすくするなど工夫します．前述のように，ストラップをマジックテープで留めるものから磁石タイプのものへ変更するなどの調整も有効です．

・理解力の低下

理解力が低下している場合，医療者が説明した内容が理解できていな

い可能性があります．言葉を簡単にするなど説明の工夫をしたり，場合によっては口頭ではなく，文字やイラストなどを使って説明をします．

＊

　最近では，軽度の認知機能低下で管理能力などが低下するMCIの患者さんも多いと言われています．一見日常生活が問題なくても，複雑なことの管理は難しい場合があります．そのため，認知機能の把握はとても重要で，患者さんのご家族ともしっかりと情報を共有しましょう．医療者と患者さんのご家族が情報を共有し，患者さんが混乱しないように指導方法を統一することも大事です．

引用文献
1. Kalaria RN：Cerebrovascular disease and mechanisms of cognitive impairment：evidence from clinicopathological studies in humans. Stroke 43 (9)：2526-2534, 2012
2. Yohannes AM, Chen W, Moga AM et al：Cognitive Impairment in Chronic Obstructive Pulmonary Disease and Chronic Heart Failure: A Systematic Review and Meta-analysis of Observational Studies. J Am Med Dir Assoc 18 (5)：451, 2017
3. Folstein MF, Folstein SE, McHugh PR et al："Mini-mental state". A practical method for grading the cognitive state of patients for the clinician. J Psychiatr Res 12 (3)：189-198, 1975
4. 加藤伸司，下垣光，小野寺敦志ほか：改訂長谷川式簡易知能評価スケール（HDS-R）の作成. 老年精神医学雑誌　2 (11)：1339-1347, 1991
5. 鈴木宏幸，藤原佳典：Montreal Cognitive Assessment（MoCA）の日本語版作成とその有効性について. 老年精神医学雑誌　21 (2)：198-202, 2010
6. Dubois B, Slachevsky A, Litvan I et al：The FAB: a Frontal Assessment Battery at bedside. Neurology 55 (11)：1621-1626, 2000
7. David Wechsler（杉下守弘訳）：WMS™-R ウエクスラー記憶検査，日本文化科学社
8. 一般社団法人日本高次脳機能障害学会：Trail Making Test 日本語版（TMT-J），新興医学出版社
9. 一般社団法人日本高次脳機能障害学会：標準注意検査法・標準意欲評価法，新興医学出版社

症例の経過

　長期 NPPV を導入する方針となったが，S/T モード（IPAP 10cmH$_2$O，EPAP 4cmH$_2$O）の設定では圧による不快感が強く PaCO$_2$ の低下も見られなかったため，iVAPS モード（目標肺胞換気量 5.2L/分，PSmax 8cmH$_2$O，PSmin 4cmH$_2$O）に変更を行った．変更後より圧による不快感は改善し，徐々に慣れてきたため，目標肺胞換気量 6.0L/分，PSmax 14cmH$_2$O，PSmin 4cmH$_2$O）に変更を行った．その後も不快感はなく，14 日目には動脈血液ガスで pH 7.41，PaCO$_2$ 45Torr まで改善したため，退院となった．今後自宅でNPPV を継続する予定となっている．

まとめ

COPD 増悪後も持続する慢性 II 型呼吸不全に対して長期 NPPV を導入した症例

- COPD 増悪後も慢性 II 型呼吸不全が続く患者さんでは長期 NPPV の適応になることがあります．増悪直後には増悪の影響によって長期 NPPV の適応の評価が難しいので数週間たってから評価します．
- 長期 NPPV の効果を得るには PaCO$_2$ を低下させる必要があり，圧の設定が重要です．
- VAPS モードはとても有用ですので，適応があれば検討してみましょう．
- NPPV の操作やマスク着脱など，自宅では患者さんに行ってもらう必要があり，教育が非常に重要です．
- 認知機能障害のある患者さんの場合，作業療法的アプローチが有効なこともあります．

2. 呼吸ケアカンファレンスの実際

症例 8 人工呼吸器離脱の考え方
その① 成功例

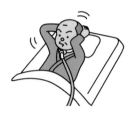

　72歳男性，身長164cm，体重58kg（理想体重60.5kg）．
5日前から発熱，呼吸困難が始まった．症状が悪化してきたため救急搬送され細菌性肺炎，ARDSの診断で入院．受診時は酸素吸入（3L/分）下で酸素化は保たれていたが入院後悪化し気管挿管下の人工呼吸管理となった．

　抗菌薬治療を行い呼吸状態は改善傾向にあったが，自発呼吸トライアル（SBT）は1週間成功せず，長期的な人工呼吸管理が必要と判断され気管切開の上，一般病棟へ転棟となった．

　一般病棟転棟後もリハビリを継続し人工呼吸器からの離脱を目指している．

グラフィックモニター

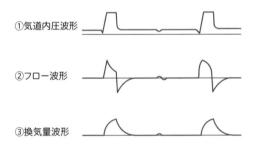

①気道内圧波形

②フロー波形

③換気量波形

人工呼吸器の設定

【一般病棟転棟時】
モード：VCV-AC
一回換気量：450mL
換気回数：16回/分
FiO_2：25%

実測値

一回換気量：540mL
呼吸回数：18回/分
ピーク圧：18cmH₂O

動脈血液ガス

pH：7.44
PaO_2：82Torr
$PaCO_2$：42Torr

使用機器概略：トリロジーO₂ plus

　汎用型人工呼吸器．コンパクトかつ軽量で，トリロジー100plusなど在宅向けのシリーズもある．また，NPPVとしての使用も可能．

写真提供：フィリップス・ジャパン

呼吸ケアカンファレンスの様子

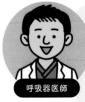

呼吸器医師

今日の症例は，肺炎，急性呼吸窮迫症候群（ARDS）発症後に気管切開下の人工呼吸器管理となった患者さんですね．現在リハビリを行いながら，人工呼吸器からの離脱を目指しているという経過です．
さてB先生，人工呼吸器の離脱方法について考える前に，まずこの患者さんが人工呼吸器を離脱できていない原因について，どのように考えていますか？

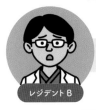

レジデントB

うーん……．ARDS後だからかな，と単純に考えていました．

もちろん，ARDS後で拘束性障害の状態ではありますが，それだけでは人工呼吸器を離脱できない理由にはならないですね．
まず，この患者さんの場合，酸素化はFiO₂ 25%で保てていますから，これだけでは人工呼吸器が必要な理由となりません．

ということは，換気が悪いから人工呼吸器を離脱できないのですね．

そうですね．換気障害の原因は，脳から呼吸筋に指令が伝わり，肺が膨らんだりしぼんだりするという過程のどこかに問題があるのですね．この患者さんの場合はどうでしょうか．

この患者さんの場合は呼吸筋力の低下があり，胸水も貯留しているので，それらは換気障害の原因になると思います．

いいですね．この患者さんの場合，ARDS後で拘束性障害をきたしているために呼吸仕事量が多いですし，それに加えて呼吸筋力低下と胸水があるために，換気が悪くなっていると考えられますね．

ARDS などの重症患者の筋力低下は「ICU 関連筋力低下（ICU-AW）」と
して有名ですね．

ARDS については十分な加療がすでに行われていますし，胸水も穿刺で
きるほどではないようです．そう考えると，人工呼吸器からの離脱を目指
すためにできることは，呼吸筋力低下に対してリハビリを行うことが中心
になりそうだとわかりますね．
では，今後どのように人工呼吸器からの離脱を進めていきましょうか．

今は量規定換気（VCV）でしっかりと呼吸を補助している感じなので，今
後リハビリがもう少し進んでいけば，SIMV ＋ PS や CPAP ＋ PS に段階
的に変更していこうと思います．そして，サポート圧を減らしていっても問
題なさそうなら，人工呼吸器からの離脱を図ります．

なるほど．「段階的に人工呼吸器のサポートを減らしていって，最終的に
離脱を目指す」という漸減法ですね．
確かにそれでも良いのですが，最近では自発呼吸トライアル（SBT）を繰
り返して離脱を目指す方法がとくに急性期では主流です．

確かにそうですね．

人工呼吸器離脱に難渋して時間がかかるような患者さんの場合，漸減法
と SBT を繰り返す方法のどちらが良いのかはまだわかっていません．た
だ，SBT を繰り返す方法のほうが，人工呼吸器離脱に時間がかかるよう
な患者さんでも早期に人工呼吸器から離脱できたとのデータがあります[*]．
この患者さんも SBT を繰り返して離脱を目指してみましょうか．

わかりました．ちなみに，モードは VCV-A/C のままでいいのでしょうか．
自発呼吸も徐々にしっかりとしてきていますし，SIMV ＋ PS や CPAP ＋
PS のほうがいいような気がするのですが……．

[*] Jubran A, Grant BJ, Duffner LA et al：Effect of pressure support vs unassisted breathing
through a tracheostomy collar on weaning duration in patients requiring prolonged
mechanical ventilation: a randomized trial. JAMA 309 (7)：671-677, 2013

SBT を行う時間以外の人工呼吸器の設定で大事なことは，しっかりと呼吸筋疲労をとるようにすることです。
モードについては，自発呼吸がしっかりとあれば，VCV-A/C だと同調性が悪くなったり不快感が増したりすることがあるので，その場合は CPAP＋ PS でいいと思います。SIMV＋ PS は最近ではあまり使用しませんね。
この患者さんは，モードによる自発呼吸との同調性はどうですか？

VCV-A/C では同調性はおおむね問題なさそうです。CPAP＋ PS は試してみたのですが，どうも吸気時間が短くなってしまい，うまくいかないようです。一回換気量が減少して呼吸回数が増えたので，VCV-A/C に戻しました。
それでは，しばらく VCV-A/C で様子を見たいと思います。

それでいいと思いますよ。リハビリを行いつつ，SBT を繰り返して離脱できるかの判定を行っていきましょうね。

わかりました。ところで，設定はどうしたらいいでしょうか。今の換気量は低容量換気としては少し多めの一回換気量（540mL ＝理想体重あたり9mL/kg）になっているのですが，もう少し減らすべきでしょうか。

ARDS の患者さんでいつまで低容量換気を続けるのかは，難しいところですよね。「病状が安定して，人工呼吸器の使用を終了するまで」というのが一般的ですが，それで呼吸筋疲労が起こるなら，病状が安定していれば十分な圧で呼吸筋疲労をとるのもいいと思います。
一回換気量を 6 〜 8mL/kg 理想体重以下にして呼吸筋疲労が出るようであれば，今の設定でも仕方がないと思いますよ。

では，呼吸筋疲労をとるようなモードと設定に調整して，SBT を行いながら離脱を目指したいと思います！

● 人工呼吸器の離脱が難しい時に考えることは？

人工呼吸器が必要となった原因疾患が良くなってきていると，人工呼吸器からの離脱を検討しますが，離脱が難しい時にはまずその原因を考える必要があります．その原因についても，酸素化と換気の問題に分けて考えましょう．

ココ重要です！

1. 酸素化が原因

酸素化が悪い原因は，多くは肺自体に問題があります．肺炎，急性呼吸窮迫症候群（ARDS），間質性肺炎，慢性閉塞性肺疾患（COPD），うっ血性心不全などが酸素化の悪い原因となります．

これらは人工呼吸器が開始された急性期から治療も開始されていることが多く，人工呼吸器の離脱を目指す段階で大きく治療内容が変わることはあまりありません．しかし，何か介入可能な問題が隠れていないか，あるいは新たに酸素化が悪くなる原因が起こっていないかは常に注意して観察しましょう．

2. 換気が原因

換気の問題は，脳からの刺激が呼吸筋に伝わり肺を動かす経路のいずれかの障害で起こりうるのでした．また，肺自体の問題だけでは，通常呼吸筋がその分頑張ってくれるので，換気が悪くはならないのでしたね．そこで，肺以外の原因について考えることが重要となります．

・意識障害，呼吸筋力低下など

長期人工呼吸管理が必要な患者さんで，換気不全の原因として多いのが意識障害です．脳出血や脳梗塞など器質的な疾患が原因のこともありますし，薬剤性のこともあります．

また，呼吸筋力低下は換気障害の原因として非常に多いです．最近ICU関連筋力低下（ICU-AW）といって，敗血症やARDSなど重症疾患によってICUに入室した後に全身の筋力低下が起こることが注目されていて，人工呼吸器離脱を困難にする大きな原因の1つと考えられています．

その他にも，胸水貯留や胸膜癒着なども換気が悪い原因となります．

・換気障害への介入

　換気障害の原因についても，何か介入できる問題がないか，しっかりと考えましょう．たとえば，意識障害の原因となる薬剤（鎮静薬や向精神薬など）を中止したり，あるいは胸水ドレナージを行うことで換気は良くなるかもしれません．呼吸筋力低下については，リハビリの方法を工夫することで改善が期待できます．

　これらの介入が可能な問題を見極め，適切に対処していくことが重要です．

● 人工呼吸器の離脱はどんな方法がいいの？

　呼吸不全の患者さんを人工呼吸器から離脱させていくには，「漸減法」と「自発呼吸トライアル（SBT）法」という 2 つの方法があります．

1.　漸減法

　漸減法は文字通り，人工呼吸器のサポートをゆっくり減らしていく，という方法です．モードは A/C（→ SIMV ＋ PS）→ CPAP ＋ PS と自発呼吸が中心のモードへと変更していき，また設定もサポート圧や呼気終末陽圧（PEEP）を徐々に減らしていきます．

　その過程で呼吸困難が強くなったり，動脈血液ガス所見の悪化（PaO_2 の低下や $PaCO_2$ の上昇）や換気不全の身体所見が見られれば設定を少し戻し，これらの所見が見られなければさらにサポートを減らしていくという方法です．

2.　SBT 法

　SBT 法は人工呼吸器からのサポートを最低限にする，もしくはサポートのない状態にすることで，自発呼吸を評価する方法でしたね．漸減法とは異なり，人工呼吸器のサポートを徐々に減らしていくということは行いません．SBT を行う以外の時間帯にはしっかりと十分な人工呼吸器によるサポートを行い，SBT に成功すれば人工呼吸器から離脱するという方法です．

3.　どちらの方法がいいのか？

　かつては，人工呼吸器からの離脱は漸減法が中心でした．しかし，

1990年代から急性期において，SBT法と漸減法（PSVやSIMVを使用しています）を比較した研究がいくつも行われ，SBT法のほうが，人工呼吸器からの離脱が早く，また合併症が少なく，コストも低いことが示されました[1)2)]．

　SBT法のほうが人工呼吸器離脱が早かった理由の1つに，判断がしやすいという点があります．人工呼吸器のサポートを最低限にする，もしくはサポートのない状態で観察することによって，人工呼吸器が必要なのかどうかを見極めることができます．

　もう1つは，SBTを行う以外の時間帯は人工呼吸器によるサポートを十分行うことができる点があります．漸減法ではゆっくりとサポートを減らしていくため，減らしすぎてしまうと呼吸筋への負担が大きくなってしまいます．そして，呼吸筋疲労が起こり，人工呼吸器からの離脱が遅くなりかねません．SBT法はそういった点で呼吸筋への負担を最小限にしながら，人工呼吸器からの離脱が可能かを見極められる方法と言えるでしょう．

　これらの結果から，急性期ではSBTを用いて人工呼吸器からの離脱を行うことが一般的となっています．では，SBT開始から離脱まで1週間を超えるような人工呼吸器離脱困難例においても，同じような方法がいいのかというと，実はまだはっきりとしていません．ただし，こういった離脱困難例においても，SBT法のほうが人工呼吸器離脱が早かったというデータもあり[3)]，SBT法を行える体制が整っていれば，この方法で離脱を行っていくのがいいでしょう．

● 人工呼吸器離脱の過程では，モードや設定はどのように決めたらいいの？

　SBTは人工呼吸器からのサポートを最低限にする，もしくはサポートのない状態で評価するため，設定はCPAP（≦5cmH2O）もしくはCPAP＋PS（PS≦5cmH2O）（もしくはTピース）で行うのでした．では，SBTを行うまでの設定や，SBTに失敗した場合の設定はどうすればいいのでしょうか．

　SBTを行うまで，あるいはSBTに失敗した場合というのは，原疾患のコントロールができていなかったり，酸素化や換気が十分でないということを意味します．この状態で人工呼吸器を使用する目的は，動脈血酸素分圧（PaO_2）と動脈血二酸化炭素分圧（$PaCO_2$）を改善することに加えて，呼吸筋の肩代わりをすることで呼吸筋疲労を軽減することです．つまり，

設定も呼吸筋疲労を軽減することを目標に行うべきだと言えます.

1. モードの選択

　モードは，通常は A/C を選択します. A/C は自発呼吸がない場合には強制換気（調節換気），自発呼吸がある場合には強制換気（補助換気）が行われます. 自発呼吸の状態によらず換気量が安定しやすく，呼吸筋疲労を軽減するためには最も適したモードと言えます.

ココ重要です！

　ただし，患者さんが十分に自発呼吸できるようになると，吸気時間が固定されているためファイティングが起こりやすくなることがあるので，その場合は CPAP ＋ PS を選択します. 前述のように，SIMV ＋ PS はサポート換気と強制換気を合わせたものですが，呼吸筋疲労が余計大きくなってしまうことがあり，人工呼吸器離脱までの期間を延長させることが示されており[2]，最近ではあまり用いません.

2. 設定

　PEEP と吸入酸素濃度（FiO_2）は前述の通り，酸素化の目標（Ⅰ型呼吸不全では SpO_2 94 ～ 98%，Ⅱ型呼吸不全では 88 ～ 92%）を決めてバランス良く調整するのでした. これは人工呼吸器離脱の過程でも同様です.

　次に，換気の設定は少し悩ましいことがあります. ARDS の患者さんでは一回換気量の目安を理想体重当たり 6 ～ 8mL/kg 程度に設定するのでした（低容量換気）. これによって人工呼吸器関連肺傷害（VALI）を防ぐことができます. その際，呼吸仕事量が多くなっていても，動脈血液ガスで PaO_2 や $PaCO_2$，pH がそこまで悪くなっていなければ，一回換気量はできるだけ増やさないようにします.

ココ重要です！

　では，急性期を脱して，人工呼吸器離脱を目指している患者さんではどうでしょうか. 一回換気量を理想体重当たり 6 ～ 8mL/kg 程度に設定して呼吸仕事量が多い場合に，呼吸筋疲労を軽減するために一回換気量を増やすのかはなかなか難しいところです. 臨床試験では低容量換気は人工呼吸器離脱まで続けられていることが多いですが[4]，発症から 2 ～ 3 週間程度経過して病状が安定していれば，呼吸筋疲労を軽減する設定のほうが良いかもしれません. 呼吸筋疲労が軽減される程度で，できるだけ一回換気量を少なくできるような設定を目指すのが良いでしょう.

引用文献

1. Esteban A, Frutos F, Tobin MJ et al：A comparison of four methods of weaning patients from mechanical ventilation. Spanish Lung Failure Collaborative Group. N Engl J Med 332 (6)：345-350, 1995
2. Ely EW, Baker AM, Dunagan DP et al：Effect on the duration of mechanical ventilation of identifying patients capable of breathing spontaneously. N Engl J Med 335 (25)：1864-1869, 1996
3. Jubran A, Grant BJ, Duffner LA et al：Effect of pressure support vs unassisted breathing through a tracheostomy collar on weaning duration in patients requiring prolonged mechanical ventilation: a randomized trial. JAMA 309 (7)：671-677, 2013
4. Acute Respiratory Distress Syndrome Network et al：Ventilation with lower tidal volumes as compared with traditional tidal volumes for acute lung injury and the acute respiratory distress syndrome. N Engl J Med 342 (18)：1301-1308, 2000

では，看護師さんお願いします．気管切開下で人工呼吸器離脱過程ですが，患者さんの状態はどうですか？

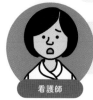
看護師

呼吸の状態はおおむね安定しています．
ただ，時々人工呼吸器との同調が悪い時があるんです．

そうなんですか．同調が悪い時の患者さんの状態について教えてもらえますか？

普段はそうでもないのですが，時折息苦しくなって，それが引き金になってパニックになってしまうことがあるんです．患者さんによく聞いてみると，『息を吸っても空気が入ってこない』と話してくれました……．

それは良くないですね．吸気圧不足なのか，それとも同調性の問題なのか……．

患者さんが「苦しい」と言った時の，胸郭の動きと人工呼吸器からの送気を観察したのですが，どうも患者さんの吸気と人工呼吸器の送気のタイミングが合っていないようなんです．

グラフィックモニターはどうでしたか？

グラフィックモニターではミストリガーや吸気トリガー遅延が疑われる波形だったので，トリガー感度の問題でしょうか．

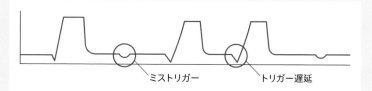

ミストリガー　　　　　　トリガー遅延

確かに，トリガー感度が鈍く，ミストリガーやトリガー遅延が起こって非同調になっているのかもしれませんね．
あとでトリガー感度を調整してみましょうか．

はい，わかりました．

それ以外に問題はありませんか？

それ以外は大きな問題はありません．SBT中には，まだ呼吸困難や努力呼吸が出現してしまい，途中で中止となっていますが，それ以外の時間帯は今の設定で問題ないようです．

普段の呼吸には問題ありませんか？

呼吸困難も軽減していますし，呼吸数も20回/分程度と落ち着いていて，努力呼吸も見られません．

ありがとうございます．では，引き続きSBTを繰り返しながら人工呼吸器離脱に向けて頑張っていきましょう．
また非同調が見られる場合には相談しましょう．

解説

● 気管切開下の人工呼吸器装着中の患者さんでの注意点は？

　人工呼吸器装着中の患者さんの看護では，次の 4 点に注意してケアを行います．

1. 人工呼吸器による呼吸管理で安楽な呼吸ができているか評価する

　人工呼吸器装着中の患者さんでまず重要になってくるのが，人工呼吸器による呼吸管理で安楽に呼吸ができているか，ということです．安楽に呼吸ができていないということは，患者さんの症状に直結し，人工呼吸器離脱の遅れや，予後の悪化につながる可能性があります．設定の変更が必要な場合も多いため，注意して観察しましょう．

ココ重要です！

　具体的にはバイタルサイン，患者さんの訴え，人工呼吸器のパラメーターを観察します．安楽な呼吸は人工呼吸器との同調性が重要となります（p.332 参照）．

2. 人工呼吸器から離脱可能か評価する

　患者さんの状態が改善してくれば，人工呼吸器からの離脱を考えていく必要があります．長期の人工呼吸器装着は，人工呼吸器関連肺傷害（VALI）や人工呼吸器関連肺炎（VAP）などの合併症を引き起こす可能性に加え，患者さんの QOL の低下にもつながります．

　人工呼吸器からの離脱を進めるためには，呼吸状態だけでなく，全身状態が改善していることが大切なため，患者さんを全人的に捉えて観察する必要があります（**表 1**）．

表 1　人工呼吸器装着中の患者の観察ポイント

・合併症予防も含めて，どのような呼吸ケアが行われているか
・電解質バランスが整っているか
・酸塩基平衡は正常か
・精神状態はどうか
・睡眠は十分とれているか
・せん妄症状はないか
・栄養は十分とれているか
・ポジショニングは最適な状態か
・人工呼吸器離脱プランを含めた 1 日の生活はどのようなものか
・患者を支えるサポーターがいるか

3. 自発呼吸トライアル（SBT）を評価する

SBT中は成功基準を満たしているかどうかを観察し，評価します．患者さんの臨床的評価と，客観的な評価を用いて，SBT中止基準に当てはまらないかを患者さんの側から離れることなく観察します．数値が逸脱したり，呼吸負荷となっている身体所見が認められた場合は，SBTを中止します．

SBTに失敗した場合は，呼吸筋の疲労を回復させるために次のSBTまで24時間空けるようにします[1]．

4. 合併症予防を行う

VALIを防ぐために，一回換気量が過剰ではないか，気道内圧が高くないかを観察するとともに，目標経皮的動脈血酸素飽和度（SpO_2）を設定し，高濃度の酸素投与を避けます．自発呼吸が必要以上に抑制されていないかも観察することが大切です．

また，VAPを予防するため，バンドルに沿って頭部挙上，口腔ケア，感染管理を行う必要があります．

● 患者さんの自発呼吸と人工呼吸器の同調性の評価は？

患者さんの自発呼吸と人工呼吸器の同調は非常に重要です．同調していない場合は，そのことが呼吸筋負荷となり，本来の目的である換気の改善や呼吸仕事量の軽減ができなくなり，呼吸状態の悪化や呼吸筋疲労を引き起こす可能性があります．このため，同調性については常に評価し，異常があればすぐに対処する必要があります．

人工呼吸器との同調性は次の3点から評価します．また，人工呼吸器の回路の点検も重要です．分泌物の貯留や回路の屈曲，カフ圧が適正でないことでリークが生じ，うまく同調していないこともありますので注意しましょう．

1. 呼吸困難の訴え

患者さんの呼吸困難の訴えは，生命に直結する感覚といえ，とても重要です（表2）．また，客観的な指標と呼吸困難は必ずしも一致しません．このため，主観的スケール（VAS，NRS）などを用いて評価することが大切です．

呼吸困難は恐怖，強い疲労感を引き起こします．人工呼吸器から離脱

ココ重要です！

できなくなるだけでなく，QOL の低下をまねくことも考えられます．

表2　呼吸困難の表現の例

- ・思うように息が吸えない，吐けない
- ・息を吸ったり吐いたりするのに努力が必要である
- ・息がつけない感じがする
- ・空気が足りないような気がする
- ・息を吸うのが重く感じる
- ・深く息が吸えない
- ・胸がきつい，押されるよう
- ・窒息しそうな感じ
- ・空気を吸うことを意識しないとできない
- ・空気が十分に胸の中に入ってこない　　　　　　　　など

2.　身体所見の評価

・努力呼吸の有無

　人工呼吸器と同調していない場合は，努力呼吸が認められる場合が多いです（**表3**）．その他に，呼吸様式ではありませんが，冷汗や苦悶表情も努力呼吸時に見られることがあります．

表3　努力呼吸の種類

肩呼吸	吸気時に肩が上がる
陥没呼吸	吸気時に鎖骨上窩・肋間が陥没する
奇異呼吸	吸気時：胸部が過剰に拡張し，腹部が陥没する 呼気時：胸部が膨隆し，腹部が息を絞り出すように収縮する
胸鎖乳突筋の使用	吸気時に胸鎖乳突筋が張って，目立っている

・呼吸パターン

　人工呼吸器の送気と胸郭の動きが一致しているかを確認します．目で見てわかりにくい場合は，**図1**のように両母指を左右肋骨縁に置き，ほかの指と手掌で胸郭の側面を包むようにすると，胸郭の動きを確認しやすくなります．この状態で人工呼吸器にカウントされている呼吸回数と，胸郭

の動き（実際の吸気努力での呼吸回数）が一致しているかを確認します.
一致していない場合は, 非同調が考えられます.

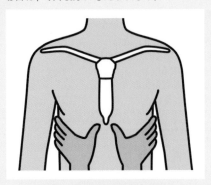

図1　胸郭の動きの確認

3. グラフィックモニターの波形（図2）

・吸気トリガー異常（ミストリガー, トリガー遅延）

　自発呼吸が弱く, 人工呼吸器が感知できない場合に生じます. ミスト
リガーは, 患者さんの胸郭が動いているのに送気されない状態です. 圧
トリガー時には, グラフィックモニターで設定圧に満たない気道内圧の低

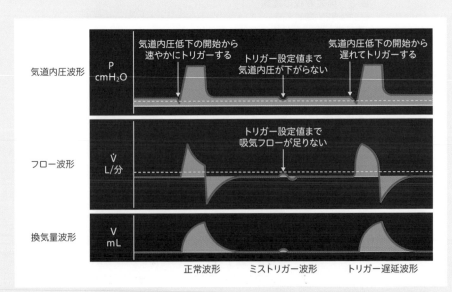

図2　吸気トリガーの異常波形

下で発見することができます.

　またトリガー遅延は, 自発呼吸の開始から少し遅れて送気を開始するため, 通常よりも気道内圧の低下から送気の開始までに遅延が発生している状態です.

・**二段呼吸（図 3）**

　1 回の呼吸に対して 2 回換気が行われることを「二段呼吸」といいます. 二段呼吸にはさまざまなパターンがあり, 強制換気の次に強制換気だけでなく, プレッシャーサポート（PS）が 2 回入ることや, PS の次に強制換気が入ることもあります. いずれにせよ, 自発呼吸に対する吸気時間や換気量が不足しているため, 努力呼吸を行っていることが多いです.

ココ重要です！

　二段呼吸の 2 回目が PS の場合は, すでに 1 回目の換気である程度肺内に空気が入っているため, 2 回目の PS ではほとんど換気が入らないことが多く, 吸気時間も短くなります.

　強制換気が 2 回目に入る場合も同様で, 圧規定換気（PCV）では 2 回目の換気ではほぼ換気量は増えませんが, 吸気時間が固定となるため, ファイティングすることも珍しくありません. 量規定換気（VCV）では強

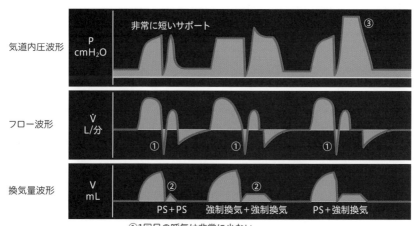

図 3　二段呼吸波形の例

制的に換気が行われるため，気道内圧が非常に高くなることが多く，場合によっては回路閉塞とみなされて安全弁が開放されることもあります．その場合は，呼気の換気量が測定されないため，換気量波形の増加が見られなくなります．

＊

　いずれのグラフィック波形も，波形とともに患者さんのフィジカルアセスメントを行うことが重要です．

引用文献
1. 日本集中治療医学会，日本呼吸療法学会，日本クリティカルケア看護学会　3学会合同人工呼吸器離脱ワーキング：人工呼吸器離脱に関する3学会合同プロトコル
https://www.jsicm.org/pdf/kokyuki_ridatsu1503b.pdf より 2020年10月2日検索

では次は，臨床工学技士さんに質問します．先ほど非同調が起こっているんじゃないかという話がありましたが，いかがでしょうか．

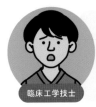
臨床工学技士

はい，実際に非同調が起こっている時のグラフィックモニターを確認しましたが，ミストリガーと吸気トリガー遅延が見られました．
とくにミストリガーが起こった後に強制換気が始まってしまうことで，さらに非同調が悪化し，患者さんがパニックになったようです．

そうだったんですね．やはり吸気トリガー感度を調整したほうが良さそうですね．

そうですね．吸気トリガー感度を鋭敏にするのがいいと思います．

吸気トリガー遅延は患者さんにどんな影響があるのですか？

吸気トリガー遅延は，呼吸筋疲労だけでなくストレスの原因となります．そのため，吸気トリガーは可能な限り鋭敏にしたほうが，必要以上の吸気努力を軽減させることができます．

わかりました．吸気トリガー感度以外にも人工呼吸器の設定は色々調整できますが，それによっても同調性は変わってきますよね？

はい．人工呼吸器の設定は圧や換気量，呼吸回数など換気に直接影響を与える設定だけではなく，先ほど出てきた吸気トリガーや呼気トリガー，ライズタイムといった同調性を改善する項目があります．

この患者さんは拘束性換気障害がありますが，これは同調性にも影響しますか？

はい．拘束性換気障害があると肺胸郭コンプライアンスが著しく低下するので，人工呼吸器との同調性が非常に悪くなります．結果として，それが長期に渡ることで，呼吸筋疲労やストレスの原因となるので，いかに同調性を高めるかがポイントになります．

人工呼吸器の吸気トリガー以外の設定は今のままでも問題ないですか？

はい．現在の VCV-A/C モードでは，吸気トリガー以外はとくに問題なさそうでした．

ありがとうございます．人工呼吸器管理が長期になるからこそ，同調性を高める必要があるんですね．
モードについてですが，吸気時間が短くなってしまうため，CPAP ＋ PS から VCV-A/C に変更となりましたが，いかがでしょうか．

胸郭が固くなると，自発呼吸のみでは十分な吸気時間を維持できなくなるため，CPAP ＋ PS を使用するのであれば，呼気トリガーの感度を低くすることで吸気時間を延長する必要があります．

なるほど．

ほかにも，ライズタイムを長くすると吸気流量が減少し，気道内圧を緩やかに上昇させることで，吸気時間の短縮を防ぐことができますね．
もし CPAP ＋ PS をもう一度試すようなら，その点に留意してみてはどうでしょうか？

そういう方法もあるのですね．

それでも十分な吸気時間を維持できないようであれば，やはり A/C で良いと思います．

わかりました．強制換気で十分な吸気時間を確保するということですね．

はい．強制換気であれば安定した吸気時間を確保できるので，確実性が高くなります．

吸気時間設定の目安などはありますか？

吸気時間を設定する場合は，患者さんの胸郭や腹壁の動きをしっかり観察して，自発呼吸の時間と同じか，少しだけ長めくらいに設定するといいです．

ありがとうございます．この患者さんは，人工呼吸器の機種はどのようなものを選ぶといいでしょうか．

気管切開を行ったうえで，時間をかけて人工呼吸器離脱を目指すのであれば，コンプレッサーが内蔵されていて，バッテリーを搭載した機種がADL の拡大やリハビリを行ううえでも使いやすいと思います．

確かにそうですね．でも，今使用している機種は酸素配管が必要ですよね？　そうすると，リハビリや移動中は酸素ボンベが必要になりますね．

今使用しているトリロジー O_2 plus は，安定した酸素濃度を維持するために換気量や呼吸回数で酸素の使用量が変化します．そのため，酸素ボンベの消費量がわかりにくいので，あまり向かないかもしれないですね．

だとすると，酸素濃度も十分下がっているので，酸素流量計タイプに変更を検討してもいい時期かもしれないですね．

そうですね．酸素流量計タイプであれば流量が固定できるので，酸素使用量も予測できますし，在宅でも使えるので，同系列のトリロジー 100 やトリロジー 200 への変更を検討しても良いと思います．

● 人工呼吸器の細かい設定ってどうするの？

　人工呼吸器のおもな設定は，酸素化に関する設定と換気補助に関する設定，そして同調性に関する設定の 3 つに分類されます．気管切開下で長期間の人工呼吸管理が想定される患者さんでは，同調性を高く設定することで，人工呼吸器管理によるストレスや非同調の軽減を図ります．

1.　吸気トリガー

　人工呼吸器が自発呼吸の始まりを認識するための設定項目です．感度を高くするほど鋭敏に反応しますが，あまり高く設定しすぎると自発呼吸以外を感知してしまう「オートトリガー」が発生します．感度を低くするほど鈍感になり，応答性が低下します．

ココ重要です！

　基本的に，自発呼吸に対して反応が鈍くなるメリットはないため，オートトリガーを起こさない最も高感度に設定します．ただし，閉塞性換気障害のようなオート（内因性）PEEP の高い患者さんでは，同時に呼気終末陽圧（PEEP）の設定を上げて，末梢気道閉塞を解除する必要があります．

2.　呼気トリガー

　プレッシャーサポート（PS）の終了のタイミングを決める設定です．最大吸気流量（吸気努力が一番強い点）を 100％ とし，設定した％まで流量が減少したら，サポート換気を終了します．

　初期設定では 25 〜 30％ 程度が一般的で，患者さんの自発呼吸とサポート換気の同調性が不良な場合は設定を変更します．設定値が高いほど高感度となり早期に PS を終了し，設定値が低いほど低感度となり PS の時間が長くなります．

　肺コンプライアンスが低下する拘束性換気障害では，ライズタイムは長く，呼気トリガーは鈍感に設定することで，気道内圧の上昇を抑え，十分な吸気時間が得られるようにします．とくに PS から二段呼吸が始まる場合は，サポート圧の増加だけでなく呼気トリガーを低下させることで改善を期待することができます．

　肺コンプライアンスが増加する閉塞性換気障害では，ライズタイムは短く，呼気トリガーを鋭敏に設定することで，すみやかな送気を行い，吸気

の延長を防ぐことができます（**図1**）.

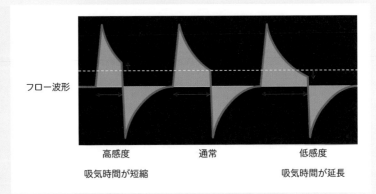

フロー波形

高感度　　　　　通常　　　　　低感度

吸気時間が短縮　　　　　　　　吸気時間が延長

図1　呼気感度による変化

3. ライズタイム

　設定した吸気圧や最大吸気流量に達するまでの時間を設定します. ライズタイムが短すぎると, 最高気道内圧の上昇やファイティングの原因ともなりうるため, 注意が必要です. 逆に, ライズタイムが長すぎると, 吸気努力に送気が間に合わず, 呼吸筋疲労や不快感の原因になります.

　拘束性換気障害ではライズタイムを長くすることで気道内圧の急激な上昇を抑えて吸気時間を長く保ちやすくなり, 逆に閉塞性換気障害ではライズタイムを短く設定することで吸気時間の延長を防ぐことができます.

4. 吸気時間

　強制換気時の送気を行う時間を決めますが, 自発呼吸の時間と同じ程度に設定することで同調性を改善します. 吸気時間設定が短すぎると, 量規定換気（VCV）では最高気道内圧の上昇が, 圧規定換気（PCV）では換気量不足が起こります（**図2**）. 反対に, 吸気時間が長すぎると, 送気流量不足から努力呼吸やファイティングの原因となります.

ココ重要です!

　強制換気から二段呼吸となる場合は, 換気量や吸気圧の上昇だけでなく, 吸気時間不足の可能性もあるため, 自発呼吸と同じ程度か, 少し長めくらいになるまで延長する必要があります.

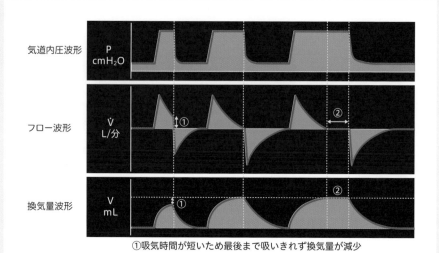

気道内圧波形 P cmH₂O

フロー波形 V̇ L/分 ①② ②

換気量波形 V mL ① ②

①吸気時間が短いため最後まで吸いきれず換気量が減少
②吸気時間が長いため吐きたくても吐けず，換気量も増加しない

図2　PCV の吸気時間の見方

● 気管切開下で使用する人工呼吸器って？

　人工呼吸管理が長期に及ぶ場合，気管切開下での人工呼吸器管理が必要となります．長期間にわたる人工呼吸器管理では単純な性能の善し悪しだけでなく，日常生活や機器の管理を想定した機種選定を行う必要があります．

1．人工呼吸器本体

　人工呼吸管理が長期間に渡る場合，リハビリや生活を送るうえでは小さく軽い機種のほうが利便性が高くなります．また，離脱が困難となった場合には，そのまま自宅に持って帰ることができる機種が良いでしょう．

2．人工呼吸器回路

　人工呼吸器回路は「シングルブランチ」と「ダブルブランチ」に大別されます．シングルブランチは回路が1本構成なので，軽量で管理もしやすくなっています．それに対し，回路が2本構成のダブルブランチは重量が増し，回路構成が複雑化しやすいため，シングルブランチが良いでしょう．

3. 加温加湿

　人工呼吸器の加温加湿方法は「人工鼻」「ヒーターワイヤー無し加温加湿器」「ヒーターワイヤー有り加温加湿器」に分けられます.

・人工鼻

　軽量かつシンプルな構成で回路の結露も少なく, 加湿用蒸留水の注入や購入, 保管が必要ないため, 管理が非常に簡便で, とくに在宅で使用する場合にはとても便利です.

　ただし, 人工鼻に気道分泌物が付着すると閉塞や狭窄を起こす可能性があるため, 注意が必要です.

・ヒーターワイヤーなし加温加湿器

　加湿チャンバーで加湿用蒸留水を温めて加温加湿します. 外気温の低下に非常に弱く, 結露が起こりやすいことが特徴です.

　加温加湿性能は 3 種類の加温加湿方法で最も低く, 結露による回路閉塞が起こりやすいため, 安全性や管理面でも最もリスクが高いと言えます.

・ヒーターワイヤーあり加温加湿器

　加湿チャンバーで加温加湿した空気が外気で冷えないように, ヒーターワイヤーでさらに加温します. 最も加温加湿性能が高く, 結露も起こりにくいことが特徴です.

　しかし, 室温が低い場合は結露が発生することも珍しくなく, 加湿用蒸留水を購入し適宜注入する手間や, 回路内の結露を除去する必要があります.

4. 電源

　リハビリや移動する際にはバッテリーは必須となってきます. 最近の人工呼吸器の多くは内部バッテリーが標準搭載されていますが, 在宅での管理を想定する場合は, 外部バッテリーもしくは交換可能なバッテリーパックの準備や, 自家用車での移動中に電源の確保ができるようシガーソケットに対応していることも重要です.

5. コンプレッサー，ブロアーなど

　圧縮空気を作成する装置で本体内に内蔵されているものです．タイプによって明らかに騒音が大きい機種もあり，夜間の睡眠の妨げになることもあるため，機種を選定する際には十分チェックする必要があります．

6. 酸素

　高圧配管タイプと酸素流量計タイプがあります．高圧配管タイプは，換気量や換気回数によって酸素使用量が変化します．一方，酸素流量計タイプは，酸素使用量を固定できますが，呼吸状態によって酸素濃度が変化するため注意が必要です．

この患者さんは肺のコンプライアンスも低いし，ICU-AW もあって，呼吸筋疲労も起こりやすいようですね．リハビリで人工呼吸器離脱を成功させるためのポイントは何でしょうか？

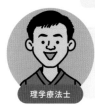

理学療法士

　1つは，四肢の筋力低下の予防です．四肢の筋力低下は呼吸筋力の低下とも関連していて，人工呼吸器離脱の阻害要因となります．離床や運動療法は四肢筋力・呼吸筋力低下の予防に役立つと言われています．

では，この患者さんが離脱を成功するのに必要な筋力は，何を目安にすると良いですか？

MRC スコアが良いですね．MRC スコアの合計点がもし 41 点以上あれば，離脱成功の期待はもてそうです．
でも，この患者さんの MRC スコアの合計点は 30 点なんです……．

なるほど．離床を積極的に進める必要がありそうですね！　この患者さんは ARDS ですが，筋力を上げるためのリハビリがうまくできればいいですよね．

そうですね．

この患者さんはリハビリ中の呼吸に関して，ほかに何か注意すべきことはありますか？

人工呼吸器の設定は VCV-A/C なので，離床中に非同調が起こっていないか確認する必要があります．

人工呼吸器との同調性も重要ですね．

実は立位練習の際に，二段呼吸が出て，フロー波形もたわんでいて，吸い足りないようでした．すぐに頻呼吸になりましたし……．

確かに，呼吸筋力低下と肺のコンプライアンス低下で，吸気時間も短いですし，人工呼吸器の送気と患者さんの呼気がファイティングを起こしてましたね.

 離床は積極的に進めたいのですが……. 離床中は呼吸筋疲労が生じにくく，そして同調性が良い設定であれば最高ですね.

 離床中は，PCV-A/C か CPAP＋PS のほうが良いかもしれませんね.

 理解力のある患者さんなので，もし PCV-A/C や CPAP＋PS で管理可能なら，離床や動作に合わせた呼吸練習ができますし，スムーズに離床が進むと思います.

 わかりました．あと VALI にも注意が必要でしたよね．難しいですが，リハビリ中はどのような工夫をしながら進めますか？

 おおよその目安ですが，リハビリ中の一回換気量が 10mL/kg 理想体重より少ないか，その前後であればいいですね.

 なるほど．ほかに注意している点はありますか？

 肺コンプライアンスや呼吸筋力低下により，離床中の呼吸補助筋群の過緊張がないかを評価し，適宜コンディショニングを行いつつ離床していくのがいいですね.

 ありがとうございます．明日のリハビリ時には担当医師も同席して，一度リハビリ中の最適な人工呼吸器設定を考えてみましょう！

解説

● 人工呼吸器装着中の重症呼吸不全患者ではリハビリの基準はあるの？

"人工呼吸器を装着した急性呼吸窮迫症候群（ARDS）の患者さん"と聞くと，最重症の呼吸不全というイメージがありますよね．そんな患者さんが一般病棟へ移った後は，医師が常時対応することは少なく，さまざまなモニタリング機器も少ない環境であるため，とくに安全で確実なリハビリの進行が重要です．

1. 重症呼吸不全患者のリハビリの特徴

現在，急性期の呼吸不全患者に関するさまざまなリハビリ介入研究[1)～5)]や，早期のリハビリに関するエキスパートコンセンサス・ガイドライン[6)7)]には，リハビリ開始基準・積極的にリハビリを進めない基準・リハビリ中止基準が明記されています．このなかでとくにリハビリ開始基準は，呼吸不全の患者さん個々によって統一が難しくなります．

たとえば，「安静時吸入酸素濃度（FiO_2）＜ 60％」を開始基準とし，人工呼吸器を装着した重症肺炎患者のリハビリを行うとします．そうすると，安静時で FiO_2 が 70％の場合は，たとえその他のバイタルサインが安定し，本人の運動意欲があっても，リハビリは開始できなくなってしまいます．

ココ重要です！

そのため，「リハビリが開始できるか」ではなく，患者さんが良くなるために「リハビリをどんな内容で，どのように進めるか」を考えることが大事になります．基準はあくまで"目安であり，スタートライン"ですし，実際に基準とバイタルサインだけでは，リハビリを考えるのが難しい呼吸不全の患者さんもいます．

2. リハビリを行わない基準

さまざまな呼吸管理を必要とする患者さんのリハビリを考えるプロセスでポイントになるのが，「積極的にリハビリを行わない基準」と「リハビリ中止基準」です．前述した急性期の呼吸不全患者に関するリハビリ介入研究[1)～5)]や早期のリハビリに関するエキスパートコンセンサス・ガイドライン[6)7)]をもとに，「呼吸の評価」を中心として，積極的にリハビリを行わない基準とリハビリ中止基準を**表1，2**にまとめました．

表1　積極的にリハビリを行わないほうが良い基準

①安静時から気道確保されていない，もしくは上気道閉塞パターンを認める
②安静時に SpO_2 ＜ 88%，呼吸回数＜ 5回/分，呼吸回数＞ 40回/分が持続する
③直前に酸素投与量の増量もしくは，人工呼吸器設定変更や再装着を伴う呼吸状態の急激な悪化がある

文献1）〜7）をもとに作成

表2　リハビリを一旦中止したほうが良い基準

①上気道閉塞パターンや，急激な吸気あるいは呼気努力が出現し持続する
②チアノーゼが出現する
③リハビリ中に SpO_2 ＜ 88%，呼吸回数＜ 5回/分，呼吸回数＞ 40回/分いずれかが持続する
④呼吸仕事量の増加を伴う人工呼吸器との非同調が持続する
⑤患者の呼吸困難の訴えが強く，継続できない
※上記の中止基準5項目が一過性の場合は，気道閉塞の所見と視診・聴診・触診などの情報をあわせてリハビリ継続を再検討する

文献1）〜7）をもとに作成

3. リハビリ中の評価

　積極的にリハビリを進めるか否かを判断する場合，安静時の評価が大事です．「患者さんに何らかの運動負荷が加わった際に，呼吸状態が悪化しないか？」を念頭に評価します．そのため，すでに気道確保が危うい場合や，呼吸状態悪化のため，直前に呼吸管理の方法が変わった場合は注意が必要です．とくに，努力呼吸の有無や異常呼吸パターン，呼吸困難に伴う他覚的な症状とあわせて評価するとわかりやすいです（p.333参照）．

ココ重要です！

　また，リハビリを中止するか否かは「リハビリ中の再評価」が重要です．「この基準に達したら即リハビリ中止！」では効果的なリハビリは行えないですよね．リハビリに伴い，何らかの原因で呼吸仕事量が増えれば，その原因を明らかにして個々に対応しましょう．おもな原因としては，リハビリの運動強度や時間，患者さんの呼吸能力，痰による気道閉塞，人工呼吸器の設定などがあります．また，患者さんの不安などの精神面にも気を配り，リハビリ継続を再検討することも大切です．

＊

　上述の基準に加え，循環や中枢神経，その他内部障害に関してもアセスメントし，安全かつ確実にリハビリを進めるようにしましょう．

●ARDS 患者の人工呼吸器離脱にはどんな内容のリハビリが効果的？

ココ重要です！

　ARDS 患者において ICU 関連筋力低下（ICU-AW）の合併率は約60％と高く[1]，ICU 退室後も全身の筋力低下が著明で，日常生活に多くの介助が必要となる患者さんも少なくありません．ICU-AW は ICU 滞在中に生じる全身の衰弱，神経・筋の合併症であり，短期的な影響として人工呼吸器からの離脱の遅れがあります．

　患者さんの四肢筋力は MRC スコア（Medical Research Council Sum Score）で評価します（**表 3**）[2]．この MRC スコア＜ 48 点という項目を含む，診断基準（**表 4**）[3]を満たせば，ICU-AW であり，人工呼吸器離脱のために四肢・呼吸筋力を高めるリハビリが必要です．

　実際に，ICU に入室した患者を対象に，MRC スコア＜ 28 点の患者群では MRC スコア＞ 47 点の患者群にくらべ最大吸気圧，最大呼気圧が有意に低く，抜管遅延のリスクは MRC スコア＜ 41 点なら約 3 倍となり，人工呼吸器離脱も遅れるとの報告があります[4]．一方で，人工呼吸器を 2週間以上装着している患者に対して，5 回/週のリハビリを 6 週間，四肢のROMex，歩行練習も含めた早期離床，横隔膜呼吸練習を実施すると，人工呼吸器離脱が早まり，呼吸筋力も有意に改善したとの報告もあります[5]．

　そのため，ARDS 患者の人工呼吸器離脱成功には，離床やコンディショニングも含めた継続的なリハビリが重要なポイントの 1 つになってきます．

表 3　MRC スコア
【測定項目】
上肢：肩関節外転，肘関節屈曲，手関節背屈 ｝右と左であわせて 12 検査行い，合計点数を計算
下肢：股関節屈曲，膝関節伸展，足関節背屈 ｝する．最大 60 点

点	筋力のスコア判定基準	ベッド上の測定肢位
0	筋収縮が見られない（視診，触診）	0，1，2 点は ヘッドアップ 10°
1	筋収縮が見られるが，四肢は動かない	
2	四肢は動くが，重力に抵抗して動かせない	
3	四肢の動きがあり，重力に抵抗して動かせる	3，4，5 点は ヘッドアップ 45°
4	重力と検者の弱い抵抗に逆らって動かせる	
5	検者が最大抵抗を加えても動かせる（正常）	

文献 2) より引用

●MRC スコア筋力テストの実際

筋力テスト1 肩関節外転

「肘を上に挙げてください」と指示する

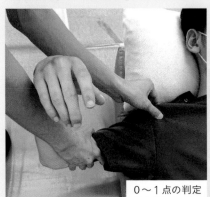

0〜1点の判定

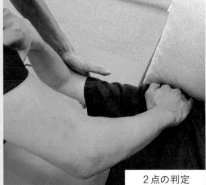

2点の判定

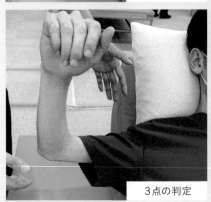

3点の判定

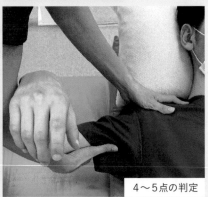

4〜5点の判定

筋力テスト2 肘関節屈曲

「あなたの肘を曲げてください」と指示する

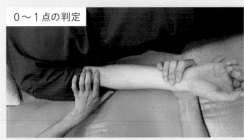

0〜1点の判定

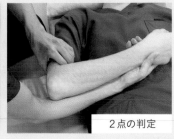

2点の判定

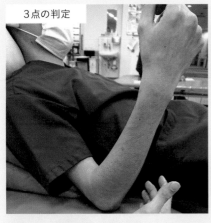
3点の判定

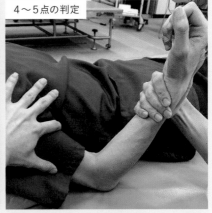
4〜5点の判定

(筋力テスト3)　**手関節背屈**

2 点を測定する場合：「あなたの手を横へ動かしてください」と指示する

3 点を測定する場合：「手を反らして持ち上げてください」と指示する

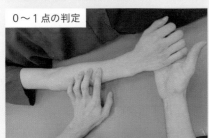
0〜1点の判定

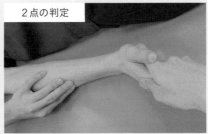
2点の判定

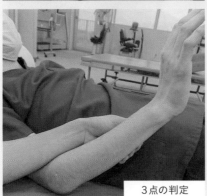
3点の判定

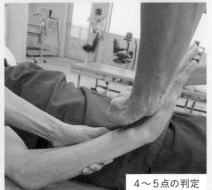
4〜5点の判定

筋力テスト4 股関節屈曲

「膝を胸に向かって近づけ，膝を立ててみてください」と指示する

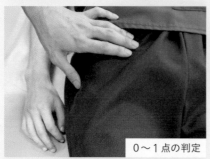

0〜1点の判定

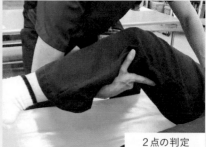

2点の判定

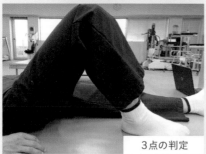

3点の判定

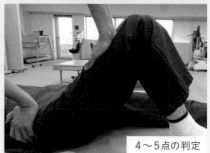

4〜5点の判定

筋力テスト5 膝関節伸展

「膝を伸ばして，蹴るように足を持ち上げてください」と指示する

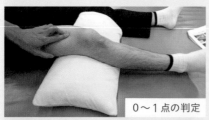

0〜1点の判定

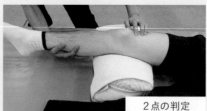

2点の判定

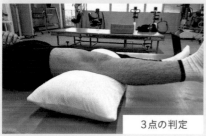

3点の判定

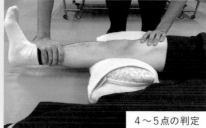

4〜5点の判定

筋力テスト6　足関節背屈

「つま先を反らして，足の指を引き上げてください」と指示する

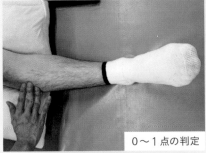

0～1点の判定

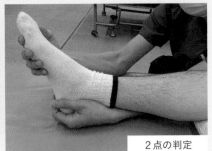

2点の判定

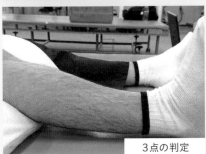

3点の判定

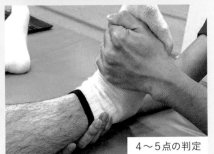

4～5点の判定

表4　ICU-AW の診断基準

①筋力低下は重症疾患後に発症
②筋力低下は全身（近位筋と遠位筋の両方），左右対称，弛緩性で，脳神経は正常（顔のゆがみはない）
③ MRC（徒手筋力テスト・MMT と同じ）で評価した筋力の合計点が 48 点未満（平均が 4 点未満）で，24 時間超の間隔をあけて 2 回以上評価
④人工呼吸器による管理に依存
⑤筋力低下の原因として，重症疾患に関連しない疾患が除外

①かつ②かつ［③ or ④］かつ⑤を満たせば ICU-AW の診断
文献 3）より引用

● 人工呼吸器装着中の ARDS 患者のリハビリのチェック ポイントは？

1. 一回換気量

　まず人工呼吸器装着中の ARDS 患者では，人工呼吸器関連肺障害（VALI）に注意が必要でした．この VALI は肺胞の過伸展と気道が閉塞と再開通を繰り返すことによる"ずり応力"，および炎症性反応が関与しています[6]．

　また，VALI に対しては，高い気道内圧だけでなく，一回換気量にも注意が必要です．前述した通り（p.327 参照），急性期では，ARDS 患者の一回換気量は 6 ～ 8mL/kg 理想体重で管理することが一般的です．その一方で，同時にリハビリを進めながら，人工呼吸器からの離脱を促進しなければなりません．よって，リハビリ時には運動負荷に伴い，換気量を増やそうとする換気応答が生じるため，一回換気量のモニタリングが重要になります．

　実際のリハビリに低容量換気を適用するのは難しいところですが，「ARDS に対する Clinical Practice Guideline」[7] によると，ARDS の低容量換気については，「一回換気量は 10mL/kg 以下に，吸気終末のプラトー圧は 30cmH$_2$O 以下になるように設定する」としています．また，ARDS ネットワークによる無作為化比較試験では，「一回換気量を 12mL/kg とし，吸気終末のプラトー圧を 50cmH$_2$O 以下とする呼吸管理のほうが，一回換気量を 6mL/kg とし，プラトー圧を 30cmH$_2$O 以下とする呼吸管理より死亡率が高かった（39.8％ vs. 31.0％）」との結果が得られています[8]．これは必ずしも，6mL/kg の一回換気量が適正であることを示す結果ではなく，あくまでも 12mL/kg の一回換気量の害を示したものというメタ分析による解釈を考慮して，「12mL/kg 理想体重以上としてはならず，10mL/kg 理想体重以下の一回換気量」を推奨する，ということです[7,9]．一方で，ARDS 患者に対する一回換気量 7.3 ～ 10.3mL/kg 理想体重での呼吸管理は，死亡率と関連しないとの報告もあります[9]．

　さらに，ARDS 患者の呼吸管理では急性期は肺を守り，それ以降は呼吸仕事量の軽減を図ることが目的でしたよね．よって，人工呼吸器離脱を目指す時期の ARDS 患者のリハビリでは，「一回換気量は 10mL/kg 理想体重前後，多くて 12ml /kg 理想体重を超えない」，もしくは「過剰

な吸気努力や頻呼吸がないか」を確認し進めることが VALI 予防の目安となるかもしれません.

　ただし, ARDS 患者のリハビリ中に換気量を制限すべきかどうかは, 未だはっきりと答えが出ていません. そのため, どうしても換気量が増えてしまう場合は, 短期的に許容するほうが良いケースもあると思います. 一方で, 過剰な吸気努力や頻呼吸に対しては, ストレッチや呼吸練習などのリハビリで改善させることが可能であり, 肺が膨らみすぎたり, 正常な肺胞と異常な肺胞の間のずり応力の軽減が期待できます.

2. 人工呼吸器との同調性

　患者さんと人工呼吸器の同調性も重要です. 非同調がある場合は「人工呼吸器の設定より患者さんの呼吸の要求が大きい」「患者さんは吐きたいのに人工呼吸器が吸気を行っている」などの原因から呼吸仕事量が増加します[10]. この人工呼吸器との非同調性が, 人工呼吸器の装着日数を有意に延長させるため[11], リハビリ中は人工呼吸器設定にも着目する必要があるのです.

　初期は, 呼吸筋疲労の軽減や前述した VALI 予防のために, 人工呼吸器の設定が量規定換気 (VCV) となっていることが多く, 安静時で同調性が良好な場合は, 積極的にリハビリを進められるでしょう. しかし, 運動や離床中は患者さんの機能的残気量や吸気流量, 呼吸様式が変化するため,「人工呼吸器が患者さんを上手に助けているか」をチェックすることが大事です.

　VCV-A/C でリハビリを進める際は, 少し注意が必要です. なぜなら, VCV-A/C は一回換気量と流量が規定されているので, 離床に伴う機能的残気量や吸気流量の変化により非同調となることがあるからです[12]. 一方で, PCV-A/C は圧力と吸気時間が規定されており, 吸気流量の変化に機械からの送気が変動できるため, 自発呼吸下では VCV-A/C より同調性が良いと言われ[12], リハビリの進行具合や疾患によっては PCV-A/C が最適な設定となるかもしれません.

ココ重要です！

　ただし, PCV-A/C は吸気時間が設定されているため呼気へ切り替わるタイミングでファイティングを起こしやすくなります. PCV-A/C で非同調となる場合は, 離床中の呼吸回数増加や呼吸様式の変化により吸気時間が変動していないか確認しましょう. 最終的には呼吸パターンの変化に応じて自由度が高い CPAP + PS を選択すれば, よりファイティングは生じ

にくく[13]，CPAP＋PS でリハビリを進めるのも得策です．

　人工呼吸器との非同調を解消しリハビリを円滑に進めるため，ARDS
患者の呼吸状態を日々評価しながら，リハビリに適切な人工呼吸器設定
を常に考えることが重要です．

引用文献

1. Bercker S, Weber-Carstens S, Deja M et al：Critical illness polyneuropathy and myopathy in patients with acute respiratory distress syndrome. Crit Care Med 33（4）：711-715, 2005
2. Stevens RD, Dowdy DW, Michaels RK et al：Neuromuscular dysfunction acquired in critical illness: a systematic review. Intensive Care Med 33（11）：1876-1891, 2007
3. Stevens RD, Marshall SA, Cornblath DR et al：A framework for diagnosing and classifying intensive care unit-acquired weakness. Crit Care Med 37（10 Suppl）：S299-S308, 2009
4. De Jonghe B, Bastuji-Garin S, Durand MC et al：Respiratory weakness is associated with limb weakness and delayed weaning in critical illness. Crit Care Med 35（9）：2007-2015, 2007
5. Chiang LL, Wang LY, Wu CP et al：Effects of physical training on functional status in patients with prolonged mechanical ventilation. Phys Ther 86（9）：1271-1281, 2006
6. 武田純三：肺圧損傷と急性呼吸窮迫症候群（ARDS）．日本集中治療医学会雑誌　7（4）：333-340, 2000
7. 日本呼吸療法医学会・多施設共同研究委員会：ARDS に対する Clinical Practice Guideline 第 2 版．人工呼吸　21（1）：44-61, 2004
8. Acute Respiratory Distress Syndrome Network：Ventilation with lower tidal volumes as compared with traditional tidal volumes for acute lung injury and the acute respiratory distress syndrome. N Engl J Med 342（18）：1301-1308, 2000
9. Checkley W, Brower R, Korpak A et al：Effects of a clinical trial on mechanical ventilation practices in patients with acute lung injury. Am J Respir Crit Care Med 177（11）：1215-1222, 2008
10. de Wit M, Miller KB, Green DA et al：Ineffective triggering predicts increased duration of mechanical ventilation. Crit Care Med 37（10）：2740-2745, 2009
11. Thille AW, Rodriguez P, Cabello B et al：Patient-ventilator asynchrony during assisted mechanical ventilation. Intensive Care Med 32（10）：1515-1522, 2006
12. 大塚将秀：人工呼吸のウィーニング—スムーズで安全な呼吸管理をめざして—．日本臨床麻酔学会誌　35（1）：106-111, 2015
13. Uchiyama A, Imanaka H, Taenaka N et al：Comparative evaluation of diaphragmatic activity during pressure support ventilation and intermittent mandatory ventilation in animal model. Am J Respir Crit Care Med 150（6 Pt 1）：1564-1568, 1994

症 例 の 経 過

　一般病棟転棟後，機種をトリロジー 200 に変更した．設定については一般病棟と同じ設定のまま，離床時には同調性を改善させるために CPAP ＋ PS を使用した．リハビリにより ADL は改善傾向にあり，全身状態は良好であったため，SBT を繰り返し行い，一般病棟転棟後 10 日目に SBT を 2 時間成功した．その後は人工呼吸器を終日離脱させたがとくに呼吸状態に問題はなかった．一般病棟転棟後 21 日目に転院となった．

ま と め

　ARDS 後人工呼吸器離脱が困難であったが，リハビリを行い人工呼吸器離脱に成功した症例

- 人工呼吸器離脱が困難な場合には，その原因について考え，対処しましょう．
- 人工呼吸器離脱の方法としては，SBT を用いるのが一般的です．
- 人工呼吸器の設定は圧設定や呼吸回数だけでなく，吸気トリガー，呼気トリガー，ライズタイムなどを適切に設定することが大事です．
- リハビリ中には換気量や同調性に問題がないかにも注意しましょう．

2. 呼吸ケアカンファレンスの実際

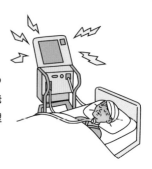

症例 9 人工呼吸器離脱の考え方
その② 失敗例

　80歳男性．身長160cm，体重50kg（調整体重56.9kg）．意識がなく倒れているところ発見され救急搬送．脳出血の診断で手術を施行．その後も意識状態は改善せず，自発呼吸トライアル（SBT）も成功せず長期的な人工呼吸管理が必要と判断され気管切開を施行された．リハビリテーションを行うも呼吸状態やADLは改善が乏しい．

グラフィックモニター

①気道内圧波形

②フロー波形

③換気量波形

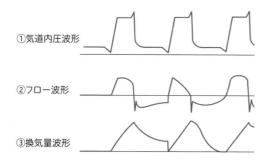

人工呼吸器の設定

モード：PCV-AC
吸気圧：12cmH$_2$O
換気回数：16回/分
FiO$_2$：21%
PEEP：5cmH$_2$O

実測値

最高気道内圧：17cmH$_2$O	EtCO$_2$：40Torr
一回換気量：300mL	SpO$_2$：96%
呼吸回数：30回/分	

動脈血液ガス

pH：7.36
PaO$_2$：96Torr
PaCO$_2$：38Torr

使用機器概略：サーボベンチレータシリーズ Servo i

高規格型人工呼吸器．一般的なモード以外に専用のEdiカテーテルを用いて横隔膜電位を測定することにより，非常に高感度かつ精度の高いトリガーシステムを可能にしている．

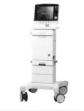

写真提供：フクダ電子

呼吸ケアカンファレンスの様子

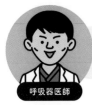

呼吸器医師

今日の症例は，気管切開下の人工呼吸器管理となっている患者さんです．なかなか人工呼吸器離脱が難しいようですね．

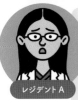

レジデントA

そうなんですよね．一応自発呼吸はあるんですがかなり弱くて，自発呼吸トライアル（SBT）は何度も失敗しています．意識障害も遷延していますし，なかなか離脱は難しそうなんですよね．
離脱に向けて頑張っていくのか，しばらくは人工呼吸器をつけたまま転院を調整していくのか，悩んでいます……．

確かに，見通しを立てるのは難しいけど，重要ですよね．この患者さんの人工呼吸器離脱困難の原因って何でしょうか？

うーん……．呼吸が悪いのはやはり肺が悪いんでしょうか．もともとタバコを吸っていたので慢性閉塞性肺疾患（COPD）もあるかもしれませんし，胸水も溜まっているのでその影響もあるかもしれません……．

呼吸状態が悪い，とくに換気が悪いのは，肺によるものだけではありませんよ．中枢神経から換気の指示が出て，肺を動かす過程のどの部分が障害されても換気不全は起こります．
この患者さんの場合は，脳出血後で意識障害が遷延しているようですし，その影響が一番大きいでしょうね．もちろんCOPDや胸水など介入できるところはしたほうがいいですが，今後の見込みとしては脳出血の経過が最も重要でしょうね．

わかりました．脳神経外科医に聞いたところ，意識障害の改善の見込みは乏しいようです．

そうですか．では，人工呼吸器離脱も短期的には難しいでしょうし，転院に向けて人工呼吸器の機種やモード，設定などを調整していきましょうか．

はい．今のモードは PCV-A/C なんですが，このままでいいでしょうか．

基本的には，どのモードが優れているということはないです．PCV-A/C が現在うまく使えていて，今後の転院後も管理がしやすいということであれば，それでいいと思います．VCV と PCV はそれぞれ特徴があるので，患者さんの呼吸との同調性や管理のしやすさから選ぶのがいいですよ．
設定はうまくいっていますか？

設定は，手術の後からずっと同じなんですよね．最近少し呼吸も苦しそうですし，呼吸回数も 30 回/分に近いのですが，動脈血液ガスでは $PaCO_2$ 43Torr ととくに二酸化炭素の貯留もないので，変更しないでいいかと思っています．

動脈血液ガスで $PaCO_2$ が正常範囲内でも，努力呼吸や呼吸回数が多いということであれば，このままの設定だと呼吸筋疲労が起こる可能性もあるので，少し調整したほうがいいと思いますよ．
動脈血液ガスももちろん大事ですが，身体所見やバイタルサイン，一回換気量，グラフィックモニターから呼吸筋疲労を起こさない設定に調整していくことが重要ですね．

設定の変更

吸気圧を 12cmH$_2$O から 16cmH$_2$O に変更したところ，呼吸も楽そうになって呼吸数も 20 回/分程度に落ち着き，一回換気量も 450 ～ 500mL で安定しました．この設定でしばらく見ていこうと思います．

● 人工呼吸器離脱の見通しってどうやって立てるの？

　人工呼吸器離脱が可能かどうかは，患者さん自身にとっても，ご家族にとっても，急性期以降の治療を行う医療機関にとっても，その後の対応を大きく変える要素です．人工呼吸管理を行っている患者さんでは，人工呼吸器離脱の見通しを立て，とくに離脱困難が予想される場合には患者さん・ご家族・医療者・ソーシャルワーカーで情報を共有しながら，今後の治療プランを考えていく必要があります．

　人工呼吸器離脱の見通しを立てるポイントは以下の3点です．

1. 人工呼吸器離脱困難の原因を鑑別する

　人工呼吸器離脱困難の原因は，ABCD の病態生理に沿って順番に考えると，整理しやすくなります（**表 1**）．

表 1　人工呼吸器離脱困難の原因

		短期的な改善の余地がある病態	長期的な介入が必要な病態
Airway （気道）		・喀痰量増加 ・喉頭浮腫	・咳嗽力低下
Breathing （呼吸）	酸素化	・V/Q ミスマッチ（肺炎・肺水腫） ・シャント（無気肺）	・拡散障害（間質性肺炎・ARDS）
	換気	・気流閉塞 　（COPD 増悪・喘息発作） ・呼吸筋疲労 ・電解質異常* ・胸水，腹水	・ICU-AW ・低栄養 ・閉塞性換気障害（COPD） ・拘束性換気障害（間質性肺炎） ・神経筋疾患
Circulation （循環）		・血行動態不安定 ・心原性肺水腫	
Disability （意識障害）		・薬剤（オピオイド・鎮静薬） ・せん妄	・脳卒中

*低リン血症，低マグネシウム血症，低カルシウム血症，低カリウム血症により呼吸筋力低下を生じる場合がある

2. 人工呼吸器離脱困難の原因を評価する

人工呼吸器離脱困難の原因は，短期的に改善の見込みがあるものか，長期的な介入を要するものかを評価します.

たとえば，重症肺炎で気管挿管となり，人工呼吸管理が開始された患者さんを考えてみましょう. 肺炎に伴う一過性の喀痰量増加，低酸素血症（換気血流比不均等），呼吸筋疲労，血行動態不安定などが人工呼吸器離脱の原因となりそうです. これらの原因は，適切な抗菌薬投与，人工呼吸管理，循環管理，リハビリテーションを行っていけば，いずれの病態も1週間以内には十分に改善が見込まれます.

一方で，慢性呼吸器疾患（間質性肺炎，COPD など）や神経筋疾患などもともと呼吸機能が低下していたり，著しい筋力低下や低栄養のある患者さんでは，長期的な介入が必要になる可能性が高まります.

3. 適切なタイミングで見通しを立てる

人工呼吸器離脱の見通しは，立てるタイミングが重要です.

急性期（〜2週間）は，毎日人工呼吸器離脱が可能かどうかを評価します. 上述の重症肺炎の例であれば，治療開始直後では離脱困難であっても，日ごとに病状は変化し，数日後には離脱可能となることが大半です. しかし，もともと呼吸機能が低下している患者さんや，治療反応性が得られない患者さんで人工呼吸器離脱が困難な場合には，2週間を目安に気管切開を行い，人工呼吸管理を継続します.

急性期以降（2週間〜）も人工呼吸管理が必要な患者さんでは，急性期と異なり1日で劇的に病状が改善する可能性は低くなりますが，原疾患の治療やリハビリテーション，栄養療法を行うことで，改善が得られる場合もあります. 患者さんの呼吸状態に合わせて人工呼吸器の設定を調整しながら，離脱困難の原因となっている病態が改善すれば，再度 SBT を行います.

＊

最後に注意点です. 気道と意識に問題のある患者さんでは，気道確保の目的で気管切開を行う必要がありますが，酸素化と換気が保たれていれば，必ずしも人工呼吸器は必要ではありません. したがって，気管切開後に短期間で人工呼吸器離脱が見込める場合があります. 人工呼吸器離脱困難の見通しを立てる際には，気管切開の適応と人工呼吸の適応は分けて考えましょう.

ココ重要です！

● 人工呼吸器の換気様式（PCV と VCV）ってどうやって使い分けるの？

　ここでは人工呼吸器の主要な換気様式として，圧規定換気（PCV）と量規定換気（VCV）の使い分けについて考えましょう．

1. PCV の特徴

　PCV の特徴は，患者さんの「吸気圧」を一定に維持することです．急性期以降にゆっくりと人工呼吸器離脱を目指す患者さんでは，PCV を使用すると徐々に吸気圧を下げていくことで，段階的な人工呼吸器離脱を行うことができます．

　一方，PCV では患者さんの呼吸状態によって一回換気量が変動するため，設定した時は目標とする一回換気量が維持されていても，気がついたら換気量が少なくなりすぎたり，多くなりすぎたりする可能性があります．PCV を使用する際には，一回換気量のアラームが頻回に鳴っていないか注意しましょう．

2. VCV の特徴

　VCV の特徴は，患者さんの「一回換気量」を一定に維持することです．人工呼吸器離脱に向けて積極的なトライアルを行っていない状況では，患者さんの呼吸状態が多少変動しても一回換気量が一定に保たれるので，急性呼吸窮迫症候群（ARDS）の急性期で厳密な一回換気量の管理を行っている場合や，慢性期で在宅での管理を考える場合には，使い勝手の良いモードです．

　一方，VCV では気道内圧が変動する可能性があります．圧損傷を回避するため，必ず気道内圧上限のアラーム設定を確認する必要があります．

　また，VCV では「一回換気量」あるいは「吸気流量」（後述します）が，患者さんの吸おうとしている「換気量」あるいは「流量」に見合わないと，「息が吸えない」と感じたり，同調性が悪くなったりすることがあります．

＊

　基本的には，どちらのモードでも適切に設定していれば，患者さんの予後を大きく変えるほどの違いはありません．ただし，モードによって適切な人工呼吸器の設定やモニタリングの注意点が異なるため，その点について次の項目で確認していきましょう．

● 人工呼吸器の設定はどうやって決めたらいいの？ 呼吸筋疲労をとる設定って？

呼吸筋疲労とは，呼吸筋が普段以上にがんばりすぎて疲れてしまっている状態です．人工呼吸管理を行っていて呼吸筋疲労を生じることなんてあるのでしょうか？

実は人工呼吸管理を行っていても，適切に設定できていないと患者さんの負担が軽減されない場合があります．自発呼吸トライアル（SBT）を行っている時以外は，患者さんが快適に呼吸できるよう，人工呼吸器の設定を調整する必要があります．

1. 人工呼吸器設定の原則

人工呼吸器設定の原則は，以下の通りです．

①患者さんの予測体重に基づいて，目標一回換気量を 6 〜 8 mL/kg 理想体重となるように設定する．

ココ重要です！

②呼吸回数は 12 〜 20 回/分を目標とし，自発呼吸が目標範囲内にある場合は，自発呼吸より少ない値で設定する（できる限り調節換気ではなく補助換気を行う）．

③吸気時間の目安は 0.5 〜 1.5 秒，呼気時間が吸気時間の 1.5 倍以上となるように設定する．

④呼気終末陽圧（PEEP）は 5 〜 8cmH2O となるように設定する（重度の低酸素血症や肥満患者の場合は高めの設定にすることもある）．

⑤プラトー圧は 30cmH2O 以下となるように維持する．

③の吸気時間の設定は，人工呼吸器の機種によっては VCV の設定項目で「吸気時間」の代わりに「吸気流量」を用いて設定するもの（Bennettシリーズと AVEA シリーズ）があります．吸気流量（単位時間あたりの人工呼吸器の送気量）が多ければ吸気時間が短くなり，吸気流量が少なければ吸気時間が長くなります．吸気流量の目安は急性期では 60L/分ですが，患者さんの努力呼吸の程度によって変化します．

2. 人工呼吸器設定後の患者評価

人工呼吸器設定後，**表2** に示した項目を評価します．それぞれの評価項目の詳細については後述します．

ココ重要です！

　動脈血二酸化炭素分圧（$PaCO_2$）の目標値は慢性呼吸不全の患者さんでは必ずしも 45Torr 未満でない場合があるので，患者さんの病態と動脈血液ガスの所見から総合的に判断しましょう．

表 2　患者の評価項目

- ・患者は呼吸困難を感じていないか
- ・呼吸回数を含むバイタルサインに異常はないか
- ・呼吸補助筋を使用していないか
- ・グラフィックモニターに異常はないか
- ・$PaCO_2$ はベースラインとなる値から逸脱していないか
- ・アラームは頻回に作動していないか

3.　人工呼吸器との非同調

・PCV の場合

　PCV の場合は，上述の原則に従って設定することでうまくいくことが多いのですが，適切な吸気時間の設定は患者さんによって異なるので，注意が必要です．

　吸気時間については症例⑧でも述べましたが（p.341 参照），吸気時間が短すぎると患者さんが「息が吸えない」と感じる原因となり，吸気時間が長すぎると「息が吐けない」と感じる原因になります．

・VCV の場合

　VCV の場合は，一回換気量あるいは吸気流量が少なすぎると患者さんが「息が吸えない」と感じる原因となります．吸気流量は急性期では 60L/分が目安となりますが，患者さんの努力呼吸の程度によって変化します．グラフィックモニターの気道内圧波形に凹みが見られたら，一回換気量あるいは吸気流量が不足している可能性を考えましょう（p.377 参照）．

参考文献
1. Boles JM, Bion J, Connors A et al：Weaning from mechanical ventilation. Eur Respir J 29 (5)：1033-1056, 2007
2. Davidson AC, Banham S, Elliott M et al：BTS/ICS guideline for the ventilatory management of acute hypercapnic respiratory failure in adults. Thorax 71 Suppl 2：ii1-ii35, 2016
3. Holets SR, Hubmayr RD. Chapter 5. Setting the Ventilator. Principles and Practice of Mechanical Ventilation, 3e (Tobin MJ eds), McGraw-Hill, 2013 http://accessmedicine.mhmedical.com/content.aspx?bookid=520&section id=41692243 より 2021 年 3 月 29 日検索

では，看護師さんお願いします．この患者さんは夜間アラームが頻繁に鳴っていたようですね．

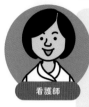
看護師

そうなんです．アラームの設定変更前は，「呼吸回数が多すぎる」「呼気分時換気量が低すぎる」というアラームが頻繁に鳴っていました．
人工呼吸器の回路に水滴がついてオートトリガーしている場合に「呼吸回数が多い」というアラームが鳴ることがありますが，回路に問題はありませんでした．
血圧，脈拍，SpO2，体温も確認しましたが，異常ありませんでした．
呼吸補助筋を使用した努力呼吸が見られていたので，呼吸筋疲労から呼吸状態が悪化する危険があると心配でしたが，設定変更後はそれらのアラームも鳴らなくなりました．

それは良かったです．やはり元の設定は少し低すぎたのでしょうね．早めに設定変更して良かったです．
アラームが鳴った時は，普段はどのように対応していますか？

まず，アラームの内容を確認すると同時に，患者さんの状態を観察します．
アラームは①患者さんの状態変化によって鳴る場合，②人工呼吸器側に原因があって鳴る場合の2つがあります．
また，アラームの設定にも常に気を配っています．異常を早く察知するためには，人工呼吸器の設定だけでなく必ずアラームの設定も確認しておかないといけないですね．

ありがとうございます．アラームは異常を早く察知するためにはとても重要ですから，引き続き注意をお願いしますね．
この患者さんは今後転院になりそうですが，最終的には自宅退院を目指しています．ご家族のサポートはどう進めていったらいいでしょうか．

まずは，患者さんの生活背景について詳しく情報を共有していく必要があると思います．キーパーソン，キーパーソンを支えるサポーターがいるかどうか，社会資源の活用状況，経済状況などです．
患者さんは80歳ですので，自宅でケアされる方も高齢である可能性が高いです．そのうえで，退院支援看護師，地域連携とも協働して必要な資源を活用できるよう準備を進めていく必要があると思います．

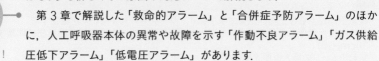

解説

● 気管切開下の人工呼吸器装着中の患者さんでは，アラームの調整や対応はどうしたらいいの？

ココ重要です！

　アラームの対応については第 3 章で述べましたが（p.70 参照），ここではもう少し詳しくその原因や対応について解説します．

　第 3 章で解説した「救命的アラーム」と「合併症予防アラーム」のほかに，人工呼吸器本体の異常や故障を示す「作動不良アラーム」「ガス供給圧低下アラーム」「低電圧アラーム」があります．

　これらのアラームが鳴った時には，機械の異常が疑われるので，
①ただちに手動換気に切り替える
②バイタルサインをチェックする
③人を集める
④人工呼吸器を交換する
といった対応が必要となります．

　いつこのような事態が起こっても対応できるよう，患者さんのベッドサイドには必ずバッグバルブマスクやジャクソンリース回路など手動換気ができるよう準備し，毎日点検しておくことが必要です．また，災害などの停電時に対応できるよう，人工呼吸器は非常用電源を使用します．

　では，ここからは救命的アラームとして，①最低分時換気量アラーム，②無呼吸アラーム，③最低気道内圧アラーム，そして合併症予防アラームとして，①最高気道内圧アラーム，②頻呼吸アラーム，③最高分時換気量アラーム，の原因と対処方法について考えていきましょう．

1. 救命的アラーム

最低分時換気量アラーム

患者から吐き出された1分間あたりの呼気量が，設定値に満たない場合に作動する

要因

患者サイド	人工呼吸器サイド
・肺コンプライアンスの低下 ・気道抵抗の上昇 ・吸気努力の減少	・回路の破損 ・リーク ・回路外れ

対応

- 吸気側回路から呼気側回路まで手で辿り，リークや外れがないかを確認する
- カフ内圧が低下している場合にもリークが生じるため，カフ内圧を適正圧に調整する（20～30cmH$_2$O）
- 気管チューブの挿入位置を確認する
- 人工呼吸器の吸気設定圧を上げる（圧損傷に注意する）
- 気道分泌物や気管支攣縮が原因の場合は，気管吸引や気管支拡張薬の吸入を行う

無呼吸アラーム

患者の自発呼吸が一定時間なくなった時，設定された無呼吸時間に基づき無呼吸が検出されると作動する．自発呼吸が主体の CPAP，PSV では必ず設定する必要がある
A/C や SIMV+PS など呼吸回数を設定するモードでは作動することはなく，呼吸回数を設定しない CPAP+PS で作動する

要因

患者サイド	人工呼吸器サイド	
・鎮痛薬や鎮静薬による中枢性の呼吸抑制	・リーク	・ミストリガー

対応

- 吸気側回路から呼気側回路まで手で辿り，リークや外れがないかを確認する
- 中枢性の呼吸抑制の場合は，呼吸抑制が解除されるまで A/C など呼吸回数が保証される設定に変更する
- 患者の胸郭の動きと人工呼吸器の送気のタイミングが一致していない場合はミストリガーが考えられるため，トリガー感度をより鋭敏にする

最低気道内圧アラーム

気道内圧が十分に上がらない場合に作動する

要因

患者サイド	人工呼吸器サイド
──	・リーク ・回路外れ ・非同調

対応

- 吸気側回路から呼気側回路まで手で辿り，リークや外れがないかを確認する
- カフ内圧が低下している場合にもリークが生じるため，カフ内圧を適正圧に調整する（20～30cmH$_2$O）
- 気管チューブの挿入位置を確認する
- 人工呼吸器と非同調の場合は，VCV 設定時に吸気流量の設定が足りていないため，設定を上げる

2. 合併症予防アラーム

最高気道内圧アラーム

気道内圧が上限値を超えた時に作動する

要因	
患者サイド	**人工呼吸器サイド**
・肺コンプライアンスの低下 ・咳嗽	・回路の閉塞 ・気管チューブの閉塞 ・非同調

対応

- ・回路に結露や分泌物が溜まっていないか確認する
- ・気管チューブが折れ曲がっていないか，分泌物で閉塞していないか確認する
- ・気管吸引を行い，吸引チューブがスムーズに挿入できれば気管チューブの閉塞はない
- ・気管吸引を行っても気道内圧が高い場合は，気管チューブより先の分泌物貯留や気管攣縮の可能性がある
- ・気道内圧が上昇するような非同調は，二段呼吸やオートトリガー，長すぎる吸気時間が原因で起こることがある．グラフィックモニターを評価し，設定を変更する
- ・気道内圧の上昇は頻繁に起こるが，気道内圧の上昇＝気管吸引，と単純に考えるのではなく，しっかりと原因を考えて対処する

頻呼吸アラーム

自発呼吸回数が設定した上限値を超えた時に作動する

要因		
患者サイド		**人工呼吸器サイド**
・必要換気量の増大　・呼吸苦 ・不安　　　　　　　・疼痛		・オートトリガー ・サポート不足

対応

- ・患者の胸郭の上がりと人工呼吸器の送気のタイミングが合っていない場合はオートトリガーが考えられるため，回路でリークがないかの確認や貯留している結露の除去を行う
- ・代謝性アシドーシスなど全身の病態によって必要な換気量が増大していることがあるため，原因検索を行う
- ・努力呼吸やバイタルサインの変調が見られる場合は人工呼吸器のサポート不足が考えられるため，SBTの中止や設定の変更を検討する
- ・不安や疼痛の原因をアセスメントし，鎮痛薬や抗不安薬の投与，落ち着ける環境の調整を行う

最高分時換気量アラーム

呼気分時換気量が設定した上限値を超えた時に作動する

要因	
患者サイド	**人工呼吸器サイド**
・不穏，痛み，ストレスによる換気量の増加	・オートサイクリング

対応

- ・呼吸回数が正常もしくは減少している場合は，設定圧が高く一回換気量が多くなっているため，設定圧を下げる
- ・呼吸回数が増加している場合は，呼吸数上限アラームと同じ要因が考えられる

● 気管切開下の人工呼吸器装着中の患者さんのご家族の サポートは？

ココ重要です！

1. 患者さん・ご家族の意思の確認

　まずは，ご家族が考えている今後の見通しと医療者が考えている見通しが一致しているかを確認することが必要です．可能であれば，患者さん本人の意思も確認します．そのうえで，ご家族が今後の療養先をどのように希望しているかを確認し，療養先を決定していきます．

　ここでズレが生じれば，療養先を決定する段階で「こんなはずではなかった」ということになるだけでなく，医療者との信頼関係にも影響してしまいます．

2. 在宅療養の体制

　在宅療養の意思決定がなされたら，以下に示す点について検討していきます．

・地域の往診医の決定，看護体制として訪問看護サービスの決定

　退院支援看護師や地域連携室とも連携し，患者さんの病状や住んでいる地域で可能な医療体制を検討します．

・家庭内での体制決定

　おもな介護者だけでなく，介護者をサポートする人が複数いることが望ましいです．また，一時的に入院できる病院（レスパイト入院できる病院）の確保も検討します．

　同時に，経済的な基盤も確認しておくことが必要です．あわせて，身体障害者手帳，要介護認定・要支援認定の申請が必要な場合は，サービスを導入するにあたり，早めに対応する必要があります．

・物品供給体制の決定

　1か月に供給できる物品の量は決まっており，それを超えた場合は実費での購入となります．必要な物品の種類と量を患者さんの状況に合わせて決定していきます．

・**緊急時体制の確保**

どのような状況が緊急であるかということと，緊急時はどこに連絡するかを予め伝えておきます．

3．在宅療養に必要な手技の習得

ご家族に必ず習得していただく必要があるのは，気管切開口からの吸引と，人工呼吸器のトラブルがあった場合に手動換気を行う方法です．吸引に関しては，パンフレットなどを用いながら，実際に行います．人工呼吸器の点検とあわせて，吸引の手順を示したチェックリストなどを使用するのもわかりやすいです．

では，次は臨床工学技士さん，お願いします．人工呼吸器の設定を変更したところ，呼吸は少し楽になったようです．グラフィックモニターはどうでしたか？

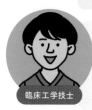
吸気圧の設定を上げる前は，吸気・呼気ともにフロー波形にサインカーブが出現していましたが，設定変更後はどちらも漸減波に変わっています．換気回数が減少したことで，呼気時間も十分得られるようになっています．

なるほど，グラフィックモニターからも改善の徴候が伺えるようですね．具体的に，なぜサインカーブが出現したのかを説明してもらって良いですか？

圧規定換気（PCV）で送気を行うと，通常フロー波形は漸減波になります．そして，自然呼吸*ではサインカーブになります．

はい．

人工呼吸器からの十分なサポートが得られていれば，自然呼吸を上回る送気が行われるため，漸減波になります．
一方，送気流量が不足すると，人工呼吸器が送る流量よりも患者さん自身が行う吸気流量のほうが多くなるため，サインカーブが出現します．

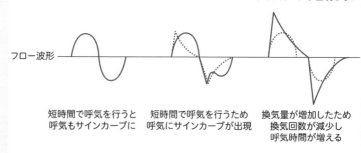

*圧補助を行わない自発呼吸

つまり，不足した換気量を補おうとして強い自発呼吸を行うことで，サインカーブが出現するということですね.

はい，その通りです.

ありがとうございます. この患者さんは今後自宅で人工呼吸器を使用する可能性もありますが，ご家族には人工呼吸器の管理についてどのような指導をすればいいでしょうか.

在宅での人工呼吸器の管理では，さまざまな重要なポイントがあります.
たとえば，物品の確認やアラーム対応，機械トラブルの際の対応，災害時や緊急時の準備などです.
とくに，安全性の確保が一番大切です.

たくさん指導することがあって，説明をする側も受ける側も大変ですね.

そうですね. そのため，チェックリストを事前につくっておいて，日々のチェックに活用してもらうことも大事ですね.

そうですね.

チェックリストの内容も，患者さんの環境や使用する機種によって物品や装置の表記も異なるため，それぞれの患者さんに合わせてつくる必要があります.

確かに，使用する人工呼吸器や吸引器，パルスオキシメーターなどもメーカーによって表記や操作方法が異なりますからね.

● グラフィックモニターってどうやって読むの？

　人工呼吸器のグラフィックモニターはおもに「気道内圧波形」「フロー波形」「換気量波形」の3つの波形からなります．

1.　気道内圧波形

　気道内圧波形は，人工呼吸器の本体で測定された圧力を表示しています．吸気時には気道内圧は上昇し，呼気時には設定した呼気終末陽圧（PEEP）の値まで低下します．量規定換気（VCV）では気道抵抗や肺コンプライアンスに応じて気道内圧が変化しますが，吸気圧を固定する圧規定換気（PCV）ではあまり変化が現れません．

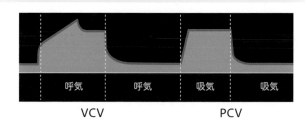

2.　フロー波形

　フロー波形は，吸気と呼気の流量を表しています．吸気波形は，VCVでは吸気流量は固定されるためあまり変化は現れませんが，PCVでは気道抵抗や肺コンプライアンスに応じて変化します．呼気波形は，肺胸郭の収縮によって行われるため，VCV，PCVともに変化が現れます．

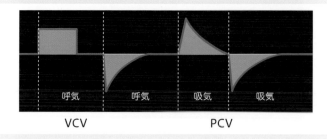

3. 換気量波形

　換気量波形は，波高値がそのタイミングでの肺内容量を示します．吸気と呼気の換気量が一致すれば呼気終了時に波形は基線に戻りますが，リークが発生すると基線に戻らないこともあります．

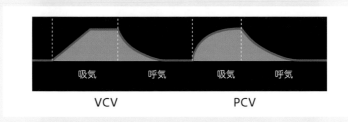

4. 観察のポイント

　「VCV ではフローが固定なので，圧に変化が出る」「PCV では圧が固定なので，フローに変化が出る」ということを覚えておきましょう．

● 気道抵抗や肺コンプライアンスの変化はグラフィックモニターでどう見るの？

1. VCV の場合（図 1）

　VCV はフローが固定されているので，気道内圧波形と圧の測定値を見ることで変化を観察することができます．測定値から以下の計算によって算出できます．

> 気道抵抗＝（最高気道内圧−プラトー圧）÷吸気流量
> 肺コンプライアンス＝換気量÷（プラトー圧− PEEP）

　最近の人工呼吸器では測定値として表示してくれている機種も多いので，参考にしましょう．
　VCV では，気道抵抗が上昇すると，最高気道内圧だけが上昇します．この時，プラトー圧の変化は見られません．また，肺コンプライアンスが低下すると，最高気道内圧とプラトー圧が上昇します．この時，プラトー圧と最高気道内圧の差は変わりません．

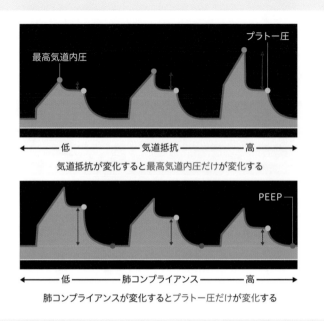

気道抵抗が変化すると最高気道内圧だけが変化する

肺コンプライアンスが変化するとプラトー圧だけが変化する

図1　VCVのポイント

2. PCVの場合（図2）

　PCVは圧が固定されているので，気道抵抗が上昇すると最大流量が減少します．また，肺コンプライアンスが低下すると，一回換気量が減少します．

　しかし，気道抵抗と肺コンプライアンスのどちらか一方だけが変化することは稀で，多くの場合両方とも変化することが多いです．そのため，気道抵抗と肺コンプライアンスそれぞれが，どのように変化しているかをしっかり観察していきましょう．

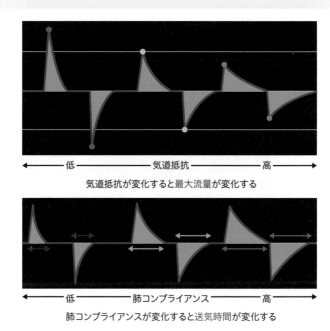

気道抵抗が変化すると最大流量が変化する

肺コンプライアンスが変化すると送気時間が変化する

図 2　PCV のポイント

3. 努力呼吸の特徴的なパターン

・VCV

　努力呼吸を行うと，VCV では前述の通り，自発呼吸による吸気流量が人工呼吸器からの送気流量を上回ることで，気道内圧が正常パターンのように上昇せず，気道内圧波形はやや凹んだ形状（ザギング）になります。
　呼気波形は，サインカーブとなります。

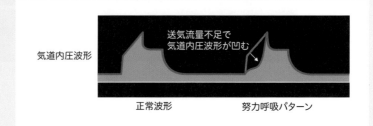

気道内圧波形

送気流量不足で
気道内圧波形が凹む

正常波形　　　　　　努力呼吸パターン

・PCV

PCV では，フロー波形は本来の漸減波から「サインカーブ」と呼ばれる丸みを帯びた波形に変化していきます．

呼気波形は，VCV と同様にサインカーブとなります．

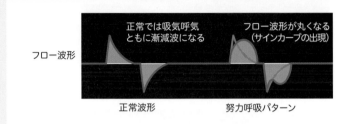

・サポート換気

サポート換気では，PCV と同様にフロー波形にサインカーブが出現するだけでなく，非常に強い努力呼吸の場合，1回の呼吸に対して2回のプレッシャーサポート（PS）が入ることも珍しくありません．

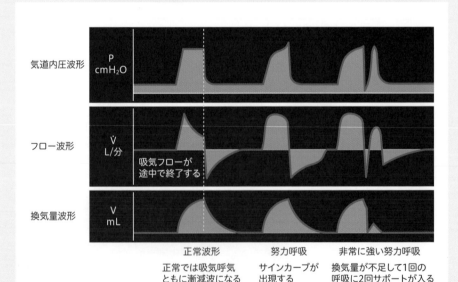

● 自宅での人工呼吸器の管理について，患者さんと ご家族には何を指導したら良いの？

1. 在宅での人工呼吸管理に必要な物品の確認

在宅の人工呼吸管理で必要となる物品を確認します（**表 1**）.

表 1　必要物品

1	人工呼吸器（回路・加温加湿器・人工鼻など）
2	チェックリスト（設定・アラーム設定・必要物品の定数など）
3	パルスオキシメーター
4	聴診器
5	吸引器・吸引カテーテル
6	酸素濃縮器・酸素ボンベ
7	バッグバルブマスク（用手換気装置）
8	テストラング（点検用）
9	予備物品（回路・人工鼻・吸引カテーテル・酸素チューブなど）
10	外部バッテリー
11	電源不要の吸引器（手動式もしくは足踏み式）

2. アラーム対応

アラームが作動した場合は，必ずどのようなアラームが作動しているかを確認してから，リセットするようにします（**表 2**）.

表 2　アラーム作動時の確認事項

最低気道内圧アラーム	接続のゆるみ，回路外れ・破損など
最高気道内圧アラーム	気道分泌物の貯留，回路の閉塞・ねじれ，回路内結露の貯留
低電圧アラーム	電源プラグの外れ（壁面，本体側）

3. 換気障害時の対応

換気障害発生時には，DOPE に従って対応します（**表3**）.

表3　DOPE に従ったチューブ管理

D (Displacement)	気管チューブの事故抜管	緊急用に1サイズ小さいものを準備しておく
O (Obstruction)	気管チューブの閉塞	吸引を実施する
P (Pneumothorax)	気胸	普段から聴診を行っておく
E (Equipment)	機器不良	人工呼吸器からバッグバルブマスクに変更し換気を確保する 人工呼吸器にはテストラングを装着して動作を確認する

4. 緊急時，災害時の対応

緊急時や災害時に備え，連絡先や人工呼吸器設定，内服薬などを記載した安心カードやヘルプカードを携帯します.

また，人工呼吸器が使えなくなることを想定して，用手換気の方法や手動吸引器の準備・取り扱い方法を練習しておく必要があります.

この患者さんは意識障害もあって，人工呼吸器の離脱は困難な方です．
リハビリはどんな感じですか？

理学療法士

端坐位練習も行っていますが全介助レベルで，わずかに首が座っている
ような状態です．
離床中や痰が多い時は一回換気量の減少があり，吸引の頻度も１時間
に１回と多く，咳嗽も弱いですね．

コミュニケーションが困難な患者さんですが，呼吸の評価はどのように行っ
ているのですか？

視診・触診・聴診などのフィジカルアセスメントが中心です．気道内圧や
一回換気量をモニタリングし，聴診で気道狭窄音がないかを確認してい
ます．呼吸パターンの評価は，視診や触診が役に立ちます．

患者さんの状態はいかがでしょうか．

この患者さんは，運動麻痺による体幹筋力の低下や咳嗽力の低下が考え
られます．実際に視診や触診を行うと，麻痺側の筋緊張低下から腹筋群
などの呼気筋がはたらきにくいため，咳嗽時の呼気流量が少なくなるよう
な呼吸パターンでした．

そうですか．

それと，脳梗塞発症後は嚥下障害や呼吸機能の低下により，誤嚥性肺炎
のリスクが高くなるため，誤嚥に気をつけています．

どのように対応しているのでしょうか．

日頃から tilt up 坐位（ベッドを起こした状態での坐位姿勢）や完全側臥
位での体位ドレナージと，排痰促進を目的とした離床も行っています．

予防を図っていくことが重要なわけですね.
では,少し先の話にはなりますが,この患者さんは今後,在宅療養にあたってどんなリハビリ内容が重要になるのでしょうか?

やはり,体位管理と可動域練習ですね!
麻痺に伴う筋緊張の非対称性を改善するために,麻痺側の上下肢にタオルを挟んだり,接地面積を広げるような体位管理を行い,異常筋緊張の修正を図ります.

なるほど.

また,頸部や両上肢の吸気補助筋群に対して可動域練習を行い,呼吸仕事量の軽減や呼吸筋力の維持を目指します.

それは確かに重要ですね.入院と違って,在宅ではリハビリの介入も限られますしね…….

そうですね.社会サービスは利用できるものの,介助量の多い患者さんです.ご家族の介護負担やマンパワーを考えると,どのようにして気道管理を行い,呼吸機能を維持しつつ生活するかが大事です.

ご家族の協力も必要ですね.

はい.先程のような自宅で行える簡単なリハビリを,ご家族に指導する必要があります.ご家族と協力し,自宅でも継続して患者さんに体位管理や可動域練習を行うことができれば,胸郭の可動性改善に伴う呼吸パターンの是正や一回換気量の向上,あるいは誤嚥予防につながると思います.

なるほど.ぜひ具体的に伝えてあげて下さい!

解説

● 誤嚥が多く，咳嗽力の弱い脳卒中患者さんのリハビリには何が大事？

　脳卒中患者は麻痺側の横隔膜の機能低下，胸郭の運動性の減少，痙性による胸郭伸展性の低下などを通じて呼吸機能の低下をきたします[1]．また，唾液反射や咳反射などの防衛反射が低下していることが多く，嚥下障害を合併しやすいため，誤嚥性肺炎を発症しやすくなります．脳卒中の患者さんでは誤嚥性肺炎は直接の死因となることが多く，呼吸理学療法の実施や誤嚥予防目的での姿勢管理，口腔ケアが必要となります．

　ただし，今回の患者さんは意識障害が遷延しており，口すぼめ呼吸・深呼吸・咳嗽訓練といった直接的な訓練は困難な状態です．そのため，誤嚥という観点では姿勢管理に加え，体位排痰法・排痰介助などの呼吸理学療法が重要となります．

　体位排痰法に関しては，側臥位や前傾側臥位が有効です．また，不顕性誤嚥に対しては，右肺を上にした体位が有効です．加えて，気道管理目的での離床を図っていくことも重要です．

　意識障害により直接的な呼吸筋トレーニングは困難ですが，背面開放や離床は，背臥位にくらべて横隔膜の活動を高めるといわれており[2]，誤嚥性肺炎の予防目的だけでなく，坐位・立位などの運動療法そのものが横隔膜の機能改善に寄与する可能性があります．

　さらに呼吸機能，嚥下機能の低下を伴う脳卒中患者では人工呼吸器関連肺炎（VAP）を予防する目的で口腔ケアを実施し続けることが重要です．

● 気管切開下の人工呼吸器装着中の患者さんのリハビリには何が大事？

1. リハビリ時の注意点

　人工呼吸器装着中の患者さんでは早期からのモビライゼーションが推奨されていますが，人工呼吸器を装着したままでリハビリを行う際にはさまざまなことに注意が必要です（**表1**）．

表 1　リハビリ実施時の注意点の例

循環への影響	・血圧の低下 ・平均血圧の変動 ・新たな不整脈の出現
呼吸への影響	・頻呼吸 ・SpO$_2$ の低下 ・人工呼吸器と患者の呼吸の同調性の乱れ
環境への影響	・気管切開カニューレや挿管チューブの事故抜去 ・転倒・転落

2. リハビリの効果

　では，なぜ**表1**に示したようなリスクがあっても，早期からのリハビリが重要なのでしょうか．

　人工呼吸器装着患者さんでのリハビリの効果についてはさまざまな報告があります．たとえば，ポジショニング，気道管理，早期離床は新たな無気肺の発生を有意に防止し，無気肺の解除に貢献することが報告されています[3]．また，呼吸リハビリの実施はVAPを予防することも報告されています[4]．

ココ重要です！

　人工呼吸器装着中の患者さんは仰臥位で管理されている時間が圧倒的に長く，管理しやすい反面，下側肺障害を起こしたり，気道分泌物の貯留によって誤嚥を起こしたりなど合併症を発症しやすい状態です．体位変換によって側臥位をとることや，端坐位で背面を開放することは，気道分泌物が末梢気道を塞ぐことを防ぎ，無気肺の予防につながります．なお45°以上の半坐位でも気道分泌物の誤嚥リスクを減らし，VAPの予防を図れるといわれています．

3. リハビリ実施の重要性

　長期人工呼吸管理あるいは気管切開があるからといって運動療法が制限されることはなく，気管切開下にある長期人工呼吸管理の患者さんにおいても末梢骨格筋機能，ADL，活動レベルを改善するとの報告もあります[5][6]．そのため，今回のような患者さんにおいて，前述のリスクはありますが，リハビリ自体を進めることは重要です．排痰，VAP予防目的での体位管理やポジショニング，四肢の関節可動域運動，離床といった運動療法の実施が，身体機能の向上，予後の改善につながる可能性があり

ココ重要です！

ます.

引用文献
1. 山下弘二, 伊藤和夫：脳卒中患者における随意的咳嗽力と日常生活活動作能力との関連性. 理学療法科学　28 (1)：105-108, 2013
2. Snijders CJ, Ribbers MT, de Bakker HV et al：EMG recordings of abdominal and back muscles in various standing postures: validation of a biomechanical model on sacroiliac joint stability. J Electromyogr Kinesiol 8 (4)：205-214, 1998
3. 安藤守秀, 片岡竹弘, 平山晃介ほか：急性期リハビリテーションの無気肺の予防・解除に対する効果. 日本呼吸ケア・リハビリテーション学会誌　20 (3)：249-254, 2010
4. Pattanshetty RB, Gaude GS：Effect of multimodality chest physiotherapy in prevention of ventilator-associated pneumonia: A randomized clinical trial. Indian J Crit Care Med 14 (2)：70-76, 2010
5. Chiang LL, Wang LY, Wu CP et al：Effects of physical training on functional status in patients with prolonged mechanical ventilation. Phys Ther 86 (9)：1271-1281, 2006
6. Clini EM, Crisafulli E, Antoni FD et al：Functional recovery following physical training in tracheotomized and chronically ventilated patients. Respir Care 56 (3)：2011

症例の経過

　一般病棟転棟後, PCV-A/C 吸気圧を 16cmH$_2$O に変更し, 努力呼吸は改善した. しかしその後リハビリを継続するも意識状態の改善は乏しく, ADL の改善も見られなかった. SBT を何度か行うも短時間で中止基準を満たしたため, 人工呼吸器は離脱できなかった. 一般病棟転棟後 32 日目に他院へ転院となった.

まとめ

　脳出血後に人工呼吸器離脱困難となり, リハビリを行うも最終的に人工呼吸器離脱が困難であった症例

- 人工呼吸器離脱の見込みを立てて, 今後の治療プランを検討しましょう.
- 人工呼吸器のモードや設定は, 努力呼吸や同調性に注意して調整を行いましょう.
- グラフィックモニターで努力呼吸がとらえられることもあり, 注意して観察しましょう.
- 誤嚥が多い患者さんでは, 姿勢管理に加え, 呼吸理学療法も有効です.

略 語

A/C	補助換気 / 調節換気	Assist/Control
ACP	アドバンス・ケア・プランニング	Advanced Care Planning
AHI	無呼吸低呼吸指数	apnea hypopnea index
AI	無呼吸指数	Apnea Index
ALS	筋萎縮性側索硬化症	amyotrophic lateral sclerosis
ARDS	急性呼吸窮迫症候群	acute respiratory distress syndrome
BMI	体格指数	body mass index
CAT	COPD アセスメントテスト	COPD Assessment Test
COPD	慢性閉塞性肺疾患	chronic obstructive pulmonary disease
CPAP	持続気道陽圧	continuous positive airway pressure
CPF	最大呼気流量	cough peak flow
EIH	運動誘発性低酸素血症	exercise induced hypoxemia
EPAP	呼気気道陽圧	expiratory positive airway pressure
$EtCO_2$	呼気終末二酸化濃度	end-tidal carbon dioxide
FAB		Frontal Assessment Battery
FiO_2	吸入酸素濃度	fractional concentration of oxygen
HDS-R	長谷川式認知症スケール	Hasegawa's Dementia Scale-Revised
HFNC	高流量鼻カニュラ酸素療法	high flow nasal cannula
HOT	在宅酸素療法	home oxygen therapy
iBR		intelligent backup rate
ICU-AW	ICU 関連筋力低下	intensive care unit acquired weakness
IPAP	吸気気道陽圧	inspiratory positive airway pressure
IPF	特発性肺線維症	idiopathic pulmonary fibrosis
IPPV	侵襲的陽圧換気療法	intermittent positive pressure ventilation
MCI	軽度認知障害	mild cognitive impairment
MDRPU	医療関連機器圧迫創傷	medical device related pressure ulcer
MMSE	ミニメンタルステート検査	Mini-Mental State Examination
MMT	徒手筋力テスト	manual muscle test
MoCA-J	日本語版 MoCA	Montreal Cognitive Assessment-Japanese version
NPPV	非侵襲的陽圧換気療法	noninvasive positive pressure ventilation
NRS	数字評定尺度	numeric rating scale
OSAS	閉塞性睡眠時無呼吸症候群	obstructive sleep apnea syndrome
$PaCO_2$	動脈血二酸化炭素分圧	arterial carbon dioxide pressure
PaO_2	動脈血酸素分圧	arterial oxygen pressure
PCV	圧規定換気	pressure control ventilation
PEEP	呼気終末陽圧	positive end-expiratory pressure
$PetCO_2$	呼気終末二酸化炭素分圧	partial pressure of end-tidal carbon dioxide
PR	呼吸リハビリテーション	pulmonary rehabilitation
PS	プレッシャーサポート	pressure support
PSG	終夜睡眠ポリグラフ	polysomnography
PSV	圧支持換気	pressure support ventilation
$PtcCO_2$	経皮的二酸化炭素分圧	partial pressure of transcutaneous carbon dioxide
$PvCO_2$	静脈血二酸化炭素分圧	mixed venous carbon dioxide tension
RASS		Richmond Agitation-Sedation Scale
RCT	無作為化比較試験	randomized controlled trial
RSBI	浅速呼吸指数	rapid shallow breathing index
SaO_2	動脈血酸素飽和度	arterial oxygen saturation
SAT	自発覚醒トライアル	spontaneous awakening trial
SBT	自発呼吸トライアル	spontaneous breathing trial
SIMV	同期式間欠的強制換気	synchronized intermittent mandatory ventilation
SpO_2	経皮的動脈血酸素飽和度	saturation of percutaneous oxygen
TMT		Trail Making Test
VALI	人工呼吸器関連肺障害	ventilator associated lung injury
VAP	人工呼吸器関連肺炎	ventilator associated pneumonia
VAPS		volume assured pressure support
VAS	視覚的評価スケール	visual analog scale
VCV	量規定換気	volume control ventilation

Index

数字・欧文

Ⅰ型呼吸不全 ──── 12, 56, 98, 101, 130, 229

Ⅱ型呼吸不全 ── 12, 58, 162, 165, 168, 169, 175, 189, 193, 196, 198, 261, 290

ABCDE バンドル ──── 75

A/C ──── 42, 44

ACP ──── 304

ADL トレーニング ──── 81

Advanced Care Planning ──── 304

ARDS ──── 19, 23, 48, 66, 134, 321, 347, 349, 354

ARDS ネットワーク ──── 46

Clinical Assessment for Attention ── 317

CO_2 ナルコーシス ──── 59, 65, 235

COPD ──── 24, 59, 193, 199, 219, 223, 226, 293, 316

COVID-19 ──── 86, 88

CPAP ──── 42, 45, 50

CPAP モード ──── 135

CPF ──── 79

Displacement ──── 72

DNAR ──── 171

DNI ──── 171

Do-not-intubate ──── 170

DOPE ──── 72, 380

EIH ──── 126, 255

EPAP ──── 152, 296

Equipment failure ──── 72

FAB ──── 316

FiO_2 ──── 46, 102, 111, 133, 159, 189

FITT ──── 82, 255

Frontal Assessment Battery ──── 316

HDS-R ──── 316

Hoover 徴候 ──── 62, 223

HOT ──── 232, 234, 239, 241, 245, 248

ICU-AW ──── 324, 349, 353

ICU 関連筋力低下 ──── 324, 349

IPAP ──── 152, 295

IPPV ──── 148

Japanese vesion of Montreal Cognitive Assessment ──── 316

MCI ──── 316

MDRPU ──── 114, 207, 303

Mini Mental State Examination ──── 316

MMSE ──── 316

MoCA-J ──── 316

MRC スコア ──── 349, 350

NIV モード ──── 148

NPPV ──── 35, 50, 69, 70, 89, 104, 105, 106, 130, 133, 134, 135, 136, 139, 142, 146, 159, 170, 193, 197, 198, 199, 203, 204, 213, 214, 226, 261, 265, 267, 273, 274, 279, 287, 290, 293, 298, 303, 311, 316

NRS ──── 206

Numeric Rating Scale ──── 206

Obstruciton ──── 72

Oxygen-induced hypercapnia ──── 168

P/F 比 ──── 60

$PaCO_2$ ──── 61

PaO_2 ──── 56, 60

PCV ──── 44, 48, 363

PEEP ──── 20, 23, 46, 102, 133, 159, 197

permissive hypercapnia ──── 68

$PetCO_2$ ──── 64

Pneumotorax ──── 72

PR ──── 254

PS ──── 42, 45, 152

$PtcCO_2$ ──── 64

$PvCO_2$ ──── 64

RASS ──── 206

Richmond Agitation-Sedation Scale ──── 206

ROX index ──── 105

RSB ──── 77

S/T モード ──── 50

SAT ──── 76

SBT ──── 77, 332

SBT 法 ──── 325

SIMV ──── 42, 45

SpO_2 ──── 56

S モード ──── 50

Trail Making Test ──── 317

T ピース ──── 78

T モード ──── 50, 294

VALI ──── 66, 327, 354

VAP ──── 33, 383

Index

VAPS モード ——————— 294, 308
VCV ——————— 44, 48, 363

和文
あ
圧規定換気 ——————— 44, 48, 363
圧傷害 ——————— 66
圧波形 ——————— 152
アドヒアランス ——————— 241
アラーム ——————— 70, 142, 367, 379
意識障害 ——————— 324
一回換気量 ——————— 47, 354
医療関連機器圧迫創傷 ——————— 114, 207, 303
インスピロン® ——————— 180
インターバルトレーニング ——————— 256
ウエクスラー記憶検査 ——————— 317
運動誘発性低酸素血症 ——————— 126, 255
運動療法 ——————— 81
エアートラッピング ——————— 219
液体酸素供給装置 ——————— 245
オート PEEP ——————— 24, 196, 219
オートトリガー ——————— 214, 340
オーバーシュート ——————— 215
温度 ——————— 54

か
介護保険 ——————— 240
咳嗽力 ——————— 79, 158, 383
解剖学的死腔 ——————— 16
カウンター PEEP ——————— 197
加温加湿器 ——————— 122, 343
過活動型せん妄 ——————— 206
拡散 ——————— 3, 232
拡散障害 ——————— 11, 21, 232
加湿 ——————— 119
ガス供給圧低下アラーム ——————— 367
家族 ——————— 370, 379
下側肺障害 ——————— 157
肩呼吸 ——————— 62, 333
肩の挙上 ——————— 62
肩枕 ——————— 177
合併症 ——————— 65, 70, 332
合併症予防アラーム ——————— 70, 367, 369
カフリークテスト ——————— 79

簡易酸素マスク ——————— 118
換気 ——————— 2, 4, 13, 61, 77, 324
換気血流比不均等 ——————— 9, 19, 101, 157
換気障害 ——————— 325, 380
換気不全 ——————— 176
換気様式 ——————— 363
換気量 ——————— 153
換気量波形 ——————— 374
間質 ——————— 3
間質性肺炎
——————— 11, 229, 232, 239, 241, 254
冠動脈血流 ——————— 65
陥没呼吸 ——————— 333
奇異呼吸 ——————— 62, 333
気管支喘息 ——————— 134
気管切開 ——————— 32, 66, 331, 342,
359, 367, 370, 383
気管挿管 ——————— 32, 66, 105, 170, 199, 205
気胸 ——————— 73, 275, 297
起坐位 ——————— 176
気道確保 ——————— 31, 79
気道抵抗 ——————— 14, 375
気道内圧波形 ——————— 374
吸気 ——————— 4
吸気圧 ——————— 47, 53
吸気気道陽圧 ——————— 152
吸気時間 ——————— 48
吸気トリガー ——————— 340
吸気補助筋 ——————— 223
吸収性無気肺 ——————— 65
急性 I 型呼吸不全 ——————— 135
急性 II 型呼吸不全 ——————— 197
急性呼吸窮迫症候群
——————— 19, 48, 66, 134, 321, 349
急性呼吸不全
——————— 83, 98, 130, 157, 162, 193
吸入酸素濃度
——————— 18, 46, 102, 111, 159, 189
救命的アラーム ——————— 70, 367, 368
胸鎖乳突筋 ——————— 223, 333
強制換気 ——————— 43, 45
緊張性気胸 ——————— 73, 297
筋力テスト ——————— 350
口すぼめ呼吸 ——————— 223

グラフィックモニター ── 151, 214, 374
軽度認知障害 ── 316
経皮的二酸化炭素分圧 ── 64
血管透過性の亢進 ── 101
高圧酸素ボンベ ── 245
高圧配管 ── 147
拘束性胸郭疾患 ── 266, 286, 293
拘束性肺疾患 ── 220
高二酸化炭素血症 ── 30, 59, 290
高濃度酸素 ── 65
高濃度酸素投与 ── 168, 190, 235
後負荷 ── 21
高流量酸素療法専用機 ── 122
高流量システム
── 29, 41, 117, 169, 180, 185
誤嚥 ── 383
誤嚥性肺炎 ── 275, 383
コードステータス ── 171
コールドネブライジング ── 183
呼気 ── 4
呼気圧 ── 53
呼気延長 ── 223
呼気感度 ── 214, 216, 217
呼気気道陽圧 ── 152
呼気時間 ── 213, 216, 341
呼気終末二酸化炭素分圧 ── 64
呼気終末陽圧 ── 46, 102, 133, 159, 197
呼気トリガー ── 340
呼気ポート ── 150
呼吸筋 ── 5, 22, 267
呼吸筋疲労 ── 15, 31, 364
呼吸筋力低下 ── 324
呼吸ケアカンファレンス ── 94
呼吸困難 ── 332
呼吸仕事量 ── 23
呼吸終末陽圧 ── 20
呼吸性アシドーシス ── 197
呼吸中枢 ── 5
呼吸パターン ── 333
呼吸不全 ── 8
呼吸リハビリテーション ── 254
骨格筋の萎縮 ── 125
コンディショニング ── 81

さ

最高気道内圧 ── 71, 375
最高気道内圧アラーム ── 367, 369, 379
最高分時換気量 ── 71
最高分時換気量アラーム ── 367, 369
最大呼気流量 ── 79
在宅 ── 379
在宅酸素療法 ── 232, 239, 245
在宅療養 ── 370
最低気道内圧 ── 70
最低気道内圧アラーム ── 367, 368, 379
最低分時換気量 ── 70
最低分時換気量アラーム ── 367, 368
サインカーブ ── 377, 378
作業療法 ── 256
作動不良アラーム ── 367
サポート圧 ── 308
サポート換気 ── 43, 45
酸素化 ── 2, 8, 18, 56, 77, 175, 324
酸素解離曲線 ── 26
酸素濃縮器 ── 245
酸素濃度 ── 54
酸素ブレンダ ── 121
酸素流量 ── 235
酸素流量計 ── 147
酸素療法 ── 25, 41, 65, 88, 98,
117, 162, 175, 229
シーソー呼吸 ── 62
シェイプシグナル ── 147
死腔 ── 16, 39, 49, 169
持続気道陽圧 ── 45
自転車エルゴメーター ── 256
自発覚醒トライアル ── 76
自発呼吸 ── 77, 332
自発呼吸トライアル ── 77, 332
自発呼吸トライアル法 ── 325
社会福祉制度の利用 ── 240
斜角筋群 ── 223
シャント ── 10, 19, 157
重症呼吸不全 ── 347
準呼吸不全 ── 234
上気道狭窄 ── 31
上気道の浮腫 ── 79
上肢の運動 ── 155

Index

新型コロナウイルス感染症 ──── 86, 88
心原性肺水腫 ──────── 130, 134
人工呼吸器
　　　22, 42, 66, 70, 75, 91, 104, 324,
　　325, 331, 332, 340, 342, 347, 354,
　　361, 363, 364, 367, 370, 374, 379,
　　　383
人工呼吸器関連肺障害 ──── 327, 354
人工呼吸器離脱
　　　75, 320, 326, 349, 358, 361
人工呼吸器関連肺炎 ──── 33, 383
人工呼吸器関連肺傷害 ──── 48, 66
人工鼻 ──────────── 343
侵襲的陽圧換気療法 ──────── 148
身体障害者手帳 ──────── 240
心肺停止 ────────── 171
ストレス ────────── 276
セラバンド ────────── 125
漸減法 ──────────── 325
浅速呼吸指数 ──────── 77
前負荷 ──────────── 21
せん妄 ──────────── 206
早期離床 ────────── 157
僧帽筋 ──────────── 223
総流量 ──────────── 54
側臥位 ──────────── 176
側彎症 ──────────── 162

た
体位 ──────────── 176
体位ドレナージ ──────── 155
体位排痰法 ──────── 383
代償 ──────────── 59, 63
大脳皮質 ──────────── 5
ダイリューター ──────── 180
多血症 ──────────── 234
ダブルブレス ──────── 216
単純酸素マスク ──────── 25
中枢化学受容器 ──────── 6
中枢神経 ──────────── 5
調節換気 ──────── 43, 44
鎮静 ──────────── 76
鎮静薬 ──────── 76, 204
鎮痛薬 ──────────── 76

ディコンディショニング ──── 125
低酸素血症 ──── 30, 39, 101, 232, 234
低電圧アラーム ──────── 367, 379
低電圧警報 ──────────── 70
低拍出症候群 ──────── 160
低容量換気 ──────── 48, 327, 354
低流量システム ──── 28, 41, 117
鉄の肺 ──────────── 22
同期式間欠的強制換気 ──────── 45
動的肺過膨張 ──────── 224
動脈血酸素分圧 ──────── 56
動脈血酸素飽和度 ──────── 56
動脈血二酸化炭素分圧 ──────── 64
トータルフェイスマスク ──── 149
トリガー ──────────── 147
トリガーウィンドウ ──────── 45
トリガー遅延 ──────── 334
努力呼吸 ──────── 223, 333, 377

な
内因性 PEEP ──── 24, 196, 219
二段呼吸 ──────────── 335
認知機能障害 ──────── 316
認知機能低下 ──────── 316
忍容性 ──────────── 276
ネーザルマスク ──────── 281
ネブライザー付き酸素吸入器 ──── 180
ネブライジング ──────── 182
脳幹部 ──────────── 5
脳卒中 ──────────── 383

は
肺炎 ──────── 33, 98, 101, 125, 126,
　　　127, 130, 162, 321
肺結核後遺症 ──────── 261
肺高血圧症 ──────── 233
肺コンプライアンス ──── 14, 157, 375
肺障害 ──────────── 65
肺性心 ──────────── 234
排痰練習 ──────── 155
ハイフローセラピー
　　　38, 53, 69, 89, 98, 103, 105, 106,
　　111, 120, 126, 127, 169, 181, 268
肺胞 ──────────── 2

肺胞換気量 ———— 16，165
肺胞虚脱 ———— 20
肺胞上皮 ———— 3
肺胞低換気 ———— 11，165，196
ハイホーネブライザー ———— 181
肺保護換気戦略 ———— 67
長谷川式簡易知能評価スケール ———— 316
鼻カニュラ ———— 25，117
半坐位 ———— 176
非侵襲的陽圧換気療法 ————
　　　69，70，133，197，198，203，213，
　　　265，273，279，287，293，303，311，
　　　316
ヒュミディファイヤー方式 ———— 120
ピローマスク ———— 281
頻呼吸 ———— 71
頻呼吸アラーム ———— 367，369
ファーラー位 ———— 176
ファイティング ———— 43
不安 ———— 276
不穏 ———— 203，205
プラトー圧 ———— 375
フルコード ———— 171
フルフェイスマスク ———— 149，281
プレッシャーサポート ———— 152
プレッシャー波形 ———— 152
フロージェネレーター ———— 122
フロー波形 ———— 152，374
閉鎖式加湿システム ———— 183
閉塞性睡眠時無呼吸 ———— 24，299
閉塞性肺疾患 ———— 199
ヘルメット型マスク ———— 149
ベンチュリーマスク ———— 25，180
ベンチュリータイプ ———— 121
補助換気 ———— 43，44
ホットネブライジング ———— 183
ボリューム波形 ———— 153

ま

マウスピース ———— 281
マスク ———— 148，160，203，207，281，303
マスクフィッティング ———— 139，203
末梢化学受容器 ———— 7
末梢神経 ———— 5

慢性 II 型呼吸不全 ———— 265，268，293
慢性呼吸不全 ———— 83，162，229，
　　　256，261，290
慢性閉塞性肺疾患 ———— 24，59，193，
　　　223，266，293
三宅式記銘力検査 ———— 317
ミストリガー ———— 214，334
無気肺 ———— 65
無気肺傷害 ———— 67
無呼吸 ———— 70
無呼吸アラーム ———— 367，368
毛細血管内皮 ———— 3
モニタリング ———— 159
モルヒネ塩酸塩 ———— 204，206

よ

陽圧換気 ———— 66
陽・陰圧体外式人工呼吸器 ———— 22
容量傷害 ———— 67

ら

ライズタイム ———— 152，213，215，341
リーク補正 ———— 147
リザーバー付き鼻カニュラ ———— 118
リザーバーマスク ———— 25，119
理想体重 ———— 48
リハビリテーション ———— 81
流量 ———— 152
量規定換気 ———— 44，48，363
臨床倫理の 4 分割表 ———— 172
レスピフロー ™ ———— 181
ログデータ ———— 147，311

これだけ押さえれば大丈夫！
1冊でわかる 病棟で行う呼吸管理

2021年4月25日　　初版　第1刷発行

監　修	富井　啓介	とみ　い　けいすけ
発行人	小袋　朋子	
編集人	増田　和也	
発行所	株式会社 学研メディカル秀潤社	
	〒141-8414　東京都品川区西五反田2-11-8	
発売元	株式会社 学研プラス	
	〒141-8415　東京都品川区西五反田2-11-8	
印刷製本	凸版印刷株式会社	

この本に関する各種お問い合わせ先
【電話の場合】
● 編集内容については Tel 03-6431-1237（編集部）
● 在庫については Tel 03-6431-1234（営業部）
● 不良品（落丁，乱丁）については Tel 0570-000577
　学研業務センター
　〒354-0045　埼玉県入間郡三芳町上富279-1
● 上記以外のお問い合わせは学研グループ総合案内0570-056-710（ナビダイヤル）
【文書の場合】
● 〒141-8418　東京都品川区西五反田2-11-8
　学研お客様センター
　『1冊でわかる 病棟で行う呼吸管理』係

©K. Tomii, 2021.　Printed in Japan
● ショメイ：コレダケオサエレバダイジョウブ！ イッサツデワカル ビョウトウデ
　オコナウコキュウカンリ